HISTORIA DE LAS PARTES BAJAS

Dr. Roberto Pelta Fernández

HISTORIA DE LAS PARTES BAJAS

Anécdotas, curiosidades
y misterios médicos de genitales ilustres

Prólogo
Pedro Gargantilla

la esfera ⊕ de los libros

Primera edición: enero de 2026

© Roberto Pelta Fernández, 2026
© Del prólogo: Pedro Gargantilla, 2026
© La Esfera de los Libros, S. L., 2026
Avenida de San Luis, 25
28033 Madrid
Tel.: 91 443 50 00
www.esferalibros.com

ISBN: 978-84-1094-211-0
Depósito legal: M.23255-2025
Composición: Versal CD, S. L.
Impresión y encuadernación: Anzos
Impreso en España-*Printed in Spain*

Índice

III
CUESTIÓN DE PELOTAS

IV
MORIR POR PRACTICAR SEXO

V
CULOS DE MAL ASIENTO

VI
EL RETO DE PODER ORINAR

VII
PELIGRO: AFRODISÍACOS

VIII
CURIOSIDADES GINECOLÓGICAS

A mi mujer, Mercedes, que con su labor callada pone orden
en el caos cotidiano de mi existencia, sin pedir nunca nada.

A mis hijos, Andrea y Alejandro, dos grandes prematuros, todo un ejemplo
de lucha y de bondad, porque nuestra vida no sería igual sin su presencia.

A mi hermana, Eva, empedernida lectora y siempre la primera de mis libros,
por su amor incondicional hacia todos nosotros.

A mis padres, que siempre estarán en mi corazón.

Prólogo

Si los antiguos hubieran tenido acceso a este libro, sin duda las bibliotecas de Alejandría, Pérgamo y los monasterios medievales lo habrían escondido en el rincón reservado a los volúmenes prohibidos, temerosos de que algún sabio despistado, tentado por la iconoclasia, pudiera equivocadamente confundir la minuciosidad con la obscenidad y el humor con la irreverencia.

Quien se adentra en estas páginas ha de saber que está ante una obra singular: rigurosa en el dato y ligera en la forma, rebosante de sabiduría y chispa, igual capaz de citar un papiro egipcio sobre enemas como de exhibir, sin rubor, las desventuras anorrectales de reyes, emperadores y sufridos pacientes anónimos. Porque sí, para nuestra dicha y desdicha, nadie —absolutamente nadie, ni coronados ni plebeyos ni sabios ni ignorantes— se ha visto a salvo de los incordios de sus partes bajas. Y, por cierto, no son los dioses los únicos ofendidos ante la irreverencia de los mortales: también lo han sido, durante siglos, los proctólogos, ginecólogos, urólogos y literatos que han intentado, de forma heroica, dar cierta dignidad científica al asunto.

Hay en este libro un insólito acto de justicia poética. En la competencia por el trono bibliográfico, las partes nobles y sus dolencias resultan, por fin, dignas de crónica. Se acabaron los susurros, los eufemismos («retaguardia», «zonas pudendas») y los falsos pudores médicos. Aquí se habla sin tapujos ni circunloquios; porque la literatura —y la ciencia— deben ser lo suficientemente valientes como para mirar de frente los tabúes y no apartar la vista en dirección a la cintura cuando el asunto se tuerce. Y a fe que se ha torcido, a juzgar por el índice proclamado con sorna y minuciosidad: «Potentes impotentes», «Sobran los prepucios», «Culos de mal asiento», «Peligro: afrodisíacos», «Curiosidades ginecológicas»… ¿Acaso no nos empieza a picar la curiosidad, y nos da la risa floja, antes de llegar siquiera al primer capítulo?

El mérito central de esta obra radica, pues, en documentar las bajas pasiones —anómalas, tuertas, dolidas y fantásticas— durante siglos y a lo largo de continentes, pero sin ceder al esperpento ni a la chabacanería. Todo está hermosamente documentado, con un afán erudito digno de un bibliófilo maniático. Cada receta de enemas, cada referencia a litotritores, a hemorroides santificadas o a penes rebeldes está perfectamente situada en su cuadrante histórico, con una cita a pie de página o una alusión a tratados médicos de cuando todavía se creía que la cópula era cosa de «aires hinchados» y que el falo del rey o del emperador era asunto de Estado. Se agradece —y se admira— que un autor sea capaz de mezclar la erudición de un tratadista antiguo con la mordacidad de un columnista contemporáneo sin perder la compostura ni caer en el despropósito. Quien espere bromas fáciles se verá defraudado por el impresionante dominio de las fuentes, y quien tema el bostezo académico se tranquilizará ante la inagotable cosecha de ingenio desplegada en cada página.

Pedir rigor y diversión en la misma página es, se decía, tan insensato como esperar que un enfermo de fístula anal aguante una peregrinación sin dramatismo. Sin embargo, este libro demuestra que ambas proezas son posibles. El humor, arma invencible para tratar lo inefable, es aquí bisturí y pomada a la vez; desinfecta lo desagradable y sutura con ironía la herida abierta de los tabúes. Sirva de ejemplo la descripción desvergonzada de la corte francesa, en la que aplicar un enema podía ser tan solemne como una audiencia real; o la odisea del vibrador victoriano, que aquí se reivindica no como artificio moderno, sino como ingenio ancestral para tratar las «histerias» que enmudecían en el siglo XIX. Que nadie se sitúe por encima de la tradición: el que nunca haya temido a sus partes bajas, que tire la primera piedra vesical.

El desenfado con que el texto se pasea por la intimidad de emperadores gotosos, amantes incontinentes, papas fornicarios y reinas hemorroídicas revela la sabia elección del autor: mostrar sin escándalo, humanizar lo oculto, encontrar en la fisiología camino para la ironía y en la historia sendero hacia la empatía. Podría citarse aquí, como se hace en el libro, aquel pasaje en el que Montaigne asume sus cólicos nefríticos como quien acepta los lances del destino, porque —dice el filósofo— la vida es, al fin, una sucesión de pérdidas por las partes más bajas, y el espíritu solo se eleva cuando admite, con estoicismo, la inevitable literalidad del sufrimiento.

Lejos de caer en la burla, cada capítulo trenza la explicación de los males con la comprensión de sus tiempos, y, si la vida se resume en un tránsito entre dolor e ironía, la historia de la medicina se revela en estas páginas como una verbena de percepciones, creencias y remedios tan fantásticos como trágicamente reales. Tampoco escapará a los lectores avezados la perspicacia con que el autor detecta la línea tenue entre la autoironía y el sarcasmo.

Si la medicina es, como decía Maimónides, la más noble de las artes, y el humor la más humana de las virtudes, esta obra es digna de ambas disciplinas. Aquí el lector cultiva la erudición sin miedo al aburrimiento, se adentra en lo prohibido sin perder la compostura y aprende —casi sin querer— que la historia de lo fisiológico es también la historia de lo esencialmente humano. El rigor documental transforma lo escabroso en divulgación brillante; la ironía desinfecta el tabú y lo convierte en sabiduría compartida. Y para quien, después de tanto saber y reír, es aún amigo de la utilidad de estas crónicas, baste recordar que la salud del alma pasa, como la de la carne, por la aceptación de cuanto hay en nosotros de vulnerable, escatológico y maravilloso.

Disfrute, pues, el lector de este viaje por los misterios de lo bajo, con la seguridad de que, al cerrar el libro, sabrá más de sí mismo… y podrá reírse, con conocimiento de causa, de las propias y ajenas desventuras fisiológicas, sintiéndose, al fin y al cabo, un poco menos solo en el averno cotidiano de las partes bajas.

PROF. PEDRO GARGANTILLA
MÉDICO, DIVULGADOR CIENTÍFICO Y ESCRITOR

A modo de introducción

Estimada lectora o lector, puede parecer pretencioso por mi parte, que no soy un médico especialista en andrología, ginecología, proctología o urología, ni sexólogo o historiador de la medicina, escribir un libro como este, donde he reunido un conjunto variado de curiosidades médicas de las partes bajas.

Mi interés por el desarrollo de los conocimientos médicos y quirúrgicos a través de los siglos surgió en los años ochenta, con la elaboración de mi tesis doctoral sobre la historia de la alergología en España. Tuve la suerte de que me la dirigiera un verdadero erudito, el profesor Agustín Albarracín, discípulo del profesor Pedro Laín Entralgo, que además fue uno de mis pacientes más queridos. He publicado más de un centenar de artículos de historia de la medicina, una disciplina que me apasiona y que en la carrera se pasa de puntillas.

A base de mucho leer sobre el tema que ahora nos ocupa, he podido comprobar que se ha escrito por doquier sobre aspectos relacionados con nuestras partes íntimas, pero que yo sepa nadie había reunido tantas anécdotas y curiosidades en un libro como el que tienes en tus manos.

Siento decirte, por ejemplo, que si crees que las sondas vesicales son un invento del siglo XX estás en un error, pues hay constancia del uso de catéteres revestidos de laca y lubricados con manteca en la antigua India y del empleo por los chinos de tubos de caña seca, juncos y hojas de palma enrolladas, lubricadas con aceite de linaza y barnizadas con laca para los sondajes.

¿Acaso piensas que el «mal de la piedra» es el que afecta a los edificios antiguos? En realidad, hace referencia a los horribles sufrimientos de quienes padecían cálculos urinarios en el pasado y los cruentos procedimientos para intentar eliminarlos. De ellos me hago eco también en las siguientes páginas a través de algunos célebres personajes. ¡Lo que hubieran dado por que en su época hubiera existido la endoscopia o la litotricia para eliminarlos!

Más ejemplos. ¿Sabías que, en el pasado, por cuestiones de pudor y moralidad, las exploraciones ginecológicas se efectuaban de una forma muy distinta a como son en la actualidad? Como una imagen vale más que mil palabras, basta con que la persona que ha tenido a bien volcarse en la lectura de estas páginas acceda a través de Internet a la página web de la Wellcome Collection (*https://wellcomecollection.org/ search/images*), y busque las ilustraciones de Jacques-Pierre Maygrier, obstetra francés. En su libro *Nouvelles demonstrations d'accouchements* (*Nuevos elementos de la ciencia y del arte del parto*), publicado en 1822, incluye una lámina en huecograbado titulada: «Tocando a una mujer de pie: una paciente consulta a un médico que la examina bajo su vestido». Podemos observar que el galeno en cuestión efectúa un tacto vaginal, accediendo al periné de la paciente sin mirar, tras hacerse un hueco a través de los faldones de la ropa.

¿Piensas que los vibradores vaginales son un invento reciente? Para nada, el médico británico Joseph Mortimer Granville creó uno electromecánico con forma fálica en 1870. El motivo lo descubrirás en este libro.

El presente volumen aporta más datos relativos al aparato genitourinario del hombre, pero no por una cuestión sexista, sino porque el material es más abundante. Como afirma Maggie Paley en *El libro del pene* (Editorial Planeta, 2000): «La diferencia más evidente entre hombres y mujeres es que los hombres tienen órganos sexuales salientes. Cada vez que un hombre mira hacia abajo, se topa con su pene, su pequeño amigo. Las mujeres no tienen la misma relación de amistad con sus vaginas o vulvas; sin duda, porque les cuesta mucho verlas…».

¡Y vaya si da juego, en cuanto a curiosidades históricas, el aparato genital masculino, como descubrirás al referirme a la circuncisión, a la fimosis o a temas de pelotas, nunca mejor dicho, como el de los *castrati*!

Se han incrementado en los últimos años las consultas a urólogos y andrólogos por impotencia, que por diversos motivos afecta cada vez a varones más jóvenes. En el apartado correspondiente verás que hago alusión a que el descubrimiento de la popular píldora azul (Viagra) para su tratamiento fue fruto de la serendipia, un hallazgo fortuito de unos científicos cuyas investigaciones iban dirigidas a la hipertensión arterial y la angina de pecho. Con anterioridad para estos menesteres se recurría a las supuestas bondades de los afrodisíacos, que en algunos casos por su toxicidad podían ser causa de muerte. Precisamente, también abordo en las páginas de este libro aspectos históricos de las enfermedades de transmisión sexual. Y como no podía ser menos, por su ubicación, hago una referencia a las enfermedades del ano. ¿Sabías que ya en el *Código de Hammurabi* (hacia el año 2200 a. C.) se fijan los honorarios de los proctólogos? ¿O que en la Edad Media la práctica de la medicina estaba preferentemente en manos de los monjes, y que existían muchas supersticiones, como las «imprecaciones a San Fiacro» para tratar las hemorroides y cultos paganos, o el «conjuro contra la fístula anal» recogido en un código del siglo XI? El tratamiento de esta última cambió tras la exitosa intervención quirúrgica realizada en 1686 en el Palacio de Versalles a un célebre rey. ¿Te puedes creer que se puso de moda entre los nobles, que también querían operarse la bajera para no ser menos que el monarca? En otros casos, una patología tan común como las almorranas se llevó a la tumba a Don Juan de Austria, que murió en un insalubre campamento militar por una mala praxis quirúrgica.

Solo te queda disfrutar con la lectura de esta aventura tan erótica y a la vez dolorosa, con muchas anécdotas, misterios, enigmas y curiosidades de la región pudenda.

I

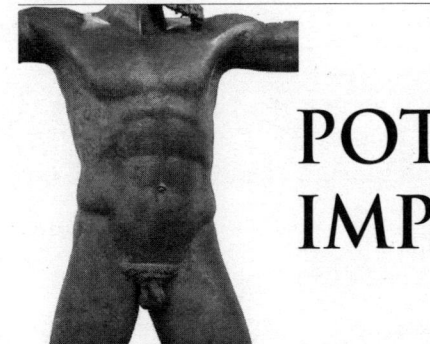

POTENTES IMPOTENTES

1

CURIOSIDADES
DE LA DISFUNCIÓN ERÉCTIL

El asunto de la erección del pene y el mecanismo que la produce y la mantiene han traído de cabeza al hombre desde tiempos remotos. Fue Aristóteles, el filósofo griego del siglo IV a. C., el primer sabio que habló de fisiología de la erección. Para esclarecer sus entresijos efectuó un gran número de disecciones animales que consignó en su obra *Historia animalium*. Sin embargo, sus exploraciones le condujeron al error de que los vasos espermáticos desembocaban en el conducto deferente y que en este se generaba el esperma, sin el concurso de los testículos, y que la erección era producida porque el pene, ante un estímulo erótico apropiado, se llenaba de aire.

También Hipócrates se refirió a este asunto cuando relató que los jinetes escitas sufrían impotencia por montar a caballo y expuso otras causas que podían provocarla, como la preocupación por el trabajo y tener una esposa poco atractiva, toda una declaración machista.

Más adelante, en el siglo II d. C., Galeno de Pérgamo argumentó que la formación del semen se produce en los testículos. Sobre el mecanismo de la erección, en su obra *De musculorum dissectione* habló del músculo bulboesponjoso, situado entre el ano y los genitales, que al dilatar la uretra permitiría el paso del semen, así como del músculo isquiocavernoso. Los llamó *musculi erectores penis* (*bulbospongiosi* e *ischicavernosi*, respectivamente). El hallazgo tuvo su eco en el Renacimiento y el anatomista italiano Constanzo Varolio erróneamente atribuyó la erección a dichos músculos, teoría que siguió en vigor para la mayoría de los anatomistas durante tres siglos. Hoy sabemos que el músculo isquiocavernoso flexiona el ano y en los hombres estabiliza el pene erecto, porque al comprimir los cuerpos cavernosos dificulta el retorno venoso, mientras en las mujeres tensiona la vagina.

Ya en el Medievo Mohammed ben Abdallah ben al-Jatib (Ibn al-Jatib), que nació en Loja en 1313 y estudió medicina en Granada, describió en su obra *Kitab al-wusul li-hifz al-sihha fi-l-fusul* (*Libro del cuidado de la salud durante las estaciones del año. Libro de Higiene*) el mecanismo de la erección: «El órgano se hincha, lo mismo que el aire distiende el extremo del odre del vino, alcanzando una tensión que le proporciona la penetración y descarga. Sigue una humedad procedente sucesivamente del hígado, cerebro y testículos».

Sin embargo, todavía costaría comprender con exactitud a qué se debía una erección. Afortunadamente una bula del papa Sixto IV de 1482 que autorizó la disección de cadáveres humanos animó los estudios anatómicos, incluyendo los relativos al funcionamiento del pene.

Leonardo da Vinci pensaba que la erección no se debía a la insuflación de aire, sino de sangre en los cuerpos cavernosos. Y creía que el cuello uterino se abría para recibir al glande durante el acto sexual.

El anatomista holandés Regnier de Graaf descifró los mecanismos de la erección mediante un experimento consistente en seccionar el pene erecto de perros durante el coito y comprobó que era la sangre y no el aire la que llenaba los cuerpos cavernosos. En cadáveres humanos verificó su hipótesis al demostrar con la inyección de un líquido en la arteria ilíaca interna su presencia en el pene. Finalmente, en 1668 su obra *Tractatus* de *virorum organis generationi* describe la elevación del escroto durante el coito por el músculo cremastérico, junto con la acción compresora del músculo bulboesponjoso sobre la uretra para favorecer la emisión del semen.

La literatura no ha sido ajena al tema de la impotencia. De hecho, una de las novelas más famosas de principios del siglo xx, *El amante de lady Chatterley*, publicada en 1927 por el británico D. H. Lawrence, relata cómo la joven esposa de un aristócrata británico «sexualmente incapacitado» tras ser herido en la guerra, se entrega a un fornido guardabosques.

En el pasado algunas mujeres, para poder divorciarse, acusaban injustamente a sus maridos de padecer impotencia, lo que requería la celebración de un «juicio de impotencia». Era una forma de librarse de un matrimonio concertado. Afirma José Luis Castán que: «El matrimonio es un sacramento, un sacramento indisoluble, tal y como lo define el Catecismo Romano. Pero si existe un impedimento y no se puede perfeccionar, los tribunales eclesiásticos, presididos por el obispo, pueden determinar que no ha existido el vínculo. Los manuales de derecho canónico del siglo XVII establecen los distintos tipos de impedimentos, entre los que figura la impotencia». Y precisa el autor que la mujer podía alegar argumentos como este: «Aunque el marido dispone de genitales, su frialdad, sequedad e impotencia los hacen inútiles para el acto de la consumación, ya que no se le erige, aumenta, alarga, hincha ni tiene fuerza ni disposición para la ejecución de la cópula carnal».*

Por su parte, el acusado podía demostrar ante un jurado compuesto por médicos, eclesiásticos y mujeres casadas que su miembro viril tenía una adecuada «tensión elástica» y «movimiento natural», y entonces se podía solicitar una «prueba de eyaculación». En el caso de que no se superase, los varones se veían obligados a participar en la «prueba del coito». Tenían dos horas para yacer con su esposa, pero si el deseo de la mujer era obtener el divorcio, podía mostrarse poco entregada. Las mujeres que formaban parte del jurado se situaban junto al lecho para asegurarse de que el acusado no recurría a ninguna treta, mientras los médicos y eclesiásticos aguardaban detrás de una fina cortina. Si el supuesto impotente no se cohibía, una vez consumado el acto o transcurrido el tiempo fijado, los médicos valoraban si la eyaculación había sido suficiente para considerarse satisfactoria y comunicaban su opinión a los eclesiásticos para que emitieran un veredicto.

Para solventar esta condición problemática ya en el siglo XVI el cirujano francés Ambroise Paré construyó en madera un «pene artificial» para amputados de guerra. Estas prótesis peneanas se fabricaron

---

* Castán, J. L., «La impotencia como causa de nulidad matrimonial en un proceso judicial aragonés del siglo XVII», *STVDIVM. Revista de Humanidades*, 17, 2011, pp. 125-146.

con posterioridad con múltiples materiales, como cartílago costal en 1936, acrílico en 1952 y polietileno en 1966. Ha habido un largo recorrido de investigación hasta llegar a la prótesis peneana de F. Brantley Scott, del Baylor College of Medicine de Houston, que con ingenieros de American Medical Systems trabajó para desarrollar métodos de tratamiento de la vejiga neurogénica en niños con espina bífida y así obtuvo el esfínter urinario artificial hidráulico (EUA).

Scott se apercibió de que el mecanismo de inflado y desinflado del EUA también podía utilizarse para crear un dispositivo implantable que sirviera para tratar la disfunción eréctil. En 1973, Scott y otros colaboradores publicaron su primer artículo sobre la prótesis de pene inflable. Otro tipo de prótesis de pene fue la de silicona de Michael P. Small, Hernan M. Carrion y Julian A Gordon en 1975.*

Pero el descubrimiento de un «factor relajante del endotelio» en 1980 y de los mecanismos vasculares del óxido nítrico en 1998 cambiaron el tratamiento de la disfunción eréctil. En 1989 los científicos británicos Peter Dunn y Albert Wood, que trabajaban para la compañía farmacéutica Pfizer, descubrieron el citrato de sildenafilo que tanta celebridad ha alcanzado con su nombre comercial, la popular Viagra. Sus investigaciones iban dirigidas al empleo del fármaco para tratar la hipertensión arterial y la angina de pecho. No se lograron los objetivos, pero los voluntarios en las pruebas clínicas reportaron mayores erecciones días después de tomar una dosis, y en marzo de 1998 la Administración de Alimentos y Medicamentos (FDA) de Estados Unidos lo aprobó para tratar la disfunción eréctil. El sildenafilo inhibe la enzima fosfodiesterasa tipo 5, que transforma el monofosfato cíclico de guanosina (GMPc) en los cuerpos cavernosos del pene. Relaja el músculo liso trabecular de aquellos y por vasodilatación aumenta el flujo sanguíneo hacia los espacios cavernosos y la presión intracavernosa, que es determinante para la erección. El efecto relajante del músculo liso está mediado por el óxido nítrico (factor relajante del endotelio).

---

* Small, M. P., Carrion, H. M., y Gordon, J. A., «Small-Carrion penile prosthesis: New implant for management of impotence», *Urology*, vol. 5, Issue 4, 1975, pp. 479-486.

La disfunción eréctil es más común con la edad, aunque puede afectar a varones jóvenes. A partir de los cuarenta o cincuenta años, aumentan las probabilidades de padecerla, por la mayor propensión a desarrollar diabetes, hipertensión y problemas vasculares. La merma del vigor sexual con la edad es algo que muchos hombres se niegan a admitir, por lo que recurren a los inhibidores de la fosfodiesterasa tipo 5 y a la búsqueda de estímulos eróticos que a veces les hacen caer en la perversión. Pudo haber sido el caso del emperador romano Tiberio, que como afirma Allan Massie en su libro titulado *Los Césares*:* «… se retiró a los sesenta y nueve años a la isla de Capri, a fin de dar rienda suelta a sus latentes inclinaciones hacia la crueldad y la lujuria».

La imagen del adusto y erudito Tiberio fue sustituida por la de un anciano pedófilo con las paredes del palacio imperial de Capri llenas de imágenes pornográficas, por Suetonio, en su *Vida de los Doce Césares*,** donde describe situaciones de sadomasoquismo, voyerismo y pedofilia:

> XLIII. En su quinta de Capri tenía una habitación destinada a sus desórdenes más secretos, guarnecida toda de lechos en derredor. Un grupo elegido de muchachas, de jóvenes y de disolutos, inventores de placeres monstruosos, y a los que llamaba sus maestros de voluptuosidad (*spintrias*), formaban allí entre sí una triple cadena, y entrelazados de este modo se prostituían en su presencia para despertar, por medio de este espectáculo, sus estragados deseos. Tenía, además, diferentes cámaras dispuestas diversamente para este género de placeres, adornadas con cuadros y bajo relieves lascivos, y llenas de libros de Elefantidis, con objeto de tener en la acción modelos que imitar. Los bosques y las selvas no eran así más que asilos consagrados a Venus, y se veía a la entrada de las grutas y en los huecos de las rocas a la juventud de ambos sexos mezclada en actitudes voluptuosas, con trajes de ninfas y

---

* Massie, A., *Los Césares. Vida pública y privada de los amos de Roma*, Edhasa, Barcelona, 1996.

** Suetonio, *Vida de los Doce Césares*, Austral, Espasa, Madrid, 2010.

silvanos. A causa de esto, el pueblo, jugando con el nombre de la isla, daba a Tiberio el de Caprineum.

XLIV. La obscenidad fue llevada por él todavía más lejos, y hasta a excesos tan difíciles de creer como de referir. Se dice que había adiestrado a niños de tierna edad, a los que llamaba sus pececillos, a que jugasen entre sus piernas en el baño, excitándole con la lengua y los dientes, y también que, a semejanza de niños creciditos, pero todavía en lactancia, le mamasen los pechos, género de placer al que por su inclinación y edad se sentía principalmente inclinado. Así, habiéndole legado uno el cuadro de Parrasino en el que Atalanta prostituye su boca a Meleagro, y dándole facultad el testamento, si le desagradaba el asunto, de recibir en lugar de él un millón de sestercios, prefirió el cuadro y mandó colocarlo como objeto sagrado en su alcoba. Se afirma también que cierto día, durante un sacrificio, enamorado de la belleza del que llevaba el incienso, apenas esperó a que terminase la ceremonia para satisfacer secretamente su nefanda pasión, a la que tuvo que prestarse también un hermano del joven, que era flautista; luego les hizo romper las piernas, porque mutuamente se echaban en cara su infamia.

Y cuenta también Suetonio la crueldad con que trataba Tiberio a sus enemigos:

LXII. Todavía se enseña en Capri el lugar de las ejecuciones; es una roca escarpada desde la cual, en presencia suya y a una señal dada por él, arrojaban al mar a los sentenciados después de haberles hecho sufrir tormentos prolongados e inauditos. Abajo los esperaban marineros que golpeaban los cuerpos con sus remos por si acaso quedaba en ellos un soplo de vida. Entre otras horribles invenciones había imaginado hacer beber a algunos convidados, a fuerza de pérfidas instancias, gran cantidad de vino, y en seguida les hacía atar el miembro viril, para que sufriesen a la vez el dolor de la atadura y la viva necesidad de orinar.

En marzo del año 37 d. C., a los setenta y nueve años, falleció Tiberio por causas naturales, pero no faltaron sospechas de que había sido asfixiado por Macron, el sucesor de Sejano.

2
PENES CURVADOS

En el siglo VII d. C. el Imperio romano de Oriente era una gran potencia que dominaba el mundo. El emperador Heraclio había enviudado de Eudoxia y en el año 613 se casó con su sobrina Martina en segundas nupcias. No tuvieron suerte con sus hijos, que nacieron con serias dificultades físicas.

Pero esta no era la única desdicha del gran líder que derrotó a los sasánidas en Isos y Nínive y recuperó Egipto, Siria y el Asia Menor, reformó la administración del imperio, construyó un gran puente sobre el Bósforo para pasar de Asia a Europa y recuperó la reliquia cristiana de la Vera Cruz para devolverla a Jerusalén.

Heraclio sufría una terrible enfermedad: su pene estaba siempre erecto y le hacía orinarse en su cara. Para impedirlo, sus sirvientes tenían que colocar una tabla en su cintura cada vez que necesitaba miccionar. El pueblo, que no amaba a la nueva esposa del emperador, creía que todas aquellas contrariedades constituían justos castigos por un matrimonio que consideraba incestuoso.

La dolorosa afección del emperador romano Heraclio podría tratarse de una incurvación peneana descrita por Guillermo de Saliceto (1210-1277), uno de los grandes maestros medievales de la cirugía y autor de una obra titulada *Ciroxia* o *Cyrurgia*, que se convirtió en uno de los textos quirúrgicos preferidos del Renacimiento.

Saliceto describió las úlceras peneanas (inclusive las de origen venéreo) y su tratamiento con cauterización, y recomendaba lavarse los genitales después del coito para evitar enfermedades de transmisión sexual (ETS).

Este cirujano fue el primero que describió la «induración plástica del pene con curvatura peneana» y su tratamiento quirúrgico, con lo que se adelantaba tres siglos al médico y anatomista boloñés Giulio Cesare Aranzi (1530-1589) y cuatrocientos años al médico de Luis XIV de Francia, François Gigot de La Peyronie (1678-1747). Pero la historia de la medicina ha ligado el nombre de este último a la incurvación peneana durante la erección, a la que Guillermo de Saliceto llamó *nodus in virga*.

Giulio Cesare Aranzi la describió en su obra *Tumores Praeter Naturam* como «una rara enfermedad de los genitales en personas con excesivas relaciones sexuales, un pequeño tumor palpable como un guisante en el pene flácido y que causa una deformidad similar a un cuerno de carnero durante la erección».

La Peyronie, filósofo y titulado barbero-cirujano, se convirtió en 1763 en el cirujano personal del rey Luis XV. Veinte años antes había descrito la que se conoce como enfermedad de Peyronie en un artículo titulado «Sur quelques obstacles qui s'opposent à l'ejaculation naturelle de la semence» («Algunos obstáculos que alteran la normal eyaculación del semen») como «la aparición en el pene de un lecho arrosariado de tejido fibroso que origina una incurvación apical durante la erección».

Se trata de una afección con una prevalencia de entre un 3,2 y un 9 por ciento y cuya incidencia aumenta con la edad. La mayoría de los afectados se hallan en la cincuentena, pero puede darse en cualquier momento vital. Es más común si hay antecedentes familiares, en diabéticos y en hombres con niveles de testosterona bajos. Son factores de riesgo el tabaquismo, el consumo excesivo de alcohol, la cirugía pélvica y la extirpación de la próstata por un cáncer.

Se cree que se debe a una excesiva respuesta de reparación de microtraumas generados en el pene durante la penetración, que originan microhemorragias e inflamación. Se forma una placa endurecida que tira de los tejidos circundantes, ya que las fibras de colágeno son sustituidas por un tejido fibroso no elástico, lo que hace que el pene se curve durante la erección. En ocasiones causa dolor, que suele desaparecer con el paso del tiempo, pero en algunos casos es severo y persistente.

La forma de la curvatura más común es la dorsal, seguida de la lateral. Como impide mantener unas relaciones sexuales normales, puede provocar depresión, baja autoestima, dificultad en las relaciones interpersonales y problemas de imagen corporal. Cuando la deformidad peneana es mayor de 90°, hay que recurrir a la cirugía, pero su principal inconveniente es el acortamiento peneano y la disfunción eréctil. Por no hablar de que después de la intervención quirúrgica pueden formarse nuevas placas.

Los varones circuncidados parecen tener un mayor riesgo de padecer la enfermedad de Peyronie, porque se cree que el prepucio absorbe muchas tensiones que ocurren durante el acto sexual.

William Home van Buren, un célebre cirujano estadounidense, publicó un estudio sobre la enfermedad en el *New York Medical Journal* en 1874, por lo que en Estados Unidos es conocida esta dolencia como enfermedad de Van Buren.

3

IMPOTENTES REALES

Sancho el Fuerte

En 1231 Sancho VII de Navarra escribía al rey Jaime I de Aragón: «No tengo hijos, ni tampoco trazas de tenerlos, ni creo los tenga en mi vida». Se casó en primeras nupcias el año 1195 con Constanza de Tolosa, pero se divorciaron en 1200. Ella se volvió a casar con Pedro Bermond II de Sauve y tuvo seis hijos. El segundo matrimonio de Sancho VII fue con Clemencia de Alemania y, según la *Crónica* del príncipe de Viana, tuvieron un hijo, el infante Fernando, que murió al caerse de un caballo en una cacería de osos.

Sancho medía 2,20 metros aproximadamente y por su corpulencia le apodaron el Fuerte. Da testimonio de su talla Jaime I de Aragón, que, con motivo de la entrevista que mantuvieron ambos en el castillo de Tudela en 1231, afirma en su *Crónica*: «Nos abrazamos mutuamente y vimos que era de tal aventajada estatura como nos». Jaime I superaba los 2 metros de altura y llevaba una espada de casi 1,30 metros.

Una progresiva obesidad le había producido a Sancho impotencia precoz. Durante los últimos años padeció lo que probablemente fue una úlcera varicosa en la pierna izquierda. Estuvo recluido en su castillo de Tudela (hoy desaparecido), por lo que la historia también lo identifica con el sobrenombre de Sancho el Encerrado.

Sancho VII el Fuerte murió en su castillo de Tudela en 1234 sin descendencia. Con él se extinguió la dinastía Jimena que había gobernado Navarra durante trescientos años, desde el siglo x, y el reino pasó a depender de los condes de Champagne.

Martín el Humano de Aragón

El segundo hijo de Pedro IV el Ceremonioso y de Leonor de Sicilia recibió este apodo por ser bondadoso, erudito y piadoso. Martín el Humano tuvo un hijo y tres hijas de su primer matrimonio, pero el varón falleció joven, así que el rey de Aragón a sus cincuenta y tres años volvió a desposarse para garantizar la sucesión. Era 1409, y esta vez la elegida fue Margarita de Prades, pero, tal y como refieren las crónicas: «La reina quedó intacta, como antes de casarse, salió siempre doncella del tálamo nupcial».

Carlos Fisas[*] recoge la afirmación del cronista Lorenzo Valla, que en 1445 escribió: «Don Martín no pudo realizar el matrimonio con doña Margarita, pues no era apto ni tenía virtud para el acto carnal, a pesar de los auxilios del arte médico y de ingeniosos artefactos».

Al parecer, se intentó poner remedio al problema porque en los aposentos reales había ungüentos y fármacos para aumentar la potencia sexual del monarca. Martín el Humano falleció repentinamente poco después, a finales de mayo de 1410.

Disponemos de los escritos de Lorenzo Valla, que había recabado datos de mosén Borra, bufón de Martín el Humano, para conocer lo que sucedió:

> El rey enfermó gravemente tras cenar en abundancia el día 29 de mayo y, después de pasar muy mal la noche y el día siguiente, recibió, casi al filo de la medianoche del 30 de mayo, una embajada de las Cortes de Barcelona encabezada por Ferrer de Gualbes para instarle a declarar sucesor.

---

[*] Fisas, C., *Erotismo en la historia. Curiosidades y anécdotas*, Círculo de Lectores, Barcelona, 1999.

Valla no se decanta por ninguna hipótesis como causa del óbito. Pudo deberse a que Margarita de Prades le suministrase alguna medicina para estimular la libido. También a una cena abundante que le causó una indigestión e incluso surgió el rumor de un veneno contenido en un ave preparada para la cena por la esposa y la madre del conde de Urgell. El cronista oficial Jerónimo Zurita se basa en lo relatado por Valla y señaló:

> [...] Adoleció a 28 del mes de mayo de un tan repentino accidente que le tuvieron luego por mortal y apenas vivió dos días. Y falleció el último de mayo. Hubo, como suele acontecer, diversos juicios de la ocasión de su dolencia y túvose por lo más cierto que adoleció de diversas medicinas y manjares muy exquisitos que le dieron para incitar su inhabilidad e impotencia.

Por su parte, el historiador Carlos López Rodríguez afirma:

> [...] Daniel Girona i Llagostera, médico, historiador y dirigente de la Unió catalanista, sin más datos que los proporcionados por Valla supuso que Martín I murió de un ataque de coma urémico, producido por los efectos que tuvo un régimen de alimentación fuerte (para inducir la procreación) sobre un hombre obeso, enfermo de cuartanas y probablemente diabético.[*]

En personas con paludismo las fiebres cuartanas aparecen cada cuatro días.

Enrique IV de Castilla, el Impotente

Nació en 1425 en Valladolid, hijo de Juan II de Castilla y de María de Aragón vivió atormentado por sus dificultades para tener descendencia. Hermanastro de la futura Isabel la Católica, sabía que uno de los más importantes deberes de un rey era asegurar la continuidad dinástica,

---

[*] López Rodríguez, C., «Últimas voluntades de Martín I el Humano», *Aragón en la Edad Media*, 24, 2013, pp. 225-268. *https://papiro.unizar.es/ojs/index.php/aem/article/view/1057/953*

pero no tuvo suerte. Con doce años le casaron con doña Blanca II de Navarra, hija de Juan II de Aragón. Por la corta edad fueron separados y tres años después tuvieron su primera relación, de la que dieron fe los heraldos y tres notarios, que siguieron los acontecimientos en la puerta del dormitorio. Según las crónicas de la época: «La boda se hizo quedando la princesa tal cual nació, de que todos ovieron grande enojo». Según el cronista e historiador Alfonso Fernández de Palencia (1423-1492):

> Al pronto empezaron las justas, torneos, espectáculos y nuevos juegos, con otros muchos regocijos en que solo faltó el verdadero gozo del matrimonio porque después la princesa quedó tal cual naciera.

El médico e historiador Gregorio Marañón y Posadillo* realizó un estudio sobre Enrique IV a partir de las crónicas de Alfonso Fernández de Palencia, principal difamador del rey, que hizo la siguiente descripción del monarca:

> Persona de larga estatura, espeso en el cuerpo y de fuertes miembros. Tenía las manos grandes, los dedos largos y recios. El aspecto feroz, casi a semejanza de león, cuyo acatamiento ponía temor a los que miraba. Las narices romas y muy llanas, no que así naciera más porque en su niñez recibió lesión en ellas. Los ojos garzos y los párpados encarnizados; donde ponía la vista mucho le duraba el mirar. La cabeza grande y redonda, la frente ancha, las cejas altas, las sienes sumidas, las quijadas luengas, tendidas a la parte de abajo. Los dientes espesos y trespellados, los cabellos rubios, la barba crecida y pocas veces afeitada; la tez de la cara entre rojo y moreno, las carnes muy blancas. Las piernas luengas y bien entalladas, los pies delicados.

Para Marañón, Enrique IV era un «displásico eunucoide con reacción acromegálica».** El término acromegalia deriva de la palabra

---

* Marañón y Posadillo, G., *Ensayo biológico sobre Enrique IV de Castilla y su tiempo*, Espasa-Calpe, Madrid, 1930.

** Serrano, F. y Carrillo, M. F, «Nueva perspectiva acerca de las enfermedades de Enrique IV de Castilla: el recetario del doctor Gómez García de Salamanca», *Espacio, tiempo y forma. Serie III. Historia medieval*, 32, 2019, pp. 449-468.

griega *akron* («extremidad») y *mega* («grande»). Es una enfermedad caracterizada por una mayor producción de la hormona de crecimiento, que origina proliferación de los tejidos óseos y blandos en las partes distales del cuerpo, provoca un aumento del tamaño de la cabeza, alargamiento de la mandíbula (prognatismo), incisivos inferiores sobresalientes y dientes anormalmente separados entre sí. También agrandamiento y abombamiento de los arcos superciliares y de los huesos frontal, malar y nasales, que confiere al que la padece un aspecto de embrutecimiento.

Esa «displasia eunucoide» pudo haber tenido su origen en un tumor de la hipófisis, una glándula del tamaño de un guisante situada en la base del cráneo, que produce un exceso de hormona de crecimiento. En el caso de Enrique IV además se asociaba una litiasis renal crónica (piedras en el riñón), impotencia, anomalía peneana e infertilidad al combinarse, según Marañón, la acromegalia con el eunucoidismo. Y su impotencia estaría exacerbada por la existencia de un hipospadias (malformación congénita de la uretra, que presenta su orificio en la cara inferior del pene), muy frecuente, según Marañón, en eunucoides hipogenitales. Justifica el médico e historiador la timidez del rey y su negativa a dar la mano con el argumento de que probablemente tenía «manos hipogenitales» (húmedas y frías), que le hacían sentirse incómodo al estrechar las de sus súbditos. Otra explicación es que las manos acromegálicas suelen ser grandes y con dedos largos, y los pacientes padecen con frecuencia un síndrome del túnel carpiano (atrapamiento a nivel de la muñeca del nervio mediano) que causa dolor. Según Marañón, era posible reconocer durante la juventud del rey cierto carácter «esquizoide con timidez sexual» y una impotencia «engendrada sobre condiciones orgánicas y exacerbada por influjos psicológicos».

Al estudiar la momia del rey, que estaba en un perfecto estado de conservación en la parte posterior del retablo mayor de la iglesia del monasterio de Guadalupe, Marañón calculó que su talla debió de ser de 1,80 metros, constató que el diámetro torácico era similar al de la anchura de las caderas, que la cabeza y el cráneo debieron de ser grandes y robustos, que tenía una frente amplia, con las cuencas orbitarias separadas y prognatismo, que los dientes eran fuertes pero de mala implantación, las manos tenían largos y recios dedos, las piernas eran largas, en proporción a la altura del tronco, que convergían a la altura de los muslos y tenía un pie valgo. Esta malformación que se caracteriza por el aplanamiento de la bóveda plantar explicaría la torpeza de movimientos del monarca, descrita en casi todos los escritos de la época.

Marañón participó en la exhumación de los restos de Enrique IV y obtuvo datos que le sirvieron para ampliar en ediciones posteriores su libro *Ensayo biológico sobre Enrique IV de Castilla y su tiempo*, publicado dieciséis años antes, pero sin modificar en lo sustancial sus conclusiones.

Entre los posibles diagnósticos que se pueden barajar sobre los padecimientos de Enrique IV también está el síndrome de Kallmann o de Maestre-Kallmann-Morsier, una alteración genética que asocia ausencia de olfato (anosmia) o disminución de la capacidad olfativa (hiposmia) con hipogonadismo hipogonadotropo, un déficit de secreción de una hormona del hipotálamo liberadora de gonadotropinas (GN-RH), que condiciona un déficit de producción de la hormona sexual masculina (testosterona). Los niños que lo padecen pueden presentar un micropene y falta de descenso de los testículos, que son pequeños, desde el abdomen a la bolsa escrotal (criptorquidia). Suelen ser individuos altos o de estatura normal, con rasgos eunucoides, y pueden asociar labio leporino, paladar hendido y más raramente sordera congénita y asimetría craneofacial. Otra posibilidad diagnóstica en el caso de Enrique IV es el síndrome de Klinefelter, un tipo de hipogonadismo masculino con atrofia testicular, ausencia de espermatozoides en el eyaculado (azoospermia) y aumento del tamaño de las mamas (ginecomastia).

El filólogo y escritor Luis Alberto de Cuenca ha examinado los estudios sobre el físico de Enrique IV de Castilla para llegar a las siguientes conclusiones:

> Según Eisenberg, que ya había publicado en 1976 un jugoso artículo sobre Enrique IV, la cuestión más discutible era la manera en que Marañón combinó eunucoidismo con acromegalia. En el caso de los pacientes de acromegalia, lo normal es la existencia de un tumor hi-

pofisario, de lo cual resulta una pérdida de la potencia sexual, lo que equivale a decir que la condición de la pituitaria puede determinar también un eventual eunucoidismo. La acromegalia, en opinión de Marañón, era el efecto más que la causa. Si el joven príncipe Enrique sufría hipogonadismo, la acromegalia no pudo haber sido una reacción. Por ello Eisenberg aceptaba como probable diagnóstico la acromegalia, disturbio endocrino causado por una hipersecreción de las hormonas de la glándula pituitaria o hipófisis, situada en la base del craneo, provenientes de un tumor o cualquier alteración de la misma hipófisis.

En 1984 los profesores escoceses W. J. Irvine y A. Mackay, especialistas en endocrinología el primero e historiador medievalista el segundo, publicaron un nuevo trabajo en el que revisaban los conceptos de Marañón y Eisenberg sin llegar a ponerse de acuerdo en la enfermedad que realmente padecía el monarca castellano. Según los escoceses, ni siquiera había pruebas contundentes a favor de la acromegalia apuntada en su artículo por Eisenberg. La acromegalia es una enfermedad lenta y rara que afecta a los adultos, ya que la hipersecreción de la hormona somatotropa (o de crecimiento) en el joven mucho más raramente puede desarrollar gigantismo.

Los investigadores a los que hace alusión Luis Alberto de Cuenca se basaban en que los avances de la endocrinología habían abandonado la vieja idea de que las «glándulas de secreción interna», como las llamaba Marañón, determinasen la morfología, la vida sexual y la psicología de los seres humanos y rechazaban el supuesto eunucoidismo del rey castellano. Cimentaban sus conclusiones en que los cronistas ponían de manifiesto la existencia de una abundante barba, porque la pérdida del vello facial es uno de los principales síntomas de una insuficiente secreción de testosterona.

La acromegalia condiciona una pérdida del vigor sexual y en el caso de Enrique IV disponemos del testimonio de su médico Juan Fernández de Soria, que le examinó con otros cortesanos: «Que desde la hora que nació el rey […] rigiendo su salud […] no le conoció defecto alguno hasta los doce años que perdió la fuerza por una ocasión […], pero que después avía recobrado la potencia perdida».

La supuesta disfunción eréctil la achacaba el monarca a un «ligamiento o ligamento», un maleficio o hechizo que le impedía realizar el acto sexual. El aojamiento o mal de ojo fue uno de los motivos de acusaciones de brujería o superstición durante la Edad Media y el Renacimiento.

Durante los tres primeros años de matrimonio Enrique hizo todo lo que estaba a su alcance para consumar el coito. Según el cronista Zurita, aparte de oraciones y ofrendas, sus embajadores en Italia le enviaban brebajes y pócimas con supuestos efectos vigorizantes. Inclusive viajaron hasta África emisarios en busca del cuerno del unicornio, reconocido entonces por sus propiedades afrodisíacas. El historiador menorquín Juan Blas Sitges afirma que el rey mantuvo antes del matrimonio relaciones sexuales con otras mujeres «como cualquier otro hombre potente y que tenía una verga viril firme…».

En cambio, Marañón resta veracidad al informe de unas prostitutas de Segovia que daban cuenta de las habilidades del monarca en la cama y de las presuntas relaciones sexuales de aquel con tres amantes, Catalina de Guzmán, Guiomar de Castro y Beatriz de Vergara, que fueron recompensadas por el monarca por sus «servicios», pues consideraba que eran «actos de puro exhibicionismo típico de los esquizoides con problemas de índole sexual». Contradice así al capellán y consejero del rey Diego Enríquez del Castillo, cuando afirma que con doña Guiomar tuvo el monarca «pendencia de amores», y se inclina más por la crónica de Alfonso Fernández de Palencia: «Dichos amoríos fueron un mero alarde». Su sustituto como cronista real, Fernando (o Hernando) del Pulgar, parece corroborar la impotencia del soberano cuando afirma que Enrique IV «amó estrechamente a muchas, así dueñas como doncellas, de diversas edades y estados, con quienes había secretos ayuntamientos; y las tuvo de continuo en casa, y estuvo con ellas solo en lugares apartados, y muchas veces las hacía dormir con él en su cama, las cuales confesaron que jamás pudo haber con ellas cópula carnal».

En 2019, Serrano Larráyoz y Carrillo Rodríguez afirman que una de las prescripciones destinadas al monarca fue para tratar «llagas vergonçosas, en especial para las que naçen de fuera». Es posible que hubiera adquirido alguna enfermedad de transmisión sexual (ETS).

Al cabo de trece años de la boda con doña Blanca, Enrique IV pidió la anulación matrimonial, que le concedió en 1453 el obispo de Segovia al aducir que era víctima de un hechizo que le impedía tener descendencia solo con su esposa. Proclamado ya rey, Enrique IV volvió a casarse, en esta ocasión con una princesa portuguesa llamada Juana. El comportamiento del monarca la noche de bodas debió de ser similar al que mantuvo con su primera esposa, pero no hay documentos que acrediten si hubo o no gatillazo, porque había ordenado derogar la antigua ley de Castilla que obligaba a comprobar ante notario y con testigos la consumación del matrimonio al día siguiente de la boda, con la exhibición de la sábana manchada de sangre. Aun así, Mosén Diego de Valera, cronista de los Reyes Católicos e hijo del médico de Juan II, que era Alonso Chirino, supuso que habría ocurrido como con su primera esposa y afirmó: «[...] E a la noche el rey e la reyna durmieron en una cama, e la reina quedó tan entera como venía, de que no pequeño enojo se recibió de todos».

Marañón no duda de la impotencia de Enrique IV, pero reconoce que sus enemigos le acusaron injustamente de homosexual, idea en la que abunda el doctor Emilio Maganto:

> En este espinoso asunto Marañón se mostró contemporizador y respetuoso con el monarca sabiendo como sabía que en los eunucoidismos aparte de la disfunción eréctil es muy frecuente la infertilidad. Tampoco puede descartarse que fuese portador de un síndrome MEN I, neoplasia endocrina múltiple, que son varios tumores endocrinos, benignos o malignos, que se desarrollan de forma sincrónica o metacrónica. Padeció desde su juventud todo el cortejo clínico antes citado y además litiasis renal.[*]

El médico alemán Jerónimo Münzer describe lo siguiente en su manuscrito *Viaje por España y Portugal en los años 1494-1495*:

---

[*] Maganto, E., «Enrique IV de Castilla (1454-1474). Un singular enfermo urológico», *Arch Esp Urol*, 56, 3, 2003, pp. 211-220.

> [...] Con consentimiento del papa, viviendo aún doña Blanca, casó con Juana, hija del rey Alfonso de Portugal, con la cual también resultó impotente. Tenía un miembro viril que en su origen era delgado y pequeño, pero luego hacia el extremo se alargaba y era grande, de manera que no podía enderezarlo. Unos médicos hicieron una cánula de oro que se colocó a la reina en la vulva para ver si a través de ella podía recibir el semen; sin embargo, no pudo. Hicieron como un ordeño de su miembro y salió esperma, pero como agua y estéril.

Sobre el escrito de Münzer, afirma Julio Puyol, uno de los primeros traductores al castellano del texto del alemán: «Fue un cuento de burdel, una de tantas fábulas e infamias de las que inventaron los partidarios de los Reyes Católicos para justificar la proclamación de Isabel I».

Maganto cree que Enrique IV pudo tener una curvatura congénita del pene sin hipospadias, una atresia o hipoplasia parcial de los cuerpos cavernosos o una enfermedad de La Peyronie (véase el capítulo 2, «Penes curvados»).

El hipospadias es una malformación congénita que fue descrita en el siglo x por Abu-l-Qasim Khalaf ibn Abbas al-Zahrawi, más conocido como Abulcasis. Este médico de la corte omeya de Medina Azahara apuntó en su obra *Kitab al-Tasrif* (*Libro de la práctica médica*): «La apertura [meato uretral] no está en su lugar, la tienen junto al final de la punta del pene, no pueden orinar hacia delante, elevan el pene con la mano hacia arriba y no tienen descendencia porque el esperma no llega a la matriz correctamente».

En un manuscrito redactado en latín que halló el bibliógrafo e historiador Antonio Paz y Meliá en la Biblioteca Nacional, se afirma que doña Juana de Portugal, la segunda esposa de Enrique IV, fue fecundada sin ser desvirgada. Lo transcribo en castellano:

> «Dijeron que [la reina] se había casado con los mejores auspicios, y que fue fecundada sin perder la virginidad. Hubo quienes afirmaron que el semen derramado en la entrada había penetrado en ella a los lugares más recónditos. Algunos creyeron había estado con otro siendo ya rey Enrique, quien deseaba ardientemente tener un here-

dero que se tuviera como suyo porque lo había dado a luz aquella mujer.

Y así, el 28 de febrero de 1462 nació en el alcázar de Madrid la supuesta hija de Enrique IV y de Juana de Portugal, a la que llamaron Juana. En 1464 miembros destacados de la nobleza atribuyeron la paternidad al valido del rey, don Beltrán de la Cueva. Por eso, Juana fue llamada «la Beltraneja».

La cuestión de la impotencia real en aquella época era de máxima importancia porque decidía la continuidad o el fin de una dinastía. En el caso de Enrique IV, las dudas sobre la identidad del progenitor de su hija fueron la excusa para una guerra por el poder en Castilla. Se enfrentaron los partidarios de aquella niña con quienes preferían como sucesora a la hermanastra del rey, Isabel. Vencieron estos últimos y la corona fue para la Reina Católica.

Carlos II, el Hechizado

El 1 de noviembre de 1700, a los treinta y nueve años de edad, murió Carlos II tras dos días en coma por una diarrea severa. Su falta de descendencia puso fin a la dinastía de los Habsburgo, iniciada en 1516 por su tatarabuelo Carlos I y originó la segunda guerra de Sucesión que dio el trono español al primer Borbón, Felipe V.

Carlos II fue el quinto hijo de Felipe IV y de la archiduquesa Mariana de Austria, su sobrina, ambos retratados en *Las Meninas* de Velázquez. De su nacimiento el 6 de noviembre de 1661 se hizo eco la *Gazeta de Madrid*, que anunció que había venido al mundo «un robusto varón, de hermosísimas facciones, cabeza proporcionada, pelo negro y algo abultado de carnes». La descripción era contraria a la impresión del embajador de Francia, que comunicaba a los pocos días de la buena nueva los pormenores a Luis XIV, el Rey Sol: «El príncipe parece bastante débil; muestra signos de degeneración: tiene flemones en las mejillas, la cabeza llena de costras y el cuello le supura. Asusta de feo».

Fue un niño enfermizo, tenía frecuentes catarros, escasa musculatura y retraso psicomotor. Cumplidos los seis años aún no había aprendido a caminar. Con diez años comenzó a hablar de forma inteligible, nunca logró escribir correctamente, tenía arranques de cólera imprevisibles y adicción al chocolate.

Un año después de morir su primera esposa, María Luisa de Orleans, la preocupación sucesoria le obligó a casarse con Mariana de Neoburgo. La boda se celebró en Valladolid el 4 de mayo de 1690, pero a pesar de la fertilidad de su familia política (los padres de Mariana tuvieron 23 hijos), la descendencia no llegaba. En su desazón, potenciada por reiteradas simulaciones de embarazo por parte de Mariana, Carlos sospechó que un hechizo le impedía engendrar y ordenó investigar el tema. Los peritajes concluyeron que el embrujo «se lo habían dado en una taza de chocolate el 3 de abril de 1675, en la que habían disuelto sesos de un ajusticiado para quitarle el gobierno, entrañas para quitarle la salud y riñones para corromperle el semen e impedir la generación». Carlos II recibió pócimas repugnantes para su exorcismo que agravaron su salud, como una preparada con pichones recién muertos para evitar la epilepsia y de entrañas calientes de corderos por sus procesos intestinales.

Gregorio Marañón propuso el diagnóstico de panhipopituitarismo (una rara afección en la que la hipófisis, una glándula situada en la base del cráneo, deja de producir la mayoría de las hormonas) con progeria (un trastorno genético muy raro, que provoca una aceleración del envejecimiento de los niños a partir de los primeros dos años de vida). De forma casi unánime los historiadores han imputado los defectos de Carlos II a la consanguinidad.

La conjunción de elementos orgánicos, psiquiátricos y conductuales motivó a otros investigadores a plantear la hipótesis de que presentara una cromosomopatía, el síndrome de Klinefelter (SK). Descrito en 1942 por el doctor Harry Klinefelter, es la alteración de los cromosomas sexuales más común de la especie humana y causa infertilidad masculina. Por los bajos niveles de testosterona hay hipogonadismo (los testículos no producen una cantidad suficiente de testosterona), hipogenitalismo (desarrollo genital insuficiente en relación con la edad y el sexo), ginecomastia (crecimiento de las mamas), trastornos de conducta y un aspecto eunucoide (talla alta, extremidades largas, escaso vello facial y distribución del vello de tipo femenino). Puede asociar criptorquidia (falta de descenso de los testículos a las bolsas escrotales), hipospadias (defecto de nacimiento por el cual la abertura de la uretra o meato urinario está ubicada en la parte inferior del pene), escoliosis, diabetes y bronquitis crónica en la edad adulta. El síndrome de Klinefelter puede pasar inadvertido durante años, porque no hay ningún rasgo físico característico antes de la adolescencia. En la infancia los pacientes pueden sufrir trastornos del desarrollo, como retraso en la adquisición de habilidades motoras y lingüísticas y en algunos casos retraso mental.

Hay otros patrones cromosómicos que presentan menor frecuencia y severidad de manifestaciones clínicas. Pudo ser el caso de Carlos II, que no tenía ginecomastia ni una gran estatura.

En la autopsia se encontró un testículo atrófico. Podría tratarse de una agenesia testicular unilateral (monorquia), acompañada de una criptorquidia contralateral que hubiera condicionado una atrofia secundaria por una torsión del cordón espermático en la niñez. Durante la torsión testicular, un testículo sufre una rotación y tuerce el cordón espermático que lleva la sangre al escroto.

Disponemos de la confidencia de la reina María Luisa de Orleans de que el rey presentaba eyaculación precoz, que le impedía consumar el acto y que llevó al embajador francés a examinar la ropa interior de ambos. Con esa expresión la reina podría indicar que el semen del rey no se introducía en su cavidad vaginal y corroboraría la presencia de un hipospadias peneano o escrotal que no constaba en el informe de la autopsia.

El doctor Antonio López Alonso[*] se refiere así al examen anatómico del cadáver del rey:

Carlos II tenía lesiones pulmonares evidentes, y una generalización también evidente que se acusa en testículos y meninges y que nos

_____

[*] López Alonso, A., *Carlos II, El Hechizado*, Ediciones Irreverentes, Madrid 2003.

podría explicar algunos trastornos de los últimos de su vida y su impotencia *generandi* [...]. Por confidencias de ambas reinas se ha llegado a conocer que Carlos II no tenía una verdadera impotencia *coeundi*, aunque sí en cierto modo *erigendi* de origen psíquico. Lo que sí parece evidente es que padecía una impotencia *generandi* y su esterilidad tenía un fondo orgánico manifiesto. Estaba afectado de un síndrome de insuficiencia testicular.

La autopsia reveló múltiples deficiencias físicas en el cuerpo del monarca:

El cadáver no tenía ni una gota de sangre; el corazón era del tamaño de un grano de pimienta; los pulmones estaban corroídos; los intestinos, putrefactos y gangrenados; en el riñón había tres grandes cálculos, tenía un solo testículo, negro como el carbón; y la cabeza llena de agua.

4
LAS ANOMALÍAS GENITALES DE HITLER

Uno de los episodios más trascendentes en la patobiografía del líder nazi ocurrió en 1916, cuando en el frente occidental, al que había sido destinado tras alistarse como voluntario en la Primera Guerra Mundial, fue herido por metralla en el muslo izquierdo y tuvo que permanecer dos meses en un hospital. En el año 2008 salió a la luz la transcripción de una conversación que ocurrió en 1960 entre un médico alemán llamado Johan Jambor y el sacerdote polaco e historiador Franciscek Pawlar, en la que le explicaba cómo salvó la vida de Hitler en 1916 después de una herida en la ingle y comprobó que había perdido un testículo.

En la batalla del Somme de 1916, entre tropas franco-británicas y alemanas, había auxiliado a un hombre, uno entre tantos miles, que gritaba desesperadamente en medio del campo de batalla. Al parecer Jambor logró arrastrarlo fuera del campo y llevarlo a una carpa sanitaria. Pudo comprobar que aquel hombre de veintisiete años tenía una grave herida en el muslo producida por una granada y que había perdido uno de sus testículos. Veintitrés años después de la muerte de Jambor, las transcripciones de esas conversaciones fueron a parar a manos del investigador polaco Gregor Wawoczny, que las hizo públicas.

La extensa investigación llevada a cabo por el historiador de la Universidad de Erlangen-Núremberg Peter Fleischmann, que forma parte del libro *Hitler como prisionero en Landsberg am Lech,* desmiente los rumores de que perdiera un testículo debido a una explosión de metralla en el Somme. Según Fleischmann, el testículo derecho del dictador se quedó «probablemente mal desarrollado» en lugar de emigrar al escroto, como les sucede a todos los hombres en la etapa embrionaria.

Abundando en este asunto, en 1970 se difundió un informe que había sido realizado poco después de acabar la Segunda Guerra Mundial: «Hallazgos de la autopsia, realizada por los patólogos del Ejército Rojo en el cuerpo de Hitler: el testículo izquierdo no pudo ser hallado ni en el escroto ni en el cordón espermático dentro del canal de la ingle o en la pelvis menor».

En 2015 el gobierno de Baviera permitió al profesor Fleischmann acceder a un archivo que se creía perdido y que había sido subastado en 2010. En él el médico de la prisión de Landsberg, en Baviera, el doctor Josef Brinsteiner, quien reconoció al futuro *Führer* («preso número 45») tras su detención por haberse visto implicado en un fallido golpe de Estado que tuvo lugar en Múnich en 1923, afirmaba: «Adolf Hitler, artista y escritor, se encuentra fuerte y saludable». Y añadía que «padece criptorquidia del lado derecho».

Su aparente ausencia de un testículo, que como hemos podido ver no se sabe a ciencia cierta si era el derecho o el izquierdo, se convirtió en una consigna difamatoria que coreaban los soldados británicos durante la Segunda Guerra Mundial, *Hitler has only fot one ball* («Hitler solo tiene un huevo»). Al parecer, Hitler sufría de criptorquidia derecha, una condición en la que el testículo no desciende a la bolsa escrotal.

Cuando Hitler estaba en octubre de 1918 en el frente occidental cerca de Ypres sufrió un ataque con gas mostaza que le hizo desarrollar una importante conjuntivitis con hinchazón palpebral. Al manifestar una acentuada disminución de la agudeza visual fue enviado al hospital de Pasewalk, en Pomerania, donde recibió la noticia de que Alemania había capitulado. Es posible que este episodio de ceguera tuviera un importante componente psíquico, pues un psiquiatra apellidado Forster lo resolvió con sugestión.

En 1925 Geli Raubal, una sobrina del dictador que tenía entonces diecisiete años, comenzó a vivir con Hitler y su madre, Ángela, que trabajaba como ama de llaves. El *Führer* se obsesionó con la joven hasta llegar a tener relaciones sexuales en las que le pedía que orinara sobre él. Según las declaraciones de Otto Strasser, la sobrina no tuvo otro remedio que ceder ante sus exigencias. Strasser se había afiliado al Partido Nacionalsocialista Obrero Alemán y fue un militar muy cercano a Hitler, pero el 15 de febrero de 1933, dos semanas después de que los nazis tomaran el poder, emigró a Austria y luego se fue a Praga, donde la protección policial lo ayudó a sobrevivir a varios intentos de asesinato por parte de la Gestapo. Por su parte Raubal, seis años después de irse a vivir con el dictador, fue encontrada muerta por una herida de bala en el pecho en el apartamento que el *Führer* tenía en Múnich. Tenía veintitrés años cuando puso fin a su vida, o quizás fue asesinada, y los nazis destruyeron las pruebas que asociaban a su líder con esta tendencia incestuosa. Hitler colmaba de atenciones a su sobrina, pero a su vez era un celoso posesivo, lo que pudo desembocar en la posible conducta autolítica de Geli.

Una de las perversiones que excitaban la libido de Hitler y que la actriz de cine alemana Renate Müller le confesó a Alfred Ziesler, un director de cine germano que le presentó al *Führer*, era que le patearan en el suelo. En 1937 la actriz murió cuando jerarcas nazis entraron en su domicilio y no se sabe si se arrojó por una ventana o la empujaron.

Robert Kaplan, historiador y psiquiatra forense británico, analizó la posible filia sadomasoquista de Hitler:

> Por un lado, se presentó como una especie de maestro, un personaje dominante que caminaba con látigo en mano y amaba todos los uniformes, lo sádico. La otra cara del sadomasoquismo es la dominación. Hitler internalizó todo lo que no le gustaba. Es bastante factible que alguien con esa personalidad, capaz de dirigir un genocidio, tuviera esta serie de prácticas sexuales.

Al parecer, Hitler tenía una pulsión voyerista que le llevaba a invitar a prostitutas y *strippers* a su refugio de montaña.

De lo que no parece haber duda es de la quebradiza salud de Hitler. Su posible intestino irritable le animó a seguir una alimentación vegetariana combinada con aceite para limpiar armas como remedio a sus molestias digestivas. Sufría dolores de cabeza, acúfenos (zumbido en los oídos) y mareos. Asimismo, desarrolló la enfermedad de Parkinson, cuyos primeros síntomas, según el neurólogo Abraham Lieberman, se manifestaron desde 1933. Lieberman asegura, además, que a partir de 1941 Hitler comenzó con una alteración de la corteza prefrontal y una alteración orbitofrontal que explicarían su extraño comportamiento e irritabilidad.*

Como buen hipocondríaco que padecía cancerofobia, Hitler terminó polimedicado por su médico personal, Theodore Morell, un especialista en ginecología y obstetricia dedicado a tratar enfermedades de la piel y urogenitales. De heterodoxos métodos, más basados en una audaz ignorancia que en un conocimiento científico, Morell administraba al *Führer* un popurrí de sustancias, desde vitaminas, hormonas sexuales masculinas, pastillas con atropina y estricnina para la flatulencia hasta cafeína, anfetaminas y opiáceos por vía oral e intravenosa contra el dolor. El doctor Giesing, que trató a Hitler tras el atentado del 20 de julio de 1944, demostró que Morell estaba intoxicándole.

El morbo por las historias sobre el dirigente nazi no ha desaparecido y en nuestros días se sigue dando vueltas a todo detalle sobre el genocida. Por ejemplo, en el año 2003 Iván Zudropov puso a la venta el supuesto pene de Hitler. Según este personaje ruso, su padre Vasily fue uno de los soldados que entró en el búnker del dictador alemán en Berlín, donde hallaron su cadáver semiquemado y lo descuartizaron para repartírselo como recuerdo morboso. Vasily se conformó con el pene, lo momificó y su hijo Iván quiso vender la reliquia años después por 12.000 dólares. Seguramente nadie creyó en la autenticidad de la pieza, porque su adquisición no levantó ningún interés.

---

* Martín Araguz, A., Guerrero Peral, A. y Fernández-Armayor Ajo, V., *Parkinsonianos que cambiaron la Historia*, SANED, Sanidad y Ediciones, Madrid 2009.

5

EL CULTO AL FALO EN LA ANTIGÜEDAD

Al pene se le dio en el pasado un significado vinculado con la fertilidad, que forma parte de rituales de tipo sexual (engendrar la
vida) o agrícola (engendrar la tierra). Estatuillas, esculturas y grabados
de diversos lugares del mundo muestran a hombres o dioses antropomorfos haciendo alarde de su órgano viril. A semejanza de las venus del
Paleolítico, unas estatuillas de mujeres de rostro poco definido con un
vientre abultado, grandes senos y piernas obesas, podemos encontrar
abundantes obras fálicas. Así, en el yacimiento de Laussel, en la localidad
francesa de Marquay (Dordoña), se descubrió un fragmento de glande
esculpido en una roca en el que se aprecia el meato uretral por donde
sale la orina. En ese lugar se halló también la Venus de Laussel o Dama
del Cuerno, una de las obras básicas para comprender el arte del Paleolítico. Otro ejemplo es un bajorrelieve con forma fálica de tendencia
apuntada en el extremo distal y roma en el proximal hallado en Lauge-
rie-Haute, una localidad francesa del municipio de Les Eyzies-de-Ta-
yac-Sireuil (Dordoña). Junto a él se descubrió otro bloque de piedra
con un relieve similar pero abierto por ambos extremos. La mayor parte de las imágenes masculinas itifálicas con el pene en erección, un
término que procede del griego *ithys*, que significa «derecho, recto», del
Paleolítico corresponden al período Magdaleniense (16000-10000 a. C.).
Un falo de piedra encontrado en las cavernas de Hohle Fels, en Alemania, es una de las primeras representaciones conocidas del órgano viril y
se calcula que tiene 28.000 años de Antigüedad.

Las deidades fálicas provenían del culto al Sol, considerado como el dios mayor para las culturas anteriores a la tradición judeocristiana. Según Diodoro Sículo, Isis ordenó al pueblo rendir culto al falo enhiesto de Osiris, dios del Sol. Los antiguos adoraban la fuerza regeneradora del astro rey y para representarlo adoptaron la imagen de la masculinidad, llamada por los griegos falo, aunque el término puede ser de origen fenicio y significaría «una cosa secreta y oculta» o «un ser admirable y mantenido en secreto». El mito no se basaba en la anatomía del hombre, sino en la de dos animales, el toro y el macho cabrío.

En la sociedad sumeria, el falo estaba ligado a la reproducción y a la fertilidad, mientras que la mujer era el sujeto pasivo que facilitaba el medio para desarrollarse el feto.

En la antigua Grecia, Pan, dios de la fertilidad y de la sexualidad masculina, habitualmente era representado en estado de erección. Dotado de un gran apetito sexual, se dedicaba a perseguir por los bosques, para obtener sus favores, a ninfas y muchachas. Era cazador, curandero y músico, portaba en la mano el cayado o bastón de pastor y tocaba la siringa, que se conoce también como flauta de Pan.

La imagen de Pan se asocia con el diablo y es representado en forma de macho cabrío con cuernos, pies de chivo y uñas, coronado de hojas de hiedra y vid, itifálico y a menudo acompañado de espíritus de los bosques y animales sagrados, también itifálicos, como chivos y burros, por lo que forma parte de los aquelarres. En la mitología de la antigua Roma, se identifica a este dios con un fauno. Su origen se sitúa en Arcadia, una región de la península del Peloponeso cuyos pobladores primitivos, los pelasgos, para honrar la fertilidad adoraban al macho cabrío, una figura que se asimiló a la del dios Pan, cuyo nombre procede de Paon, que significa «el que da de comer». Guarda similitud con el culto que se rendía en el antiguo Egipto a Min, una de las deidades más antiguas, que se identificaba con la luna, la fertilidad, la vegetación, la lluvia y la fuerza generadora de la naturaleza. Se representaba como un hombre de piel negra o verde, con el falo erecto y una corona de dos largas plumas y flagelo.

Los griegos creían que el tamaño exagerado del miembro masculino en erección traía fertilidad y suerte como símbolo de la fuerza regeneradora de la naturaleza. En enclaves urbanos, como la antigua Atenas, el culto a Hermes se expresaba con columnas en las calles principales que llevaban encima la cabeza del dios y un itífalo en la base.

En el año 415 a. C., cuando la flota ateniense estaba a punto de partir hacia Siracusa (Sicilia) durante la guerra del Peloponeso, todas las estatuas fálicas del dios Hermes en Atenas, que se llamaban Hérmeas, fueron mutiladas. Los atenienses creyeron que eran saboteadores posiblemente de Siracusa o de la facción ateniense que estaba en contra de la guerra. Sospecharon del discípulo preferido de Sócrates, Alcibíades, y quizás la condena del gran filósofo unos años más tarde (399 a. C.) pudo tener alguna relación con aquello. Las Hérmeas eran muy comunes en las ciudades griegas antiguas para protegerlas y solían señalar caminos y fronteras. En Atenas se colocaban delante de las casas para atraer la buena suerte.

En el siglo VI a. C., Hiparco, hijo del tirano Pisístrato, sustituyó los pilares de piedra que marcaban la mitad del camino entre los pueblos y el ágora central de Atenas por pilares rectangulares de piedra que llevaban en la parte superior un busto de Hermes con un falo erecto que emergía de la base del pilar. Y las ánforas en forma de falo fabricadas con materiales orgánicos, como huesos, marfil o madera, se usaban para almacenar óleos perfumados probablemente con fines eróticos o médicos.

En la antigua Roma se adoraba al órgano viril por las «fiestas liberales». Un carro de grandes dimensiones transportaba un enorme falo hasta la plaza pública, donde la matrona más respetable depositaba una corona de flores sobre la figura. Todas las mujeres usaban un amuleto en forma de pendiente llamado *fascinum*, que era una personificación del falo divino. De ese vocablo derivó la palabra *fesne*, posible origen del término castellano «pene». Inclusive durante el Renacimiento estuvo de moda llevar el *fascinum*, que influyó en los peinados. La palabra puede referirse a la deidad (Fascinus), a las efigies y amuletos fálicos o a los hechizos usados para invocar su protección.

El mal de ojo, también conocido como fascinación, era una creencia muy extendida en la sociedad romana, basada en la influencia perniciosa que una persona puede ejercer sobre lo que le rodea. Había un repertorio de amuletos, hechizos y talismanes para protegerse de él, entre los que destacaban los símbolos fálicos.

En Pompeya eran comunes las representaciones de penes con campanillas, que sonaban al abrirse la puerta de las casas o al agitarse con el viento. Los responsables del Museo Arqueológico de Nápoles no se atrevieron a mostrar las imágenes itifálicas del dios Príapo halladas en las ruinas de Pompeya y Herculano y las confinaron a un sótano por cuestión de decoro. Incluso se ponían trabas burocráticas para verlas, salvo que hubiera una necesidad científica documentada.

En Indonesia, las esculturas con morfología fálica son muy abundantes. Por ejemplo, Palindo, que significa «el Animador» o «Entretenedor», es la representación de un hombre de 4,5 metros de altura con el miembro erecto al sur de la pequeña aldea de Sepe, en el valle de Bada. En ese entorno se halló también la estatua de 3,75 metros de altura de Maturu, «el Durmiente», que representa a un varón con el miembro erecto. Por su parte, en algunos moáis de la isla de Pascua figura un ser antropomorfo con las manos en sus genitales. Y todo monumento alargado y erecto, como los obeliscos, se considera que hace alusión al falo como símbolo de la fertilidad.

En el shivaísmo, la tradición hindú que rinde culto a Shiva como ser supremo lo representa con una forma fálica, probablemente una herencia de la adoración fálica de las culturas prehistóricas que anteriormente habitaron en el valle del Indo.

A su vez, en la mitología nórdica, Freyr, dios de la lluvia, del sol naciente y de la fertilidad, era representado con un destacado falo, al creer que «otorgaba paz y placer a los mortales». Y en Hierápolis, ciudad sagrada de Siria, había un templo en honor de dos falos que presidían el pórtico y medían más de 600 metros.

Con la influencia ideológica de san Agustín de Hipona (siglo IV), que asociaba sexo y pecado, la desnudez en la vida cotidiana y en la representación plástica se tornó un motivo de vergüenza, que se castigaba con penitencia. Los artistas medievales le hicieron guiños al tabú eligiendo temas bíblicos que imponían la representación de desnudos, como Adán y Eva en el Paraíso, el Juicio Final, Susana y los viejos, etc. La tolerancia de la jerarquía católica también concernía a las representaciones de Jesucristo en ciertas situaciones y dio lugar a la llamada *obstentatio genitalium crística*, explícita en las pinturas del Niño Jesús en las que aparece exhibiendo su Divino Pene. Es más discreta la representación en las pinturas del Redentor adulto sometido al martirio, en las que el artista resuelve el paño destinado a cubrir sus partes pudendas formando un nudo o bulto, o sugiriendo de cualquier otra forma la presencia de una dotación viril debajo de la tela. En la teología cristiana, según el principio de la encarnación, el Redentor se convierte en hombre sin perder su naturaleza divina y lo hace en forma de varón. Y si Cristo fue casto y se entregó al martirio no fue por impotencia y falta de valor, sino en cumplimiento de la voluntad de Su Divino Padre por la redención de la humanidad. Es el principio que rige el celibato sacerdotal como expresión de un comportamiento puesto al servicio de un ideal sublime.

El falo se vio asociado al diablo y uno de los maestros de lo obsceno fue el poeta y dramaturgo italiano Pietro Aretino (1492-1556), autor de los *Sonetti lussuriosi* (*Sonetos lujuriosos*), que le inspiraron los grabados erótico-pornográficos del pintor Marcantonio Raimondi, elaborados sobre unos dibujos de Giulio Romano. La Santa Sede ordenó destruir los grabados y su autor fue encarcelado. Aretino tuvo que marcharse a Venecia, una ciudad con fama de disoluta, donde publicó la mayor parte de sus obras.

Durante el Renacimiento hubo un despertar del culto fálico. A menudo, en los palacios de obispos y reyes, las pinturas y tapices representaban temas considerados obscenos. Francisco I, rey de Francia, mecenas de Leonardo da Vinci, tenía una pintura en la que, según el arqueólogo e historiador francés Jacques-Antoine Dulaure, «dioses, hombres, mujeres y diosas ultrajaban a la naturaleza y se sumían en las disoluciones más monstruosas».

Entre los pintores más atrevidos en sugerir la dotación fálica de Cristo destaca un discípulo de Alberto Durero que fue uno de los mejores grabadores de su época, el alemán Hans Schäufelein. En el siglo XVI surgió la bragueta, una especie de vestido que mostraba las formas secretas de la virilidad como un guante deja ver las de la mano. Sobre la costumbre de destruir o velar la genitalidad de las imágenes desnudas destaca la orden del papa Pío V para cubrir las desnudeces de las pinturas murales de Miguel Ángel en la Capilla Sixtina. El encargado de hacerlo fue el pintor italiano Daniele da Volterra, que por esa razón pasó a la historia como *il Braghettone*.

En España ocurrió una curiosa historia en la década de los años cincuenta, en pleno auge del nacionalcatolicismo franquista, siendo el cardenal Segura arzobispo de la capital hispalense. Por lo sucedido recibió el calificativo de El Capador de Sevilla. Se había hallado un conjunto de estatuas romanas desnudas en excavaciones realizadas en Itálica. El prelado recibió presiones de las autoridades civiles y religiosas y contra su voluntad se vio obligado a proceder a la mutilación viril. Encargó la tarea a una arqueóloga de su confianza y determinó que las piezas fueran cuidadosamente cinceladas, etiquetadas y guardadas en cajas en el depósito del Museo Arqueológico de Sevilla.

Años después al trabajar para la exhibición de dichas obras los especialistas quedaron desconcertados, porque las piezas fálicas no coincidían con las estatuas, tal y como estaban marcadas. Unos propusieron realizar estudios destinados a implantar falos a las figuras a las que parecieran corresponder, pero otros objetaron que eso significaba no respetar el trabajo de su colega realizado medio siglo antes. Se impuso el criterio de seguir lo indicado por las etiquetas y argumentaron que los romanos seguramente habían hecho una broma grotesca, dotando de falos incongruentes a las estatuas de dioses y héroes. Imaginemos la sorpresa de los expertos al contemplar un cupido con un pene gigantesco y un gladiador romano con otro muy pequeño. El doctor Francisco Peláez del Espino, catedrático de la Universidad de Sevilla y director del Instituto de Conservación y Restauración de Obras de Arte, descubrió lo ocurrido: la referida arqueóloga se daba a la bebida y durante su labor con las estatuas de hermosos varones, que incluía la manipulación de sus soberbias virilidades, el trasiego de más de un odre de vino compartido con sus colaboradores la debió hacer imaginar bacanales y orgías. Probablemente la clasificación de las piezas fálicas se realizó entre danzas furibundas con sus participantes en cueros, imitando una orgía dionisíaca.

Cuando la erección es una enfermedad

Príapo es un personaje fálico de la mitología griega, considerado a menudo hijo de Dioniso (dios de la agricultura y de la fertilidad) y Afrodita (diosa del amor y la belleza), aunque no hay una opinión unánime sobre cuáles fueron sus progenitores. Se dice que Afrodita había cedido a los abrazos de Dioniso, pero durante la expedición de aquel a la India le fue infiel con Adonis. Cuando regresó, Afrodita volvió a su lado, pero pronto lo abandonó de nuevo y marchó a Lápmsaco, en Asia Menor, para dar a luz a Príapo. Cuando el pequeño nació, Afrodita lo repudió al ver que era feo y deforme.

Según otra versión, Príapo fue concebido por una relación extramarital entre Zeus y Afrodita, por lo que su esposa Hera, en un ataque de celos, puso sus manos en el vientre de la amante y condenó a la diosa a parir un bebé grotesco. Además, castigó al recién nacido con un pene de gran tamaño que estaba siempre erecto, pero era incapaz de encontrar el amor o de tener descendencia.

El culto a Príapo hace alusión a la fertilidad, porque este dios encarnaba la fuerza fecunda de la naturaleza debido a que su función era garantizar una abundante cosecha. Se le ha representado como una figura fea, enana, con barbas y más bien anciano, coronado de hojas de plantas verdes, porque se le consideraba protector de los jardines, las viñas, los árboles, el ganado y los peces.

Según el mito griego, el priapismo era un castigo de los dioses. El caballo alado Pegaso, embajador de Dioniso, partió de su ciudad, Eleuteras, hacia Atenas, llevando una estatua del dios del vino, pero al llegar a su destino fue rechazado con furia por los atenienses y tuvo que emprender el regreso. En represalia, Dioniso castigó a los hombres de Atenas con la enfermedad del priapismo. Cuando los represaliados consultaron al oráculo de Delfos por su curación, les advirtió que solo podrían sanar si homenajeaban al dios ofendido con los cultos que merecía. Los afectados fabricaron grandes falos y los llevaron en procesión con la estatua de Dioniso. El mal cesó, y desde entonces en Atenas durante la celebración de la fiesta anual del vino se realizaba la procesión de los falos llamada *phallephoria*.

Pausanias, viajero, geógrafo e historiador griego del siglo II d. C., halló en Beocia, una región de la antigua Grecia, una estatua de Príapo, de la que dijo:

> [Es] digna de verse. Este dios es venerado donde pastan cabras y ovejas y hay enjambres de abejas. Pero los de Lámpsaco lo veneran más que a los demás dioses, y dicen que es hijo de Dioniso y de Afrodita.

Los romanos solían colocar en sus jardines estatuas de Príapo teñidas de color rojo bermellón con polvo de cinabrio, por lo que se le ha llamado *ruber* o *rubicundus*. Estaba dotado de un enorme falo erecto y llevaba fruta en su ropa y una hoz o una cornucopia en la mano. En la Casa de los Vettii, una villa de Pompeya, se encontró una pintura con la representación de este dios.

Otra historia relacionada con Príapo es que Hestia, diosa de la hoguera y el hogar que se mantenía pura y virgen, bebió demasiado y decidió ir al bosque a dormir. Cuando Príapo estaba a punto de violarla, un burro que pertenecía al viejo sátiro Sileno los vio y rebuznó hasta que despertó a Hestia, que logró librarse del ataque.

En 1824 se describió por primera vez un caso de priapismo, que se caracteriza por una erección persistente y dolorosa del pene sin un estímulo sexual. Su autor curó al enfermo con una incisión en el cuerpo cavernoso del pene, pero lo dejó impotente.*

---

* Callaway, T., «Unusual case of priapism», *London Medical Repository*, 1824, 1:286.

6

SUPERDOTADOS SEXUALES

Toulouse-Lautrec y el orgullo de su «tetera»

Henri Marie Raymond de Toulouse-Lautrec-Monfa, que nació el 24 de noviembre de 1864 en el centro de Albi, en Francia, fue el primogénito de una distinguida familia aristocrática. Sus padres eran primos, lo que influyó en las dificultades físicas que lo acompañaron desde niño, pero lo cierto es que en aquella época eran frecuentes las uniones consanguíneas para preservar el patrimonio dentro de la progenie.

Cuando Henri cumplió diez años empezó a padecer los primeros síntomas de una rara enfermedad por la que se le fracturaban los huesos, dejó de crecer y se vio obligado a andar de por vida con bastón.

El célebre pintor padecía picnodisostosis, una displasia ósea hereditaria que actualmente se conoce como enfermedad de Toulouse-Lautrec y pertenece al grupo de las llamadas enfermedades lisosomales. Medía 1,52 metros, una altura que contrastaba con un tórax y abdomen de las dimensiones esperadas para un adulto promedio, y tenía una cabeza desproporcionadamente grande.

Su madre decidió llevarlo a París para que preparara el examen de bachillerato y, aunque lo aprobó, a Henri lo que realmente le interesó de la ciudad fue el taller de pintura de su amigo René Princetau y la familia tuvo que resignarse con su elección.

En 1884 se instaló en Montmartre y se dejó llevar por el ambiente de los cabarés y sus personajes que abarrotaron sus lienzos y carteles. Su primer y único amor fue Suzzane Valadon, que había sido su modelo en varias de sus obras y con quien intentó casarse. Apodada Rosa la Rougue («Rosa la roja») por el color de sus cabellos, los amigos de Henri le advirtieron: «Ten cuidado, que Rosa puede dejarte un regalo para toda la vida», pero él se reía de aquellos remilgos. Desgraciadamente, en 1898 estaba contagiado de sífilis.

Finalmente falleció el 9 de septiembre de 1901 en los brazos de su madre de una hemorragia intracerebral, cuyo origen probablemente fue el compromiso meningovascular de la sífilis. Tenía treinta y siete años.

Henri no consintió que sus limitaciones físicas le impidieran abusar de los placeres de la mesa, el alcohol y el sexo en prostíbulos. Lawrence y Elisabeth Hanson aseguran en *La trágica vida de Toulouse-Lautrec* que «vivía en tales casas, comía con las pupilas, jugaba a las cartas con ellas, las llevaba al teatro y, naturalmente, las utilizaba como modelos. Se convirtió allí en una especie de mascota».[*]

Por su parte, Gregorio Doval afirma en su *Enciclopedia de las curiosidades. El libro de los hechos insólitos* sobre una casa de lenocinio lo siguiente: «Una de las razones del buen recibimiento que obtuvo [Henri] en dicho burdel fue una hipertrofia tan estratégicamente localizada en cierto órgano de su cuerpo que las prostitutas le llamaban La Tetera».[**] Al parecer él mismo se describía como tal: «Soy como una tetera, de patas cortas y pitorro largo», aludiendo a su físico y la apariencia de su pene.

Rasputín y su legendario atributo

Aunque ha pasado a la historia con ese nombre y en ruso la palabra *rasputny* significa «libertino», se llamaba Grigori Yefimovich Novoyk. Nacido el 9 de enero de 1869, desde pequeño sintió que la Virgen María le hablaba y se le consideraba un místico.

De adulto adquirió fama de mago y de sanador gracias a su magnética mirada. Se casó en 1887 y tuvo familia, pero pocos años después, en 1892, la abandonó para ingresar en un monasterio. Allí apenas estuvo

---

[*] Hanson, L. y Hanson, E., *La trágica vida de Toulouse-Lautrec*, Editorial Juventud, Barcelona, 1957.

[**] Doval, G., *Enciclopedia de las curiosidades. El libro de los hechos insólitos*, Ediciones del Prado, Madrid, 1994.

unos meses antes de hacerse miembro de una secta cristiana prohibida por la Iglesia ortodoxa rusa, los *khlysts* o *khlysti* («flagelantes»), que creían que estaban «más cerca de Dios» si alcanzaban un estado de agotamiento sexual. Según el escritor e historiador Douglas Smith, autor del libro *Rasputin: Faith, Power, and the Twilight of the Romanovs*, sus miembros abrazaron las formas más depravadas de perversión sexual.

Rasputín, al que apodaban el Monje Loco, se hizo célebre en San Petersburgo porque supuestamente participaba en orgías de la aristocracia, con hombres y mujeres que daban rienda suelta a sus impulsos sexuales. A aquella fama contribuyó la leyenda de que tenía un pene excepcionalmente largo y grueso.

En 1905 fue llamado al palacio de los zares Nicolás II y Alejandra Fiódorovna Románova para cohibir las hemorragias de su hijo menor, Alekséi Nikoláyevich Románov. El historiador y médico Boris Najapétov explica en su libro *Secretos médicos de la casa Románov* lo que ocurría: «Pronto, los médicos descubrieron que el niño sufría de la horrible enfermedad que portaban las mujeres de la familia de la emperatriz, la hemofilia. La sangre destruyó huesos y tendones; no podía doblar o extender sus brazos o piernas».

A Rasputín le introdujo en la corte Anna Výrubova, una amiga de la zarina, que sobre la enfermedad del zarévich afirmaba: «Fue una tortura interminable para el niño y para cada uno de nosotros… Gritaba de dolor todo el tiempo, y teníamos que taparnos los oídos mientras lo cuidábamos».

Los médicos le administraban aspirina para aliviar su padecimiento, porque entonces no se conocía que puede alterar la coagulación de la sangre. Rasputín recomendó que dejase de tomarla y la mejoría fue notable, por lo que Nicolás y Alejandra le atribuyeron un poder sobrenatural.

De este modo, Rasputín se ganó la confianza de la familia real hasta tal punto que empezó a recibir en los grandes salones del palacio imperial a las damas y altos dignatarios de la corte, que le daban sustanciosos regalos a cambio de que mediara para obtener favores del zar. Muchos nombramientos, ceses y audiencias dependían de Rasputín. Sus enemigos llegaron a sospechar que concedía prebendas políticas a cambio de favores sexuales por parte de damas de la alta sociedad.

Rasputín sufrió múltiples intentos de asesinato por su injerencia en asuntos de Estado, pero salió indemne de todos hasta la conspiración tramada por el príncipe Félix Yusúpov, cuya bella esposa, la princesa Irina Aleksándrovna, despertaba un gran interés en el místico. Precisamente su irrefrenable interés por el sexo le iba a costar la vida. Era diciembre de 1916 cuando Yusúpov lo invitó a una cena en la que le administraría cianuro potásico. Rasputín, que había aceptado feliz por la oportunidad de conocer a la hermosa Irina, tardó en morir. Incluso ya envenenado, logró escapar y tuvieron que dispararle varias veces para acabar definitivamente con él.

Se ha afirmado que sus asesinos, para terminar de humillar el cadáver de Rasputín, le extirparon el aparato genital y hay dos leyendas al respecto.

Una dice que la criada que se encargó de limpiar el lugar del crimen encontró su miembro cercenado, que al parecer tenía unas dimensiones considerables, lo conservó en un frasco y se lo dio a Marie, la hija de Rasputín, que lo llevó consigo a Francia. La otra asegura que, tras haberle practicado la autopsia, una de sus amantes lo guardó «como recuerdo». En 1920 corrió el rumor de que en París un grupo de fanáticos inmigrantes rusos rendían culto a la reliquia en extraños «rituales de fertilidad».

Desde entonces el miembro de Rasputín estuvo desaparecido durante varias décadas, hasta que en 1994 el coleccionista californiano Michael Agustino anunció a los medios de comunicación que se lo había comprado en un lote de instrumental médico a un tal doctor Ripple, que había trabajado con la hija de Rasputín en la elaboración de una hagiografía sobre su progenitor y supuestamente adquirió el pene, que estaba en un frasco con formol.

Falos de colección

El año 2004 el urólogo ruso Igor Knyazkin abrió en San Petersburgo el Museo del Erotismo, donde, al parecer, se exhiben más de 15.000 piezas provenientes de casos que atendió en el hospital donde trabajaba. En él, dentro de un frasco de vidrio con formol está el supuesto atributo del «monje loco» con esta inscripción: «Pene de Rasputín, asesinado en San Petersburgo la noche del 16 al 17 de diciembre de 1916. 28,5 cm». Knyazkin declaró que había comprado la pieza por 8.000 dólares a un anticuario francés. Se ha afirmado que, por su gran tamaño, en realidad se trata del órgano reproductor de un toro y no de un ser humano. Además, Dmitry Kosorotov, el forense que hizo la autopsia de Rasputín, afirmó que el cadáver conservaba su pene.

En Reikiavik el Museo Falológico de Islandia contiene cientos de falos de diferentes especies de mamíferos tanto de Islandia como de otras latitudes (ballenas, elefantes, osos, focas, gatos, ratones…). Contrasta la presencia de penes gigantes de ballenas con otros diminutos de cobaya, conejo, hámster y ratón, que en su mayoría se conservan flotando en formol en frascos de vidrio.

El propietario de la colección, Sigurdur Hjartarson, es un profesor de español y licenciado en Historia Latinoamericana en Edimburgo. En 1974, cuando tenía treinta y tres años, recibió un pene de un toro, un órgano largo y seco, como regalo del personal de la escuela que dirigía en el municipio islandés de Akranes. Con posterioridad, profesores que trabajaban en una estación ballenera le obsequiaron falos de cetáceos. Tras reunir una pequeña colección, en 1997 Hjartarson fundó su museo con 62 ejemplares y algunas obras de arte.

Las donaciones siguieron llegando de todo el mundo y en 2004 el museo se trasladó a un espacio más grande en Húsavík, en el norte de Islandia. En 2011 Hjartarson consiguió un pene humano para su colección. Era de un islandés llamado Pall Arason, que había muerto a los noventa y cinco años de edad.

Cuando el fundador del museo se jubiló, pasó el negocio a su hijo Hjörtur, que volvió a instalarlo en Reikiavik, donde dispone de una cafetería que ofrece gofres con forma de falos, así como de una tienda de regalos con temática fálica. Entre las historias que se cuentan en el centro destaca la del rey de España Fernando VII, que tenía un miembro viril de grandes dimensiones, como veremos en el siguiente capítulo.

El Museo de la Erótica de Barcelona aborda esta temática desde un punto de vista antropológico y literario, entre otros. Reúne más de 800 piezas.

7

GRANDES PENES REALES
Y MONARCAS ADICTOS AL SEXO

Fernando VII, el Biendotado

A los motes de los que se hizo acreedor, el Deseado, el Rey Felón, el Narizotas, Tigre-kan, Calígula, el Traidor, añado yo otro: el Biendotado, al tener una macrofalosomía o macropene, que así se denomina un miembro viril de gran calibre. El tamaño promedio del pene en erección es de 15 a 18 centímetros. Para que se considere que es demasiado pequeño (microfalosomía) no debe rebasar los 11 centímetros y un pene macrofalosómico es aquel que en erección supera los 20 centímetros de longitud.

El abogado, historiador y escritor Prosper de Mérimée relató cómo era el aparatoso pene de Fernando VII en una carta dirigida a su colega Henri Beyle (Stendhal): «En la base, fino como una barra de lacre; y en la extremidad, tan grueso como un puño […] y era tan largo como un taco de billar».

Fernando se casó en 1802 con la princesa napolitana María Antonia de Borbón, que era su sobrina. Por la correspondencia de la joven, se sabe que no mantuvieron relaciones sexuales hasta pasado un año de la boda. La suegra de Fernando VII, la reina María Carolina de Nápoles, escribió un tiempo después del enlace: «Mi hija está desesperada. Su marido es enteramente memo, ni siquiera un marido físico, y por añadidura un latoso que no hace nada y no sale de su cuarto».Y en otra carta fechada un año después de la boda escribió: «El marido no es todavía marido y no parece tener deseo ni capacidad de serlo, lo cual me inquieta mucho».

El marqués de Villa-Urrutia tenía una explicación sobre el comportamiento de Fernando: «No gustaba de solazarse con las damas de su corte. Solía salir disfrazado por las noches en compañía del duque de Alagón [...] para entregarse fuera de palacio a ciertos deportes que los musulmanes practican dentro del harén».

María Antonia de Borbón murió en 1806 de tuberculosis y una década más tarde Fernando VII se casó con la princesa portuguesa Isabel de Braganza, otra sobrina suya, que era hija de su hermana mayor. Se quedó embarazada en dos ocasiones, pero las heridas genitales posiblemente causadas por el rey durante el coito complicaron su salud y murió a los veintiún años de edad.

Al fallecer a los dos años del matrimonio Isabel de Braganza, el rey se casó por tercera vez, en esta ocasión con la princesa alemana María Josefa Amalia de Sajonia, educada en un convento, y que no tenía idea de lo que eran las relaciones sexuales cuando llegó a España con diecisiete años. Era atractiva, con una dulce expresión y profundos ojos azules, pero, según el historiador Fernando González-Doria:[*] «A doña María Josefa nadie se había tomado la molestia de ponerle en antecedentes de algunas circunstancias, por lo que la pobrecilla no tenía ni la más remota idea de que los niños no vienen al mundo merced a los desinteresados servicios de una amable cigüeña».

Se refiere a las prácticas de la primera noche que pasó con Fernando VII: «Le causaron tal horror cuando estuvo a punto de poder experimentarlas la noche de bodas que la ingenua soberana, presa de verdadero pánico, no pudo evitar orinarse en el lecho».

Escribió al respecto el historiador Juan Balansó:[**] «Y he aquí por qué la servidumbre palatina vio con asombro que Su Majestad, a poco de haber entrado en la regia alcoba, salió de ella más que deprisa, en paños menores, echando pestes y apestando a demonios».

---

[*] González-Doria, F., *Las reinas de España*, Editorial Avances, San Fernando de Henares (Madrid), 1999.

[**] Balansó, J., *Por razón de Estado: las bodas reales en España*, Planeta, Barcelona, 2002.

Cuando Fernando VII insistía en cumplir con su deber conyugal, María Josefa ponía excusas: «¿Por qué no nos rezamos un rosario, Fernandito?». O afirmaba: «Lo que el rey quiere de mí es pecado mortal».

Según el escritor José Antonio Vidal Sales,[*] cuando el rey entraba en su habitación «y se despojaba de sus calzones dispuesto a copular», la reina «se estremecía siempre de angustia y de pavor». Y obligaba a Fernando VII a rezar el rosario antes de tener relaciones, «de tal manera que en los diez años que durara el matrimonio, Fernando VII habrá rezado más que el resto de toda su condenada vida».

El papa Pío VII, en una carta dirigida a María Josefa, trató de convencerla de que las relaciones sexuales entre esposos no eran contrarias a la moral cristiana y el médico del rey le hizo «usar un cojín especial para suavizar sus embestidas coitales».

Según Luis Comenge y Ferrer (1854-1916), médico e historiador de la medicina:

> Un erudito profesor y urólogo de fama cuyas aserciones me merecen entero crédito díjome que el rey Fernando VII tenía el miembro viril de dimensiones mayores que de ordinario, a lo que atribuyose el no haber tenido sucesión en sus tres primeras mujeres. Don Fernando usaba en el curso de sus relaciones íntimas una almohadilla de 3 o 4 centímetros de grosor y perforada en el centro que atenuaba el defecto.

El médico de cámara Pere Castelló, describía así su pene: «Es enorme […]. Utiliza una almohadilla para no destrozar a la reina, por eso le costó tanto tener descendencia».

A los cuatro meses de morir María Josefa por «fiebres graves», Fernando VII se casó con otra sobrina, María Cristina de Borbón de las Dos Sicilias. Tenía veintitrés años y él cuarenta y cinco. Según el médico e historiador Enrique Junceda Avello,[**] «la noche de bodas, en

---

[*] Vidal Sales, J. A., *Los Borbones, una dinastía trágica*, Mundo Actual de Ediciones, D. L., Barcelona, 1985.

[**] Junceda Avello, E., *Ginecología y vida íntima de las reinas de España. De Isabel la Católica a la Casa de Borbón*, Colección Bolsitemas, Temas de Hoy, Madrid, 1991.

vez de ser una noche de amor, se convirtió en una noche de violencia e íntima agresión. El matrimonio se inició, por tanto, con una violación y allí se decidió una vez más, y como siempre ocurre en estos casos, el destino futuro de los recién casados».

Afirma dicho autor que María Cristina: «No olvidaría nunca este torpe comportamiento de indelicadeza y desafecto» del marido. Concibió dos hijas: Isabel y Luisa Fernanda. Isabel heredó el trono tras ejercer su madre de regente durante su minoria de edad (véase el capítulo 46, «insaciables reales»).

Eduardo VII de Inglaterra y su sillón del amor

La reina Victoria murió el 22 de enero de 1901 y se convirtió en monarca del Reino Unido y emperador de la India su hijo Eduardo VII, casado con Alejandra, hija del futuro soberano danés. Tuvieron seis hijos, lo que no impidió que aquel gozara de más de 50 amantes, como la modelo Lillie Langtry, la actriz Sarah Bernhardt, Louise Weber, célebre bailarina de cancán del Moulin Rouge, la cupletista La Bella Otero, lady Randolph Churchill, madre de sir Winston, o la acaudalada filántropa Agnes Keyser. No reconoció a sus hijos ilegítimos y se cree que Alejandra fue consciente de muchos de sus romances, que aceptaba con resignación, como los cornudos maridos de sus amigas más íntimas.

Eduardo fue desde muy joven un empedernido fumador de puros, su apetito era pantagruélico y podía comer hasta 12 platos. Gustaba de la bebida y de las fiestas, y era un asiduo visitante de los burdeles, actividad en la que se había iniciado a los trece años. Las prostitutas le llamaban cariñosamente Bertie, como sus familiares más directos. Era muy conocido en el parisino burdel Le Chabanais, que abrió sus puertas en 1878 cerca del Museo del Louvre, y las mujeres que acudían se vanagloriaban de pertenecer a la alta sociedad y de cobrar sumas elevadas.

Aquel edificio aparentemente sencillo de siete alturas no tardó en hacerse famoso entre la sociedad parisina gracias a que era, como rezaba en un cartel a la entrada, una «casa de todas las naciones», pues contaba con habitaciones temáticas que trasladaban a sus clientes a tierras lejanas. Algunas, como la «Luis XVI», fueron diseñadas por los mejores artistas locales con materiales de lujo. Henri de Toulouse-Lautrec disfrutó durante años de los servicios de las chicas mientras decoraba varias de sus habitaciones y el escritor Guy de Maupassant llegó a disponer en su casa de una sala morisca para no sentir nostalgia del burdel.

El número de prostitutas de París aumentó por la Exposición Universal de 1878. «Todas ellas dormían en las escasas camas que tenía el establecimiento, a menudo dos por cama», según Marc Lemonier, autor de la *Guide historique du Paris libertin*. Entre sus clientes destacó, por sus perversiones, Eduardo VII de Inglaterra. Cuando su padre se enteró de que el joven era habitual que abandonara sus deberes militares para verse con meretrices, le escribió: «Sabía que eras irreflexivo y débil, pero no podía pensar que eras un depravado».

En Le Chabanais el príncipe de Gales disfrutaba de largas horas de placer en la habitación hindú, que era su favorita. Le gustaba sumergirse en una bañera de cobre en forma de cisne en la que el agua era sustituida por champán, y que se subastó el 8 de mayo de 1951, poco después de que el establecimiento cerrara sus puertas, por 100.000 francos, una suma disparatada. Según Lemonier, posteriormente la compró Salvador Dalí y la instaló en el hotel Meurice.

Para disfrutar del sexo lo más cómodamente posible, Eduardo encargó en París a unos mueblistas la silla del amor del rey o silla de felación, que actualmente se expone en el Museo de Orsay. Le permitía mantener relaciones con dos mujeres a la vez con sus posaderas descansadas. La forma del asiento obligaba al rey a permanecer con las piernas abiertas, de tal forma que una prostituta podía arrodillarse frente a él y practicarle sexo oral. Y se cree que otra meretriz se apoyaba en las dos asas del invento para seguir la faena.

La voracidad sexual de Bertie era tal que podía visitar a una mujer casada por la tarde en ausencia del marido, reunirse con su amante al anochecer y más tarde se veía con una actriz que acababa de conocer.

La silla coital ergonómica de Napoleón III

Napoleón III fue el primer presidente de la República Francesa elegido por sufragio universal y se convirtió en emperador tras el golpe de Estado de 1851 para perpetuarse en el poder en contra de lo que marcaba la Constitución.

Poco después, el 30 de enero de 1853, se casó con la granadina Eugenia de Montijo, a la que le fue infiel continuamente. Al parecer, Napoleón el Pequeño, como le llamaba Víctor Hugo, se acostaba con tantas mujeres que le diseñaron una silla especial para practicar sexo.

Desde joven dio muestras de su apetito sexual. Así, cuando a la edad de veinticuatro años su madre, Hortensia de Beauharnais, le envió a Roma para formarse, se hizo célebre por sus famosas escapadas nocturnas y vivió algunas relaciones desenfrenadas con varias mujeres romanas, algunas mucho mayores que él. Fue de dominio público su escarceo con Luigia Marzio, esposa de un panadero, a la que visitaba travestido de mujer para hacerse pasar por una costurera y no levantar sospechas en el vecindario. En cierta ocasión los amantes fueron pillados *in fraganti* por el cornudo marido y el escándalo fue de tal magnitud que fue llamado al orden por el papa Gregorio XVI.

Una vez casado con Eugenia de Montijo, sus devaneos irritaban a la emperatriz, pero, más que por celos, porque atentaban contra su educación católica.

Napoleón III perdió la corona tras la derrota en la batalla de Sedán ante los prusianos en 1870 y tuvo que salir al exilio con su esposa.

El ligón Carol II de Rumanía

A este monarca que nació en1893 le llamó «el rey playboy» el historiador Paul D. Quinlan, autor del *libro The Playboy King: Carol II of Romania*. Carol era el primogénito de Fernando I de Rumanía y de la reina María de Save-Coburg y Gotha y en 1918, por su mal comportamiento, su padre le mandó a la Academia Militar Prusiana en Postdam. Al enamoradizo príncipe le robó el corazón Zizi Lambrino, hija de un coronel del ejército rumano, que comunicó a sus padres los reyes que iba a casarse. Como no obtuvo su aprobación, desertó del ejército y celebró en secreto el primer matrimonio morganático de la historia, que las autoridades rumanas y la Iglesia ortodoxa anularían. De aquella relación nació un hijo, Carol de Hohenzollern.

En 1921 el todavía príncipe Carol se casó nuevamente, en esta ocasión con la princesa Helena de Grecia y Dinamarca, hija del rey Constantino I. La pareja se instaló en Bucarest, pero al poco tiempo el fogoso monarca comenzó a distanciarse de su recatada esposa, que dio a luz a su único hijo, el futuro Miguel I.

En 1925 Carol abandonó a su esposa y se fugó a París con Elena Wolff, más conocida como Madga Lupescu, hija de un comerciante judío y casada con un oficial del ejército rumano del que acabó divorciándose. Carol renunció a sus derechos dinásticos y el 20 de junio de 1927, tras la muerte de Fernando I de Rumanía, fue proclamado rey el príncipe Miguel, pero por su minoría de edad se nombró un consejo de regencia. Un año después, Carol se divorció de Helena de Grecia y ante la ineficaz regencia volvió a Bucarest el 6 de junio de 1930. Su hijo fue destronado y Carol II proclamado rey, quedando Miguel como príncipe heredero.

Exiliado de su país tras un golpe de Estado en 1940, siete años después terminó por casarse en Río de Janeiro con su amante Madga Lupescu. La pareja se instaló en Portugal al acabar la Segunda Guerra Mundial y continuaron juntos hasta la muerte del rey en 1953.

Carol II de Rumanía fue un rey desastroso, pero un portento en cuanto al tamaño de su pene. Al parecer, muchas de sus amantes debieron de someterse a intervenciones quirúrgicas para evitar desgarros perineales durante sus relaciones sexuales con él.

8

JOHN DILLINGER,
UN GÁNSTER DE CAÑÓN LARGO

John Dillinger fue un célebre atracador de bancos norteamericano de principios del siglo xx. Su carrera fue vertiginosa. En poco más de un año, desde que dio su primer golpe en 1933, hasta un poco antes de su supuesta muerte, capitaneó dos bandas, asaltó decenas de bancos y obtuvo botines millonarios.

Tal fue su fama que años después de desaparecer de los titulares de prensa, en la década de 1960, se difundió un rumor poco verosímil que afirmaba que J. Edgar Hoover, director del Bureau of Investigation (BOI, predecesor del FBI), mandó disecar el pene del gánster. Se decía que medía 31 centímetros y que Hoover quiso exhibirlo en su oficina.

También se habló de su posterior depósito en los fondos de la Smithsonian Institution, un centro de educación e investigación con un complejo de museos, administrado y financiado por el Gobierno de los Estados Unidos. Alberga más de 150 millones de artículos, pero sus responsables han negado poseer el miembro de Dillinger.

Probablemente la leyenda del supuesto enorme pene del delincuente comenzó poco después de que el público viera publicadas las fotos del criminal muerto esperando su autopsia, en las que se apreciaba un gran bulto bajo la sábana que cubría su cadáver.

Nacido en Indianápolis en 1903, Dillinger inició su carrera delincuencial con su amigo Ed Singleton, con el que dio un primer golpe en un banco que salió mal y lo llevó a la cárcel durante varios años. Cuando obtuvo la libertad condicional robó un banco en Bluffton,

Ohio, donde por primera vez gritó su conocida frase: «¡Todo el mundo al suelo!». El asalto fue un éxito y le siguieron otros más. Su carrera pareció terminar en septiembre de 1933, cuando la policía lo cercó y capturó, pero se escabulló de prisión y continuó robando bancos.

A J. Edgar Hoover lo traía de cabeza, pero gozaba de la simpatía de una parte de la opinión pública. La crisis tras el *crack* de 1929 había sido tan dura que muchos consideraban a Dillinger una especie de vengador contra los bancos, a los que se culpaba de la situación. El gánster fue detenido dos veces más y en ambas ocasiones logró huir de la cárcel, la última para esfumarse sin dejar rastro.

A principios de julio de 1934, un hombre llamado Jimmy Lawrence comenzó a frecuentar algunos bares de Chicago. Se presentaba como funcionario de la Junta de Comercio e inició una romántica relación con la joven prostituta Rita *Polly* Hamilton. Precisamente fue la *madame* de Polly, Anna Sage, la que descubrió su verdadera identidad e informó a la policía de su paradero a cambio de 5.000 dólares de recompensa.

El final de Dillinger fue confuso. La policía le tendió una trampa a la salida de un cine, adonde había acudido a ver *Manhattan Melodrama (El enemigo público número 1)* un filme protagonizado por Clark Gable sobre un gánster que es ejecutado en la silla eléctrica, y lo acribilló a tiros.

Cuando J. J. Kearns, el médico forense de la policía de Chicago, efectuó la autopsia de Dillinger, afirmó que el cuerpo del muerto no correspondía exactamente con el que describían las fichas que las autoridades penitenciarias tenían de él.

Varios periódicos publicaron que: «Los extremos de los dedos habían sido mutilados con ácido, mientras que el pelo, las cejas y el pequeño bigote estaban teñidos de negro. En cuanto al rostro, estaba alterado mediante una operación quirúrgica y sus rasgos eran más duros y crueles».

La leyenda más difundida decía que el muerto era en realidad Jimmy Lawrence, un delincuente que había sido víctima de un engaño organizado por Dillinger, que habría logrado desaparecer. Así pues, el pene que supuestamente tuvo Hoover en su despacho y que pudo acabar en la Smithsonian Institution quizás no fuera del famoso atracador.

9

ERROL FLYNN, EL EXHIBICIONISTA

¿Cómo iba a ser posible que una estrella de cine animase las fiestas del mítico Hollywood tocando el piano con su pene? Seguramente sea una leyenda fácil de creer si se conoce un poco la personalidad del aludido, Errol Flynn.

Nacido en Hobar, capital del estado australiano de Tasmania, el 20 de junio de 1909, Errol fue un adolescente rebelde, al que ya de niño su madre llamaba «demonio en pantalón corto».

De espíritu aventurero, desempeñó oficios dispares, como friegaplatos, pescador de perlas, boxeador, buscador de oro en Nueva Guinea, peón en una plantación de cocos y corresponsal en la guerra civil española.

Un cazatalentos de la Warner Bros. descubrió sus grandes posibilidades interpretativas y Flynn se convirtió en un mito del cine de los años treinta y parte de los cuarenta, donde destacó por sus personajes de galán, aventurero temerario y héroe romántico. Le gustaba correr riesgos y filmaba personalmente las escenas de acción que debían hacer sus dobles, a los que prefería como compañeros de borrachera.

En 1935 obtuvo el papel de protagonista en la película *El capitán Blood*, en 1936 interpretó al mayor Geoffrey Vickers en *La carga de la Brigada Ligera*, a las órdenes de Michael Curtiz y en 1938 alcanzó la cumbre de su popularidad con la película *Las aventuras de Robin Hood*.

En su autobiografía, *Aventuras de un vividor*, que se publicó tras su muerte en 1959, Errol Flynn se declaraba amante de la cultura y de las formas, caballeresco, cosmopolita, muy vividor e irónico: «En todo el mundo se me identificó como el *playboy* de Occidente. Ese era yo, un símbolo fálico universal. El público siempre me ha visto como un *playboy*, y un hombre decente nunca decepciona a su público».

Quizás eso de que tenía habilidad para tocar el piano con el pene en las fiestas forme parte de la leyenda, pero así lo aseguraban algunos de sus allegados. También se decía que era tal su habilidad para conquistar a las mujeres que muchos de sus conocidos evitaban presentarlo a sus novias o esposas. El propio actor declaró: «Las mujeres nunca me dejarán mantenerme soltero y yo nunca permaneceré casado. El concepto cristiano de monogamia es, para mí, una deformación de la naturaleza humana».

Errol Flynn se casó tres veces, pero los divorcios fueron una preocupación menor al lado de otros escándalos más graves. Por ejemplo, en 1942 fue juzgado por la violación de una adolescente de dieciséis años ocurrida a bordo de un yate dos años antes. Fue absuelto y durante el juicio conoció a Nora Eddington, de dieciocho años, con quien se casó en 1944. Tuvieron una hija, que contaría años más tarde que su madre, una vez que se emparejó con Flynn, le fijó los límites: «Haz lo que quieras en los estudios, pero no puedes traer a tus mujeres a nuestra casa».

Errol Flynn fue un hombre de excesos, confesó que había consumido marihuana, cocaína y todo tipo de afrodisíacos. Era adicto al sexo, bisexual y se airearon en la prensa amarilla sus posibles relaciones con Tyrone Power y Truman Capote.

Su declive comenzó tras el final de la Segunda Guerra Mundial, en la que no pudo participar al no ser considerado apto por sus excesos con el alcohol y las drogas. En 1952 se marchó a Europa para realizar películas y en una de ellas, *The dark avenger*, rodada en 1955, hirió a Christopher Lee en una mano.

Volvió a Hollywood un año después totalmente alcoholizado, dejando sin acabar la película *Guillermo Tell*. Según el director cinematográfico Irving Rapper, «tuvo el mundo entero en la palma de sus manos y no supo aprovecharlo».

Murió en 1959 y fue enterrado en el Forest Lawn Memorial Park Cementery de Glendale, California, con seis botellas de su whisky favorito. Una frase resume su forma de ser: «Me gusta el whisky viejo y mis mujeres jóvenes».

Muy certeramente describió el escritor y periodista Néstor Luján el declive de Flynn:

> Destruyó su propia vida por una especie de satiriasis desesperada, se desmoronó su espléndida biología. Y aquel héroe, que en tantos filmes personificó una suerte de canto a la vida, al puro amor, a la devoción y a la abnegación viril ejemplares e impecables, acabó siendo una caricatura de sí mismo, dramática y espectral.

II

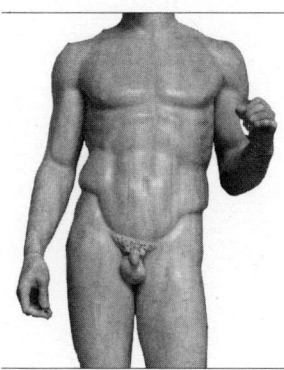

SOBRAN
LOS PREPUCIOS

CORTAR POR LO SANO: CURIOSIDADES DE LA CIRCUNCISIÓN

En la primera acepción de la decimonovena edición del *Diccionario de la lengua española* de 1970 hallamos que circuncisión, que deriva del latín *circumcidere* (de *circum*, «alrededor» y *caedere*, «cortar»), significa «cortar circularmente una porción del prepucio». En la cuarta acepción de su versión actual se trata de una «práctica quirúrgica para corregir la fimosis».

Mediante la circuncisión se extirpa total o parcialmente el prepucio, que protege el glande de factores lesivos externos y lo mantiene lubricado para facilitar el coito. No hay acuerdo entre los antropólogos sobre cuándo se empezó a practicar la circuncisión, pero se cree que se originó de forma independiente en culturas muy diversas y ha estado ligada a razones religiosas, étnicas, culturales, sociales, médicas e higiénicas. Podría haber sido efectuada incluso por el hombre prehistórico y se tiene conocimiento de su práctica en la antigua Mesopotamia por los sumerios en el sur y por los semitas de la región occidental. Se cree que era un acto de valor y virilidad o un símbolo del paso del joven a la vida adulta.

El universo fálico del antiguo Egipto

El egiptólogo inglés Ernest Wallis Budge propugnaba que en los inicios de la civilización egipcia había un dios de la circuncisión que mantenía la fertilidad y su culto garantizaba las buenas cosechas. Según otros investigadores, en el antiguo Egipto el alma se ubicaba en los genitales y con la circuncisión se ofrecía la piel del prepucio a los dioses como signo de su alianza, sumisión y purificación.

Existen bajorrelieves, momias egipcias del año 2300 a. C. y jeroglíficos que muestran circuncidados a miembros de la nobleza y a sacerdotes de alto rango, que detentaban el poder político y religioso y se rapaban la cabeza. En un grabado efectuado en un mural de la tumba de Ankhmahor, médico y capataz-visir del rey Teti, de la VI dinastía del Imperio Antiguo (ca. 2200 a. C.), hallado en la necrópolis de Saqqarah, se ve a un sacerdote llamado Padre Circuncisor que practica con un ayudante la circuncisión. Usaban inicialmente hojas de obsidiana o pedernal y después un bisturí metálico. Luego se aplicaba en la herida miel con aceite para favorecer la cicatrización y evitar infecciones.

Durante la VI dinastía se lee en el *Libro de los muertos* que Ra, el dios del sol, se practica una incisión en el pene y con la ayuda de los dioses Hu y Sia se origina el universo y la especie humana a partir de la sangre que brota de su miembro viril, pero no sabemos si en realidad estaba mutilado o circuncidado. El color rojo del horizonte (usual en Egipto en el amanecer y al atardecer) se interpretaba como reflejo de la sangre de la circuncisión de Ra. Otros autores mantienen que ese ritual se basa en el mito de Seth, hermano y enemigo de Osiris («Hijo del Cielo y de la Tierra»), que por envidia seccionó su organismo en 14 partes y arrojó los restos al Nilo. Isis («La que llora») recogió las distintas partes de su esposo Osiris, que a su vez era su hermano, las cosió y embalsamó el cuerpo para enterrarlo. No halló su pene, que representaba la función creadora, porque había sido devorado por un mítico pez del Nilo, el medjed. Por eso, Isis ordenó hacer una réplica de oro y se dedicó a criar a su hijo Horus, que se vengaría dando muerte a Seth. Los sacerdotes que rendían culto a Osiris, para emular su sacrificio, ofrecían sus penes en señal de devoción y de fidelidad.

En su *Diccionario filosófico*, publicado en 1764, Voltaire relata que «Clemente de Alejandría afirmaba que Pitágoras viajó a Egipto y fue obligado a circuncidarse para participar de los misterios de los sacerdotes egipcios, al igual que para ser admitido a la Biblioteca de Alejandría y poder acceder a sus conocimientos».

Los sacerdotes egipcios exigían la circuncisión antes de que un faraón subiera al trono, pero Amenhotep IV (más tarde fue conocido como Akenatón) se opuso a esta práctica.

En el antiguo Egipto, el pene representaba un signo de poder, de tal modo que los prisioneros de guerra eran sometidos a la mutilación genital. Así, en las paredes del templo egipcio de Karnak se representa al faraón Merneptah (1212 a. C.) con una colección de más de 13.240 penes extirpados a los enemigos como trofeo de guerra. Asimismo, se procuraba que los enemigos destinados al trabajo en harenes reales no pudieran mantener relaciones sexuales con las esposas y concubinas de los faraones, al igual que harían con posterioridad los sultanes.

La exéresis completa del pene era motivo de graves complicaciones, como la hemorragia, la infección o la estenosis uretral, por lo que muy probablemente se realizase solo la extirpación del prepucio, un castigo menos invasivo de humillación simbólica a los enemigos derrotados y para preservar la vida laboral útil de los esclavos.

La práctica de la circuncisión como un modo de proceder con el enemigo continuó realizándose durante siglos, como sucedió con Warren Hastings, más tarde convertido en el primer gobernador general de la India británica, que fue circuncidado públicamente cuando fue derrotado en 1756 por el ejército mogol en Kasim Bazar. También durante la ocupación turca y posterior genocidio en Armenia en 1915 los varones armenios fueron circuncidados a la fuerza. Eso quizás explique que en 1930, y nuevamente en los años ochenta, se prohibiera la circuncisión en Bulgaria, que tenía connotaciones con la pasada ocupación turca del país.

La circuncisión se acabó convirtiendo en signo de distinción y requisito para ser admitido en las altas esferas de la sociedad. Reforzaría los privilegios de identificación tribal o de dominio y pertenencia a una determinada clase social, y además servía para fomentar la castidad. En su origen, como en el antiguo Egipto, pudo imponerse como una forma de purificación del organismo al reducir el placer, pues la sexualidad se consideraba sucia o impura en algunas sociedades. En determinadas culturas era un requisito previo para contraer matrimonio, y en otras se practicaba como una necesidad médica para tratar una afección grave, como la gangrena del prepucio.

Según el filósofo judío Filón de Alejandría y san Ambrosio, los varones egipcios eran circuncidados entre los trece y los catorce años, porque la ceremonia tenía un carácter ritual de iniciación a la vida adulta y no se limitaba a la clase sacerdotal. El historiador griego Heródoto, que visitó Egipto hacia el año 450 a. C., observó que la circuncisión era popular entre ciudadanos de clase alta para estar limpios y aseados, y afirmaba:

> Los colchidianos, egipcios y etíopes son los únicos pueblos que siempre han practicado la circuncisión. Los fenicios y los sirios palestinos reconocen que ellos adoptaron sus hábitos de los egipcios. Los sirios viviendo en el valle de Thermodon puntualizaron que habían olvidado o borrado la costumbre de los colchidianos. Estos son los únicos pueblos que practican esto y se nota que observan las mismas reglas que los egipcios.

Algunas pinturas murales egipcias y jeroglíficos muestran pacientes con hematuria macroscópica (sangre en la orina) y dolores durante la micción. Los papiros de Kahun (1900 a. C.) describen remedios contra la hematuria, producida frecuentemente por el parásito causante de la esquistosomiasis, el *Schistosoma haematobium*, que era común en las aguas del Nilo. Se ha podido documentar por la presencia de huevos y parásitos calcificados en riñones de momias y pudo ser un motivo para realizar la circuncisión al considerar que el prepucio actuaba como un reservorio del parásito.

Hoy sabemos que es protector para los que se bañan en aguas infectadas porque evita la penetración en el organismo de la cercaria (larva o forma inmadura de los parásitos). El miedo a esta enfermedad llevó a que las tropas británicas destinadas en Egipto llegaran a usar preservativos cuando nadaban en el Nilo. Tenían buenas razones para ser precavidos. De hecho, el médico alemán Theodor Bilharz (1825-1862), que trabajó en el Hospital Kasr El Aini de El Cairo, describió la enfermedad en 1851 al efectuar la autopsia de uno de los trabajadores del río y observar el gusano causante de la esquistosomiasis urinaria, que se denominó en su honor *Bilharzia haematobium* (el mencionado *Schistosoma haematobium*).

Estética prepucial en la Grecia clásica

Frente a las antiguas creencias egipcias, en la Grecia clásica era inconcebible la circuncisión, porque se consideraba que la estética prepucial ideal, que siguió vigente en Roma, debía cumplir con el requisito de «que podía comprender por arriba las tres cuartas partes de la longitud total del pene» y cubrir totalmente el glande.

En Grecia y Roma se consideraba indecente, bochornoso y descortés tener el glande descubierto y era un problema para un atleta si había sido circuncidado o si tenía poca piel que recubriera el glande. Por ejemplo, en los Juegos Olímpicos y otras actividades deportivas los atletas hacían sus ejercicios desnudos, y ataban lazos o tiras de cuero alrededor del prepucio para colocarlo hacia arriba y amarrarlo a la cintura con el fin de evitar la protrusión del glande. Este aditamento se llamaba *kynodesme* (del griego «correa de perro») y se consideraba «protector de la moral pública».

Los griegos dividían el prepucio en dos partes, el *posthe*, que era la porción de piel que recubre al glande, y el *akroposthión*, la que sobresale y a la que atribuían propiedades ornamentales. Los héroes griegos eran representados en pinturas y esculturas con un largo *akroposthión* para realzar su atractivo. Un prepucio alargado intacto era signo de aristocracia y entre los solteros, prueba de su virginidad. Un prepucio deficiente, congénito o secundario se definía como *lipodermos* («piel faltante»), mientras que los que se conservaban se llamaba *leipodermos*.

Dioscórides y Galeno recomendaban para tratar el *lipodermos* una planta rubefaciente llamada *Thapsia garganica*, que aumentaba el volumen por inflamación de los tejidos. Y Galeno describió un tubo de cobre en forma de túnel que funcionaba como *antilipodermos*, el llamado *Pondus Judaeus* o *Judeum Pondum*, una vaina de bronce que obligaba al prepucio a estar en la posición más distal posible. Se llama así porque lo utilizaban los judíos cuando participaban en competiciones y sobre todo a partir del año 70 d. C., cuando el emperador Vespasiano introdujo el *Fiscus Judaicus* y trataban de evitar que se los identificara con el fin de eludir esa carga fiscal. De ahí que se permitiera la inspección genital de los varones por funcionarios autorizados.

En vasijas de cerámica se representaba a Hércules destronando a Busiris, un mitológico sacerdote-rey de Egipto, gordo, feo, con su pene circuncidado y su glande prominente que contrasta con el miembro viril del héroe, dotado de un prepucio alargado.

Roma imita el pene ideal griego

Los romanos adoptaron la costumbre griega de estar desnudos en actividades públicas, como los baños y las prácticas deportivas. Los varones con un prepucio acortado se sometían a su alargamiento con la infibulación, que consistía en estirarlo al suspenderlo con un peso o traccionarlo con una atadura sujeta a la cintura. Y, como los griegos, se colocaban un instrumento con forma de un alfiler-broche circular en el borde distal del prepucio para mantenerlo cerrado; los griegos lo llamaban *epispatikós* y los romanos, *recutitio*.

Al igual que los griegos, los romanos creían que la circuncisión era propia de bárbaros y de seres depravados. Desarrollaron técnicas quirúrgicas para la reconstrucción de los varones circuncidados y de los que tenían el glande al descubierto por un prepucio ausente o subdesarrollado, así como para los que se circuncidaban y luego se arrepentían. El enciclopedista romano Celso (siglo I d. C.) describió dos técnicas para la reconstrucción. Una la recomendaba para niños o adultos con un prepucio acortado congénitamente, que consistía en realizar una incisión circular superficial de la piel en la base del pene, procurando no lesionar la uretra, para deslizarla distalmente hasta cubrir el glande. Se aplicaban puntos de sutura de anclaje en la piel para evitar que se retrajese y la zona denudada de piel de la base del pene se dejaba intacta para que cicatrizase. El segundo método lo indicaba en varones adultos circuncidados, a los que se practicaba una incisión circular en el surco balanoprepucial y una disección de la piel del pene hasta su base para que pudiera ser desplazada distalmente hasta cubrir el glande, evitando su retracción con un vendaje fijado en la base del pene.

Antyllus, médico griego del siglo II d. C., definía la fimosis como un «tejido cicatricial inelástico» y decía que las granulaciones patológicas de la zona eran la causa del prepucio no retraíble. Como solución proponía hacer una serie de incisiones para expandir la piel.

Oribasio de Pérgamo (325-403 d. C.), el más eminente médico griego de su época y que lo fue del emperador Juliano el Apóstata, al que acompañó en sus guerras contra Persia, describió un tratamiento para restaurar una parte de la piel prepucial.

La exigencia de Yavé

Cuando Yavé se reveló a Abraham y le prometió la tierra de Canaán para él y sus descendientes, le exigió como símbolo de su alianza su circuncisión y la de todos los varones de su casa. Así recoge el Génesis el mandato divino:

> Esta es la alianza que habréis de guardar, una alianza entre yo y vosotros y tus descendientes: sea circuncidado todo varón entre vosotros. Os circuncidaréis la carne del prepucio y esa será la señal de mi alianza con vosotros. A los ocho días de nacer serán circuncidados todos los varones de cada generación: los nacidos en casa y los comprados con dinero a extranjeros que no sean de vuestra raza. Deberán ser circuncidados los nacidos en casa y los comprados con dinero. Así llevaréis en la carne mi alianza como alianza perpetua. Todo varón incircunciso, que no haya circuncidado la carne de su prepucio, será extirpado de mi pueblo por haber quebrantado mi alianza.

Y Abraham acepta la circuncisión (*herith*) como señal de identidad del «pueblo elegido».

La ley mosaica de los judíos que huyeron de Egipto a la Tierra Prometida recogió esta práctica que debía hacerse al octavo día de haber nacido, y la continuó el sucesor de Moisés, Josué.

En el Libro I de Samuel se menciona la exigencia de Saúl a David de 100 prepucios filisteos para vengarse de los enemigos del rey, y que le fueron entregados 200. Y el Libro de los Macabeos, del año 168 a. C., relata que durante la época helenística, el rey seléucida Antíoco IV Epífanes ordenó penalizar su práctica con la tortura, la crucifixión o la lapidación. Los judíos circuncidados intentaban restaurar la anatomía prepucial para evitar el castigo y, así, el anciano líder religioso Matatías y sus cinco hijos levantaron a la población contra estas ordenanzas, lo que inició la guerra de los Macabeos, que terminó con la expulsión del rey seléucida.

El emperador romano Antonino Pío también prohibió a los judíos circuncidarse bajo pena de muerte, al igual que en tiempos del emperador Adriano, lo que dio origen a una revuelta judía liderada por Simón Bar Kokhba en el año 132. El emperador bizantino Justiniano tampoco logró eliminar esta costumbre, que estaba demasiado arraigada en el pueblo judío.

Durante la persecución de los judíos por el régimen nazi proliferaron las técnicas de reconstrucción prepucial para evitar su identificación como tales, en ocasiones con resultados cosméticos y funcionales desastrosos. Si podían, exhibían documentos obtenidos ilegalmente que dictaminaban que la circuncisión había sido practicada por una fimosis congénita o una secuela de una enfermedad venérea.

El psicoanálisis considera que la circuncisión libera al pene de su parte femenina y acentúa su carácter fálico, con lo que se supera o vence una ansiedad fundamental.

Sigmund Freud, en su libro *Moisés y la religión monoteísta* (1939), afirma que «si Moisés fue un egipcio y si pasó su propia religión a los judíos debió haber sido la religión de Atón. No solo dio una nueva religión a los judíos, sino que introdujo la circuncisión en ellos».

Según el calendario gregoriano, el primero de enero se conmemora la circuncisión de Jesús, realizada al octavo día de su nacimiento. La ley judía establecía que todo niño nacido de madre judía es judío y si es varón su padre está obligado a circuncidarlo al octavo día del nacimiento. Si no cumple con dicho precepto, se cree que Dios le castigará acortándole la vida. El padre será el propio ejecutor del procedimiento o designará a un mediador (*mohel*) para que circunde a su hijo.

Este ritual fue codificado en el Talmud en el siglo II y constituye un imperativo para los recién nacidos varones, excepto si hay contraindicaciones médicas, como un sangrado previo. La circuncisión se realizaba generalmente en el hogar familiar. Si se practicaba en la sinagoga, el padrino mantenía al niño sentado sobre la silla del profeta Elías. El padre del niño preparaba la ceremonia, que se realizaba normalmente a primera hora de la mañana tras una noche de rezos, y en este acto eminentemente religioso se ejecutaban dos bendiciones y se anunciaba el nombre del recién nacido. El procedimiento se llevaba a cabo sin anestesia y los instrumentos utilizados por el *mohel* eran unas tijeras, un verduguillo, con el que se separaba el prepucio del glande, y una mangueta, que protegía el glande para que no sufriera daños.

Actualmente hay grupos de judíos no ortodoxos que optan por no circuncidar a sus hijos y sustituyen el ritual por una ceremonia de bienvenida que llaman *Shalom Brit*, que no está aprobada oficialmente por la comunidad judía.

Polémica entre cristianos

Pablo de Tarso decidió eliminar la circuncisión como requisito de ingreso a la Iglesia primitiva cristiana. El apóstol obedecía el mandato de Jesús de llevar la nueva fe por todo el mundo y él, como hombre del Imperio romano y heredero de la cultura helena, sabía que la obligación de circuncidar a los varones encontraría el rechazo de quienes no fueran judíos.

Es verdad que los primeros cristianos fueron judíos conversos originarios de Palestina. Pero después se convirtieron judíos que vivían en regiones de influencia helena y posteriormente pueblos provenientes del mundo pagano, los llamados gentiles, de ascendencia no judía y que no practicaban ni aceptaban la circuncisión de los varones. En el

Concilio de Jerusalén, las tesis de Pablo de Tarso a favor de la apertura de la buena nueva a los gentiles triunfaron frente a las de los fariseos cristianizados, que abogaban por excluir a los no judíos.

Las distintas iglesias cristianas han mantenido posturas diversas sobre la necesidad de practicar la circuncisión. Sigue vigente entre los coptos de Egipto, los ortodoxos de Etiopía, en la Iglesia Nomiya de Kenia y en Filipinas, un país de mayoría católica, es casi universal, pero parece que esta práctica existía previamente a la cristianización efectuada por los españoles.

Así pues, aunque Jesucristo fue circuncidado, sus seguidores dejaron de realizar el ritual pocos años después de su muerte, animados sobre todo por el apóstol san Pablo, que no lo consideraba necesario para obtener la salvación. En la Epístola a los gálatas, afirma: «Siendo del Mesías Jesús, no importa estar o no circuncidados; lo que cuenta es una fe activa por el amor». También en la tercera parte de esta epístola señala que «los que quieren hacer buena figura en lo exterior son los que os obligan a circuncidaros; lo hacen solo para no ser perseguidos a causa de la cruz del Mesías. Pues ni los mismos circuncidados observan la ley, pero quieren circuncidaros para gloriarse de someteros al rito corporal».

San Pablo habla de la inutilidad de la circuncisión y sostiene que lo que de verdad cuenta es seguir los mandamientos de Dios. En la Epístola a los romanos dice: «La circuncisión sirve si observas la ley; pero si eres prevaricador de la ley, por más que estés circuncidado, vienes a ser delante de Dios como hombre sin circuncisión».

En el evangelio apócrifo o copto de Tomás, los discípulos le preguntan a Jesús si la circuncisión es útil. El Maestro les respondió: «Si la circuncisión fuera útil entonces el Padre pudiera haber creado a los hombres circuncisos desde el vientre de la madre. La circuncisión que de verdad es útil es la circuncisión del alma».

En el mundo musulmán

En Arabia la circuncisión precedió al islamismo y se menciona en la poesía preislámica. Según el intelectual árabe Al-Jahiz (siglo ix), la practicaban los árabes desde los tiempos de Abraham y Agar, pero en la época de Mahoma (siglos VI-VII) los hombres eran libres de circuncidarse y en el Corán no hay referencias a la circuncisión masculina ni a la femenina. Sí alude a la circuncisión la Sunna (preceptos que se atribuyen a Mahoma y a los primeros cuatro califas ortodoxos), la segunda fuente de la ley islámica, que recoge roles de conducta establecidos por Mahoma. No se sabe a ciencia cierta si el profeta fue circuncidado, aunque él afirmaba que «por motivo de mi honorable posición en Dios, yo nací circuncidado y nadie vio mi pudor». El historiador Ibn Kathir sostenía que el profeta había nacido sin prepucio (*aposthia*). El abuelo paterno de Mahoma, Abd-al-Muttalib, afirmó: «El mensajero de Dios nació circuncidado y con el cordón umbilical cortado». Y el suegro de Mahoma, Abu Bakr, sostenía que fue circuncidado por el arcángel Gabriel. Otras versiones mantienen que Abd-al-Muttalib lo circuncidó a los siete días de vida o que Mahoma había nacido incompletamente circuncidado y su abuelo seccionó el resto del prepucio.

Los musulmanes son el mayor grupo religioso en el mundo que practica la circuncisión (*khitan*). Al igual que en el judaísmo, sellan así su relación con Dios a través del pacto bíblico con Abraham. El procedimiento también es llamado *tahara*, que quiere decir «pureza», y al hombre circunciso se le denomina *mutahhar*, que significa «purificado». Los árabes consideraban el prepucio impuro y existen críticas contra los incircuncisos en poemas e invectivas. El poeta Al-Qays (siglo VI) llamó despectivamente al emperador bizantino *aghlaf*, que significa «no circuncidado». Hasta la orina del incircunciso se considera impura para la facción chií del islamismo.

La circuncisión fue prohibida en los pueblos árabes sometidos durante el Imperio mongol liderado por Gengis Kan, que llegó a expandirse por toda Asia, y también por los emperadores de China de la dinastía Yuan. Esto provocó la rebelión de los musulmanes chinos contra el Imperio mongol, que contribuyó al derrocamiento de la dinastía Yuan en el siglo XIV y dio paso a la dinastía Ming, más tolerante con las costumbres islámicas.

La edad para realizar la circuncisión, a diferencia de los judíos, es variable sin que exista acuerdo unánime entre los estudiosos del islam.

Según el historiador judeorromano Flavio Josefo, la edad en la que los árabes eran circuncidados se fijaba en trece años, como en el caso de Ismael, el hijo de Abraham. Por su parte, la tradición musulmana señala para su práctica el séptimo día desde el nacimiento (*aq*), como indicaba Mahoma.

En la España visigoda, tras una etapa de tolerancia hacia los sefarditas, cuando sube al trono Recaredo y se convierte al catolicismo se dictan leyes contra las costumbres de los judíos. El *Fuero Juzgo* o *Liber Iodicorum*, promulgado por Recesvinto en el año 654, consideraba que la práctica de la circuncisión debía ser castigada inclusive con la pena de muerte, y contemplaba el desnarigamiento para las mujeres que consintieran esa práctica con sus vástagos. Con posterioridad, durante la Edad Media y el Renacimiento, los cirujanos cristianos no practicaban la circuncisión, por el riesgo de ser tildados de judíos.

En la Edad Media circularon por Europa innumerables reliquias relacionadas con Jesucristo, entre ellas, el prepucio del Mesías, que apareció en el año 800. A partir de entonces el Santo Prepucio generó un apasionado debate teológico sobre si se quedó en el mundo terrenal después de que Cristo ascendiera al Cielo o subió con él. En el siglo XVII, el teólogo Leo Allatius escribió un ensayo en el que defiende que el Santo Prepucio ascendió con Cristo y acabó convirtiéndose en los anillos de Saturno.

Como otras reliquias de la época, empezaron a multiplicarse por la cristiandad y el Santo Prepucio no fue una excepción. Según la tradición, un ángel se lo dio a Carlomagno, quien a su vez se lo regaló al papa León III. Enseguida se inició una competición entre diversos centros religiosos sobre la reliquia que custodiaban. Por ejemplo, los monjes del monasterio francés de Charroux se presentaron en Roma con el supuesto Santo Prepucio, que, según ellos, debía ser el verdadero porque sangraba y lograron que el papa Clemente VII lo declarara auténtico y garantizase indulgencias a los que peregrinaran para contemplarlo. Infelizmente, fue sustraído y no reapareció hasta 1856, cuando un obrero lo halló en un relicario situado dentro de una pared. Se construyó una nueva iglesia para acogerlo e infinidad de fieles hicieron cola para verlo, pero se descubrió que había otro Santo Prepucio en el pueblo de Calcata, en Italia, que también había sido reconocido por la Iglesia. En 1900, aquella decidió que el interés suscitado por las partes íntimas de Cristo era una «curiosidad irreverente» y dictaminó que el que hablara o escribiera sobre el Santo Prepucio sería excomulgado. Aun así, el de Calcata siguió exponiéndose por las calles de la ciudad con motivo de la Fiesta de la Circuncisión hasta que en 1983 fue robado. Y todavía se desconoce su paradero.

En la Edad Media los pintores representaron con frecuencia en cuadros y frescos de las iglesias la circuncisión de Jesús. También en el Renacimiento, y eso a pesar de que era una práctica rechazada, salvo en casos de extrema necesidad por razones médicas, para no ser identificado como judío o musulmán. De hecho, pintores, escultores y orfebres plasmaban la circuncisión de Cristo incluso en mayor medida que en la época medieval. En cambio, el modelo anatómico que prevaleció en la representación de la figura humana siguió los patrones de los autores grecorromanos. Es decir, los genitales externos del hombre se representaban con el glande recubierto por el prepucio, incluso aunque se refiriesen a personajes de la Biblia, que cabe suponer que estarían circuncidados. Sirvan como ejemplo las esculturas de Miguel Ángel Buonarroti, el *David* o *La creación de Adán*, la ilustración *El hombre de Vitruvio* de Leonardo da Vinci o la pintura *La expulsión de Adán y Eva del Paraíso* de Masaccio.

La cambiante perspectiva médica

El médico Abulcasis en su tratado *Kitab al-Tasrif* aplica el término *albather* a las lesiones inflamatorias y tumorales del pene e indica la circuncisión en «la corrupción, la negrura y la adherencia que ocurre en el prepucio y en la punta del pene». Para practicarla recomendaba tijeras y ligaduras con hilo, desechando el uso de navajas de afeitar y la uña, como habitualmente se hacía, y aconsejaba el cauterio para el control de la hemorragia.

Por su parte, el cirujano y obispo italiano del siglo XIII Teodorico de Borgognoni, en su obra *Cyrurgia*, sugería «extirpar la parte final [del pene] en el tratamiento de verrugas negras y de tubérculos». Pocos años antes el influyente médico y filósofo sefardí Maimónides, en su *Guía de los perplejos*, proponía la circuncisión para reducir el ímpetu sexual:

> Una de las razones es, en mi opinión, el deseo de provocar una disminución de las relaciones sexuales y un debilitamiento del órgano en cuestión. El dolor causado al miembro es el verdadero propósito de la circuncisión. Ninguna de las actividades necesarias para la preservación del individuo es dañada por ella, ni se hace imposible la procreación, pero disminuyen la concupiscencia y la lujuria.

En los siglos XVIII, XIX y XX se impuso la circuncisión en casos de fimosis congénitas y adquiridas por enfermedades de transmisión sexual (ETS), como la gonorrea, sobre todo después de tratamientos médicos con lavados y vendas con calomelano (un derivado tóxico del mercurio). Igualmente se hacía con la postitis o inflamación del prepucio cuando el tratamiento médico resultaba ineficaz. Durante los siglos XVIII y XIX a la circuncisión se le atribuyeron efectos beneficiosos en afecciones diversas, como el asma, las hernias, la epilepsia, la enuresis, la gota, y se recomendaba asimismo para prevenir o curar el alcoholismo y evitar la masturbación.

El onanismo se convirtió en una preocupación médica desde finales del siglo XVIII en países como Estados Unidos, Reino Unido o Suiza y surgió una corriente de opinión en su contra por considerarlo pernicioso y causa de algunas enfermedades. El teólogo calvinista Balthazar Bekkers publicó en 1722 su libro *Onania or the heinous sin of self-pollution (Onania o el atroz pecado de la autopolución)*. El título deriva del personaje bíblico Onán, de quien proviene la palabra onanismo. Onán tuvo que casarse con la viuda de su hermano mayor Er y, según la ley, si ella concebía un hijo, sería considerado anterior en la sucesión. Para evitarlo Onán, aunque mantenía relaciones con su cuñada, eyaculaba fuera de su útero. Por eso Yavé lo castigó con la muerte. Los autores cristianos del Medioevo interpretaron que esta historia del Antiguo Testamento también significaba la condena de la masturbación, porque, como en el caso de Onán, la semilla se desperdiciaba.

Bekkers sostenía que la sangre era fabricada dentro de la simiente (semen) para su ulterior purificación en el interior de los epidídimos, por lo cual el vaciamiento de los testículos consumiría la parte más fina y balsámica de la sangre, llevando a infertilidad, úlceras, insania y muerte. Consideraba que la masturbación producía alteraciones, como la epilepsia, la histeria y tener las piernas y mandíbulas débiles. Y advierte sobre la degradación de la raza humana al asociarla con el nacimiento de niños débiles y enfermizos.

A su vez, el médico suizo Samuel-A. Tissot publicó en 1756 *L'Onanisme. Dissertation sur les maladies produites par la masturbation* y afirmó que «la masturbación era más perniciosa que los excesos cometidos con las mujeres, inclusive con prostitutas». Y el cirujano inglés Jonathan Hutchinson, presidente del Real Colegio de Medicina de Londres, en su publicación *On Circumcision as a preventive of masturbation* de 1890, recomendaba la circuncisión para prevenir las enfermedades de transmisión sexual (ETS).

Uno de los primeros en proponer la circuncisión como supuesta cura para jóvenes con parálisis fue el cirujano ortopédico estadounidense Lewis Sayre, porque creía que la estimulación excesiva de los genitales perturbaba el equilibrio del sistema nervioso. El pastor presbiteriano y nutricionista Sylvester Graham predicaba la abstinencia y elaboraba productos vegetarianos para combatir el deseo de masturbarse, porque, en su opinión, provocaba afecciones diversas, como acné, migrañas y epilepsia. En esa línea se expresó el médico nutricionista John Harvey Kelloggs (inventor de los *corn flakes*), que en su libro *Plain facts about sexual life*, publicado en 1877, enumera hasta 39 problemas derivados de la masturbación, algunos tan peregrinos como la somnolencia, morderse las uñas (onicofagia), tener los hombros redondeados, el exceso de sudoración o el hábito tabáquico. Recomendaba a los padres espiar a sus hijos sobre todo en sus visitas al cuarto de baño, observar sus hábitos nocturnos al dormir, etc. Cuando un niño se descubría con una erección, recomendaba la circuncisión sin anestesia como método disuasorio. Sus recomendaciones las hacía extensivas a las mujeres. Desafortunadamente su libro lo leyeron millones de personas e influyó en las familias norteamericanas hasta bien avanzado el siglo xx.

En 1902 Steele, en su libro *Importance of circumcision*, decía que la masturbación podía originar convulsiones, llanto constante en los niños, enuresis, marasmo, incoordinación muscular, parálisis, neurastenia, esterilidad y epilepsia. Y todo era curado o mejorado por la circuncisión. Robert B. Powell, fundador de los Boy Scouts, en el manual de la organización juvenil de 1908, sostenía que el onanismo «provoca una debilidad de la cabeza y del corazón y, si es persistente, idiotez y locura».

A partir de la segunda mitad del siglo XIX la práctica de la circuncisión se vio facilitada por la antisepsia y la anestesia. La indicación más común para efectuarla fue la fimosis, la parafimosis, la esclerosis prepucial y las balanopostitis recurrentes, cuando fracasaba el tratamiento médico. Pero también seguían manteniéndose indicaciones improcedentes, como las relacionadas con el tratamiento o prevención de varias enfermedades (convulsiones, epilepsia, paraplejia, neurastenia, histeria, enuresis, tuberculosis, eccema, alcoholismo) y también en casos de disfunción eréctil u otros tipos de disfunciones sexuales.

En 1947 Handley publicó un trabajo en la revista *British Medical Journal* sobre la baja incidencia de cáncer de cuello uterino en mujeres judías. Wolbarst, en 1950, refería la ausencia de cáncer de pene en los judíos y David Bleich recomendaba la circuncisión para prevenirlo. En 1993 Kreiss demostró en una comunidad homosexual que la transmisión del virus de la inmunodeficiencia humana (VIH) estaba significativamente asociada a la falta de práctica de la circuncisión.

Durante la primera mitad del siglo XX se impuso de forma sistemática en Norteamérica la circuncisión en varones recién nacidos por higiene y para prevenir ciertas enfermedades. La práctica por estas razones se difundió a otros países, como Canadá, Reino Unido, Australia y Nueva Zelanda, hasta que comenzaron a aparecer publicaciones en revistas médicas que afirmaban que la circuncisión neonatal no tenía ninguna base científica y que los riesgos superaban a los beneficios. Finalmente, en 1975 la Academia Americana de Pediatría concluyó que «no hay indicaciones médicas absolutas para la circuncisión de rutina en el período neonatal». Ese año la Sociedad Pediátrica Canadiense también refería: «No hay indicación médica para la circuncisión en el período neonatal».

En el año 2010 la Real Asociación Médica Holandesa afirmaba que «la circuncisión no terapéutica es una violación de los derechos del niño a la autonomía y la integridad corporal».Y en 2012 la Academia Americana de Pediatría declaraba que «los beneficios no son lo suficientemente grandes como para recomendar la circuncisión rutinaria para todos los varones recién nacidos […]. Los padres deben tomar la decisión final acerca de la circuncisión después de recoger información útil sobre los riesgos y beneficios del procedimiento».

La fimosis al nacer es fisiológica por las adherencias existentes entre prepucio y glande. En los tres primeros años de vida se va acumulando el esmegma segregado por las glándulas de Tyson y las células epiteliales descamadas, que favorece el progresivo despegamiento de prepucio y glande. A los tres años, en el 90 por ciento de los niños puede ser retraído el prepucio sin dificultad y en menos del 1 por ciento se diagnostica fimosis a los catorce años. No se aconseja la retracción temprana porque puede producir esclerosis del anillo prepucial.

11

FIMOSIS REALES

Pedro III Fiodorovich

Nació en 1728 en la ciudad alemana de Kiel y era hijo del mal avenido matrimonio de la archiduquesa Ana Petrovna Románova de Rusia y el duque Carlos Federico de Holstein-Gottorp. Cuando Pedro tenía tres meses, su madre murió y con once años perdió a su padre, que no se había interesado demasiado por él y había dejado su educación en manos de oficiales crueles e ignorantes. Relata Jean des Cars en el libro *La saga de los Románov* sobre el pequeño Pedro lo siguiente: «Frágil, aterrorizado por haber sido permanentemente castigado, el joven duque detestaba todo lo que habían querido inculcarle torpemente, en particular las ciencias».[*]

A los trece años, siendo un flacucho adolescente, su tía materna, la emperatriz Isabel I de Rusia, lo llevó a la corte para reconocerlo como heredero al trono. De nada sirvió que le consiguiera buenos tutores, pues a Pedro lo consideraron retrasado y su conducta dejaba mucho que desear. Abusaba tanto del licor que muchas veces no lograba consumir una comida completa, pues caía ebrio sobre el plato. Además, era pirómano.

Por decisión de Isabel, Pedro se casó en 1745 con la princesa alemana Sofía Augusta Federica de Anhalt-Zerbst, que se convirtió a la fe

---

[*] Des Cars, J., *La saga de los Románov*, El Ateneo, Buenos Aires, 2015.

ortodoxa con el nombre de Catalina Alekséievna y un tiempo después era conocida como Catalina II la Grande por su don de mando o quizás por su voracidad para consumir una buena cantidad de amantes. Según Jean des Cars: «Mientras la gran duquesa Catalina ignoraba a su esposo, con aventuras amorosas y una intensa vida palaciega, Pedro [...] se dedicaba a la caza, a la instrucción militar y, muchas noches, a organizar en sus aposentos batallas ficticias con sus amados soldaditos de plomo».

Cuando Pedro se cansó de jugar, abrió unos agujeros en un armario empotrado para practicar el voyerismo y espiar a su tía la emperatriz Isabel haciendo el amor con sus amantes. Durante más de ocho años permaneció virgen Catalina, hasta que Isabel perdió la paciencia esperando que su sobrino cumpliera con su deber marital y le presentó a Sergio Saltykov, que la desvirgó porque Pedro no podía consumar el matrimonio al tener fimosis. Tras dos abortos espontáneos, Catalina dio a luz al futuro Pablo I, que era hijo de Saltykov. Finalmente, Pedro III tuvo que circuncidarse, a instancias de su tía, para poder asumir los sucesivos embarazos de Catalina, mientras los rumores de que planeaba repudiar a su esposa, alegando no ser el verdadero padre del gran duque Pablo se extendían.

Catalina, a pesar de su origen germano, era nacionalista rusa, pero su esposo admiraba al rey de Prusia Federico el Grande. Ambos países estaban en bandos opuestos en la guerra de los Siete Años y las tropas rusas amenazaban Berlín cuando Pedro subió al trono. Tras seis años de una dura lucha, el ejército prusiano estaba muy debilitado.

Todo cambió cuando el 5 de enero de 1762 murió la emperatriz Isabel I de Rusia y su joven sobrino subió al trono. Pedro tenía entonces treinta y tres años, y quiso vengarse de los que se habían burlado de él. En *La saga de los Románov* se puede leer: «Anunció que organizaría desfiles militares, bebería como un cosaco y conocería muchas mujeres».

Pedro retiró sus tropas de Prusia e hizo la paz con Federico II el Grande, al que devolvió todo el territorio prusiano ocupado sin exigir nada a cambio. A partir de entonces Austria quedó como único gran enemigo de Prusia, pero sin el apoyo de los rusos la corte de Viena se vio obligada a pactar la paz con Federico el Grande, al igual que Francia.

La paz con Prusia no iba a salirle gratuita a Pedro debido al descontento entre los regimientos que habían luchado en el oeste y a que el nuevo zar introdujo a militares prusianos en el ejército ruso. Esas decisiones le valieron el rechazo de sus tropas, que propiciaron una revolución acaudillada por la propia Catalina, que supuso la caída del zar después de haber reinado tan solo 186 días.

Vencido y apresado, Pedro redactó una carta a Catalina solicitando que le conservara su vida, su perro y su sirviente negro y le pidió volver a su región natal junto con su amante, Elizaveta Vorontsova. Pero Catalina ordenó que fuese llevado en secreto al palacio de Ropsha y pocos días después del golpe de Estado recibió la noticia de la muerte de su esposo.

Algunos abogaron por la hipótesis de que su muerte fue imprevista, consecuencia de una pelea de borrachos con uno de sus guardias, pero su cuerpo fue hallado cubierto de golpes y con la cara renegrida por la asfixia. Fue olvidado durante el reinado de Catalina la Grande, excepto por el gran duque Pablo, que, cuando subió al trono como Pablo I, exhumó el cadáver de su padre y organizó una ceremonia en su honor.

Luis XVI de Francia

Nacido en 1754, fue el cuarto hijo del delfín Luis Fernando y de María Josefa de Sajonia y el último rey francés antes de la caída de la monarquía por la Revolución de 1789. Recibió una exquisita enseñanza, conocía el latín, el italiano, hablaba el alemán bastante bien y dominaba el inglés. El 16 de mayo de 1770 se casó con la archiduquesa María Antonieta, una de los 16 hijos de María Teresa I de Austria y de Francisco de Lorena.

Los contrayentes tenían diecisiete años de edad y a las ocho semanas del enlace el conde de Fuentes, embajador de España, informó a su corte que el matrimonio del Delfín con María Antonieta seguía sin consumarse. Se achacó a una fimosis del futuro Luis XVI, que le impedía tener relaciones sexuales, aunque también se dijo que por su timidez evitaba a su esposa.

Lo de la fimosis no es muy plausible, porque el 18 de julio de 1770 Luis XV logró que uno de los mejores cirujanos de Europa, La Martinière, emitiera un dictamen. Le sangró a causa de un resfriado que no acababa de resolverse y le hizo un reconocimiento para asegurarse de que no había problemas físicos que le impidieran tener descendencia. Según el embajador austriaco, La Martinière llegó a esta conclusión: «El príncipe no tiene absolutamente ningún defecto natural que pueda impedir la consumación de su matrimonio». La pareja empezó a dormir junta y meses después se produjo un encuentro sexual que, según el historiador Jacob-Nicolas Moreau, fracasó porque «el sexo de Monseñor no entraba en el de Madame la Delfina».

Su abuelo Luis XV, que tras su matrimonio con la polaca María Leszczynska vio desatada su fiebre erótica y que en su vejez seguía mostrando una verdadera obsesión por las quinceañeras, al tener conocimiento de la situación escribió al Delfín pidiéndole que consumara el matrimonio como fuera. También María Antonieta interrogó a su marido sobre el problema que le impedía mantener relaciones sexuales. Él, volcado en comer, cazar y holgazanear, reafirmó su pasión por ella y se justificó en que hasta que se trasladaran a Compiègne, al norte de Francia, no podrían iniciar su vida íntima. Sin embargo, allí se mantuvo la apatía sexual del monarca y María Teresa I de Austria escribió a su hija María Antonieta una carta, que parece premonitoria del terrible final que la aguardaba: «Preveo por desgracia muchas cosas al saberte tan frívola, tan impetuosa y tan carente de reflexión. Tu suerte puede terminar muy pronto, y precipitarte por tu propia culpa en la mayor desgracia».

Un apunte: en los primeros años de vida marital María Teresa había sufrido durante las relaciones sexuales con su esposo y los médicos dictaminaron lo siguiente: *Existimamus ante coitum Sacrastissimae Majestatis vulvam diutius ese titillandam* («Los órganos sexuales de Su Sagrada Majestad deben ser estimulados un tiempo antes del coito»).

Como esta incómoda situación se prolongaba, María Teresa I de Austria decidió enviar a París a su hijo José II para que hablara con su cuñado. Así le contó lo que ocurría José II a su hermano Leopoldo en una carta:

En el lecho conyugal, él [Luis XVI] tiene erecciones fuertes y bien acondicionadas; introduce el miembro, permanece ahí sin moverse durante quizás dos minutos, lo retira sin descargar jamás, aún empalmado, y da las buenas noches […].Y está feliz, diciendo lisa y llanamente que solo lo ha hecho por deber ¡y que no le encuentra gusto alguno! Mi hermana, además, tiene poco temperamento, y están ahí como dos francos torpes juntos.

En octubre de 1772 Luis XV examinó los genitales de su nieto y sentenció que no necesitaba ninguna operación. Aun así, el médico de cámara Jean-Marie Lassone exploró a Luis XVI y le diagnosticó fimosis. El miembro viril de Luis XVI provocó en París una epidemia de coplas satíricas, como la siguiente:

Todo el mundo se pregunta por lo bajo:
¿el Rey puede o no puede? La triste reina pierde la esperanza.
Uno dice que no puede empalmarse,
el otro que no puede entrar en ella,
que la tiene como una flauta travesera.
El problema no es ese,
anuncia gravemente Mamamouchi,
sino que solo le sale agua clara.

A los cuatro años de la boda varios médicos aconsejaron a Luis XVI una intervención quirúrgica, pero se negó por miedo al dolor o a una infección. María Antonieta sabía que el problema no residía solo en una posible fimosis, sino que a su esposo el sexo no le interesaba nada.

El conde de Aranda, militar y estadista aragonés, que era el embajador español, sobornó a los criados para que examinaran las sábanas de la pareja en busca de signos de consumación matrimonial y afirmó:

Unos dicen que el frenillo comprime de tal forma el prepucio que este se afloja en el momento de la penetración y le produce un dolor tan intenso que obliga a su majestad a moderar el impulso necesario para la culminación del acto. Otros presumen que dicho prepucio es tan adherente que no se puede aflojar lo suficiente para permitir la salida de la extremidad peneana, lo que impide que se produzca una erección completa. Si se trata del primer caso, es algo que les sucede a muchas personas, por lo general, en los primeros intentos; pero como esas personas tienen mejor apetito carnal que su majestad, a causa de su temperamento o de su inexperiencia, con el calor de la pasión, un gemido y buena voluntad, el frenillo se rompe en su totalidad, o al menos lo bastante para continuar.

El 15 de enero de 1776 el afamado cirujano Jacques-Louis Moreau dijo que el problema se solucionaría cuando Luis XVI normalizara su vida sexual. En el verano de 1777 escribió a sus tías: «Me gusta mucho el placer, lamento no haberlo conocido durante tanto tiempo». Según el diplomático belga Mercy d'Argenteau, la pareja eligió para consumar su matrimonio, después de siete años, el 18 de agosto, cuando el rey visitó a la reina a la salida del baño. María Antonieta escribió a su madre: «Estoy muy feliz. Hace ocho días que el matrimonio está totalmente consumado. La prueba se ha repetido y ayer incluso de una forma más completa que la primera vez […]. No creo que esté todavía embarazada, pero al menos tengo la esperanza de poder estarlo de un momento a otro».

Probablemente se juntaron dos personas inexpertas y, aunque historiadores franceses de la medicina como el doctor Cabanés han afirmado que Luis XVI fue intervenido de fimosis, probablemente la operación no llegó a practicarse.

María Antonieta dio a luz en Versalles a su primera hija, María Teresa Carlota, a finales de 1777. En 1781 nació el Delfín, Luis José Javier Francisco de Borbón; en 1785, Luis Carlos, el futuro Luis XVII de Francia, y, en 1786, María Sofía Helena de Francia.

Luis XVI fue ejecutado en la guillotina el 21 de enero de 1793. Afirma Stefan Zweig en su biografía *María Antonieta*,[*] que debido a la apatía sexual de Luis XVI se gestó el final de la monarquía francesa y

---

[*] Zweig, S., *María Antonieta*, Editorial Juventud, Barcelona, 1961.

el triunfo de la Revolución: «Esos siete años de fracaso determinan espiritualmente el carácter del rey y de la reina y tienen consecuencias políticas […]. El destino de un matrimonio se une aquí al destino del mundo».

De cómo vivía la reina habla su hermano el emperador José II en una carta:

> ¿Por qué te codeas con libertinos, con mujeres perdidas, con extranjeros? El rey queda toda la noche solo en Versalles, mientras tú te rebajas hasta mezclarte con la canalla de París. La verdad es que yo tiemblo por tu felicidad porque veo que las cosas no pueden continuar así. La revolución que se producirá será cruel y quizás seas tú sola la que la haya desatado.

Francisco II de las Dos Sicilias

Nació en 1836, fue rey de las Dos Sicilias desde 1859 hasta 1861 y el último monarca del reino resultante de la unión de los de Nápoles y Sicilia. Era el único hijo de Fernando II de las Dos Sicilias y de su primera esposa, la princesa María Cristina de Saboya.

El 8 de enero de 1859, siendo príncipe heredero, Francisco contrajo matrimonio por poderes con la bella princesa María Sofía de Wittelsbach, de la casa ducal de Baviera, una de los once hijos del duque de Baviera Maximiliano José y de la princesa Ludovica. Entre sus hermanos se encontraba la célebre Sissí, que llegaría a ser emperatriz de Austria.

El enlace religioso se celebró el 3 de febrero de 1859 en Bari, pero los recién casados apenas pudieron disfrutar del nuevo estado, pues Fernando II murió en mayo.

Francisco II ascendió al trono el 22 de mayo de 1859 durante la guerra de Independencia italiana (1848-1870). El conflicto obligó al rey a abandonar Nápoles el 6 de septiembre de 1860, que en compañía de la reina y la corte se dirigió por mar a Gaeta. Se encerraron en la fortaleza de la ciudad con 12.000 hombres, dispuestos a plantar cara al ejército republicano de Garibaldi y del rey Víctor Manuel del Piamonte y Cerdeña, que se había unido a la causa de la unificación italiana. María Sofía acompañó a los soldados dándoles ánimos mientras repelían los ataques de los revolucionarios, cuidando a los heridos y abrazando a los moribundos. Cuando los revolucionarios ofrecieron respetar la residencia de los reyes y ponerla a salvo de los ataques de artillería, María Sofía replicó: «No necesito vuestro respeto. Adelante, disparadme. Yo solo soy una soldado más». Su gesta hizo que la soberana comenzase a ser conocida con apodos como el Ángel de Gaeta o la Reina guerrera.

La fortaleza de Gaeta capituló el 12 de febrero de 1861 y los depuestos reyes se retiraron a Roma. Nombraron un gobierno en el exilio, el reino de Nápoles fue anexionado al de Italia y Francisco II y María Sofía llevaron a partir de entonces una vida errante que los obligó a residir en Austria, Francia y Baviera.

Además de haber perdido sus posesiones, la pareja afrontaba una serie de problemas personales que amenazaban su relación. Según diversos historiadores, Francisco II de las Dos Sicilias habría sufrido de fimosis. Esta pudo haber sido la razón de que la reina tuviera en 1862 una relación amorosa con un guardia papal, Armand de Lawayss, un conde de origen belga del que quedó embarazada. Ella decidió que el fruto de esa relación fuera apartado de la familia para evitar el escándalo que provocaría la infidelidad. Fingiendo una enfermedad, se trasladó a su Baviera natal y el 24 de noviembre de 1862 dio a luz en el Convento de Santa Úrsula de Augsburgo a una niña, Cristina (algunas fuentes citan que fueron gemelos), que fue entregada a la familia de Lawayss. María Sofía prometió no volver a ver a Lawayss y que no trataría de ponerse en contacto con la niña, pero aquel episodio le causó una profunda depresión que le acompañó el resto de su vida y se agudizó en su madurez.

Acosada por los remordimientos, María Sofía fue incapaz de mantener el secreto y le confesó a su marido la infidelidad. Entonces el soberano se dio cuenta de la necesidad de ponerse en manos de los médicos y, tras ser intervenido de fimosis, los reyes engendraron a una niña, María Cristina Pía de Borbón-Dos Sicilias, nacida el 24 de di-

ciembre de 1869. La mala fortuna quiso que apenas tres meses después
la pequeña falleciera, lo que dejó a sus progenitores sumidos en una
profunda tristeza.

Cuando en 1870 Roma cayó en manos de los revolucionarios, los
reyes se vieron obligados a huir a Baviera y vivieron un tiempo en el
castillo de Garatshausen, en el lago Starnberg. Francisco II murió en
Arco, en el Tirol, durante un viaje para someterse a tratamientos termales, sin ver cumplido su sueño de volver a Nápoles. Su viuda lo
sobrevivió más de treinta años y, según algunas fuentes, estuvo envuelta en un complot que acabó con el asesinato del rey Humberto I por
el anarquista Gaetano Breschi.

12

LA OPERACIÓN DEL FRÁGIL BORBÓN

Alfonso de Borbón y Battenberg, el primogénito de Alfonso XIII y Victoria Eugenia, vino a este mundo en el Palacio Real de Madrid el 10 de mayo de 1907. A los 23 días de su nacimiento, la operación para circuncidarlo dejó patente que había heredado por vía materna una grave enfermedad. Así lo aseguró el general Alfredo Kindelán:

> Nada se supo [de la hemofilia] hasta que se decidió hacer la fimosis al hijo de los reyes. Llegó para el flamante príncipe de Asturias la hora correspondiente. Vestían batas albas los médicos y las enfermeras, reunidos en la *nurserie* de palacio. Puesto al descubierto el diminuto campo operatorio, entró en funciones el bisturí practicando una incisión anular y desprendiendo un pequeño colgajo. Desinfectada la herida, se procedió a la sutura, con todo esmero y cuidado; viendo con sorpresa los cirujanos que no cesaba la hemorragia.

Según el investigador sobre los Borbones españoles Juan Balansó,[*] «había en la corte española la costumbre de circuncidar a los príncipes a los pocos días de nacidos; puede ser que tal costumbre tuviera su origen en aquellos monarcas castellanos que se aconsejaban de sabios judíos, muchos de ellos médicos».

---

* Balansó, J., *Trío de príncipes*, Plaza & Janés, Barcelona, 1995.

Cuando circuncidaron a Alfonso de Borbón, la hemofilia, caracterizada por una mala coagulación sanguínea, era una enfermedad escasamente conocida que marcó su vida y le condenó a unos cuidados extremos a causa de su quebradiza salud para evitar un accidente que le pudiese producir hemorragias.

El príncipe de Asturias comenzó a los quince años su preparación como guardiamarina de la Armada y al alcanzar la mayoría de edad se arregló para él el palacete de la Quinta, en los montes de El Pardo, donde, llevado por sus intereses agropecuarios llegó a instalar una granja en la que criaba sus propios animales. Hacia 1929 se enamoró de la princesa Cecilia de Salm-Salm, que le rechazó. Ese mismo año Alfonso XIII y la reina María de Rumanía pretendieron arreglar su compromiso matrimonial con la princesa Ileana de Rumanía, pero el acuerdo no llegó a buen puerto. En abril de 1931, con la proclamación de la Segunda República, partió hacia el exilio en Francia con el resto de la familia real, y su delicado estado obligó a que fuera transportado al tren en angarillas.

Ingresó en una clínica de la localidad de Neuilly-sur-Seine, luego marchó a un sanatorio cerca de la ciudad suiza de Lausana, donde conoció a una joven burguesa hija de hacendados cubanos, Edelmira Sampedro Ocejo, de la que se enamoró. Como Edelmira no pertenecía a la realeza, un requisito que debía cumplirse según la Pragmática Sanción de Carlos III para no perder los derechos de sucesión al trono, la familia real le negó su apoyo a este matrimonio. Alfonso prefirió renunciar a sus derechos a la corona de España que a esta boda y el día 21 de junio de 1933 contrajo matrimonio en Lausana, en una ceremonia en la que Alfonso XIII, opuesto a aquella unión, no quiso ser testigo.

Los nuevos esposos residieron durante algún tiempo en París, a lo que siguió la fugaz marcha de Edelmira a Cuba, que declaró: «Alfonso y yo estamos de acuerdo para esta separación, que será como un ensayo. Después veremos lo que pasa. Nos alejamos el uno del otro sin violencia ni rencores».

Alfonso le confesó a Ramón Alderete, secretario particular de su hermano Jaime:

Edelmira se ha marchado, se ha ido. Anteayer tuve que meterme en la cama después de recibir un golpe en la rodilla, mientras iba en un taxi. Hemos discutido porque ella quería acudir a una recepción a la que había comprometido nuestra asistencia. Ha insistido para que me levantase y fuese, cosa que me resultaba materialmente imposible. Entonces me ha dicho que iría sola, y al hacerle notar yo que su puesto estaba junto a mí, que tan mal me encontraba, ha llamado a un conserje del hotel para que me cuidase, entregándole una propina elevada. Me he ofuscado y le he reprochado sus excesivos gastos. Debíamos pagar tres mil francos cuando no nos quedaban más que algunos cientos de francos para terminar el mes. Me ha contestado que no se había casado conmigo para actuar como una enfermera perpetua y que se marchaba con los suyos.

Hubo un reencuentro de los esposos en Nueva York, desde donde se dirigieron a La Habana. Tras una larga serie de desencuentros el matrimonio acabó en divorcio el 8 de mayo de 1937. Dos meses después, el 3 de julio, el príncipe contrajo un segundo matrimonio, en la embajada de España en La Habana, con la también cubana Marta Rocafort y Altuzarra, hija de un odontólogo, para comenzar otra desgraciada unión que terminó en divorcio el 8 de enero de 1938.

A partir de entonces, Alfonso llevó una vida desordenada entre mujeres, cabarés y fuertes crisis de salud. Sufrió un accidente de automóvil en Miami al salirse de la calzada el vehículo que conducía y chocar con una cabina telefónica. El golpe le causó una hemorragia interna que no pudo cohibirse y falleció en el hospital Gerland el 6 de septiembre de 1938. Sus restos mortales fueron repatriados a España en 1985 para ser inhumados en el monasterio de El Escorial.

Sobre este asunto abunda en su ameno y bien documentado libro, mi admirado José María Zavala.[*]

---

[*] Zavala, J. Mª., *El Borbón de cristal. La increíble historia del Príncipe de Asturias*, Ediciones Áltera, Madrid, 2009.

III

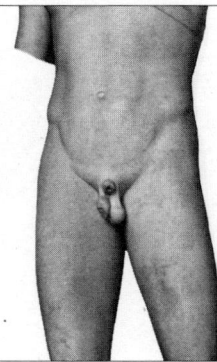

CUESTIÓN
DE PELOTAS

13

¿SIEMPRE HA SIDO IMPÚDICO TOCARSE LOS TESTÍCULOS?

Dice la leyenda que la palabra testificar tiene que ver con una costumbre de la antigua Roma relacionada con los testículos, porque los varones, cuando realizaban un juramento solemne, colocaban una mano encima como señal de sinceridad y compromiso. Nada más lejos de la realidad. La confusión surge por la similitud fonética entre *testis* («testigo») y *testiculus* («testículo»), relacionando ambas con el acto simbólico de jurar sobre una parte íntima.

En Roma, *testis* era la persona que presenciaba un hecho y podía dar fe de lo ocurrido, ya fuera en un juicio o en otras situaciones legales y sociales. Los testigos, o *testes*, desempeñaban un papel central en la justicia romana, porque su palabra tenía un gran peso en la validación de hechos.

La palabra *testis* tendría una doble raíz: testigo y testículos, relacionando ambas con el acto simbólico de jurar sobre una parte íntima. Según el filólogo y lexicógrafo Joan Corominas, autor del *Diccionario crítico etimológico de la lengua castellana*, los testículos son «testigos de la virilidad».

El latín *testiculus* es el diminutivo de *testis* y según el doctor Fernando A. Navarro:

> Nuestros testículos son dos testiguitos. Lo que no está tan claro es por qué los romanos llamaron «testigos» a los testículos. Hasta donde yo sé, se han barajado dos hipótesis principales. Según la primera de ellas,

en el momento del nacimiento los testículos testificaban la virilidad del niño; la segunda apunta más bien hacia el hecho de que el derecho romano reconocía solo a los varones la capacidad de declarar en los juicios.*

Duos habet et bene pendentes («Tiene dos y cuelgan bien») era la supuesta frase que pronunciaba el *pálpati*, un cardenal que solía ser el de menor edad entre los presentes, cuyo trabajo consistía en comprobar la masculinidad del Santo Pontífice introduciendo la mano por un agujero de la *sedia stercoraria*, un asiento especialmente diseñado para la ceremonia. Y los cardenales respondían en coro: *¡Deo Gratias!* («¡Gracias a Dios!»).

Según algunas fuentes, esa ceremonia para comprobar la virilidad fue abolida por el papa Adriano VI (1459-1523). Avalarían su existencia las ilustraciones de Lawrence Banka, que retrató el momento de la prueba de la masculinidad de Inocencio X (1574-1655).

Esta formalidad entronca con la leyenda de la papisa Juana, una mujer que habría ejercido el papado ocultando su verdadero sexo entre los años 855 y 857. Si se tiene en cuenta la lista oficial de papas, su pontificado coincidió con el de Benedicto III (855-858) o con el de Juan VIII (872-882), dependiendo de la versión que se considere. Algunos historiadores señalan que el mito de que una mujer se sentó en la silla de san Pedro comenzó cuando apodaron como «papisa» a Juan VIII por su debilidad con la Iglesia de Constantinopla, pues ante el temor de que los musulmanes invadieran Roma se esforzó por mantener buenas relaciones con el Imperio bizantino.

La papisa Juana

La leyenda de la papisa Juana se desarrolló durante la Edad Media y la primera mención a este personaje se halla en la crónica de Jean de

---

* Navarro, F. A., *Parentescos insólitos del lenguaje*, Ediciones del Prado, Madrid, 2002.

Mailly, un hagiógrafo y cronista dominico del convento de Metz, re-
dactada hacia 1255, que afirmaba lo siguiente:

> Se trata de cierto papa, o mejor dicho papisa, que no figura en la lista
> de papas u obispos de Roma, porque era una mujer que se disfrazó
> como un hombre y se convirtió, por su carácter y sus talentos, en se-
> cretario de la curia, después en cardenal y finalmente en papa. Un día,
> mientras montaba a caballo, dio a luz a un niño. Inmediatamente, por
> la justicia de Roma, fue encadenada por el pie a la cola de un caballo,
> arrastrada y lapidada por el pueblo durante media legua. En donde
> murió fue enterrada, y allí se escribió: *Petre, Pater Patrum, Papisse Pro-*
> *dito Partum* («Pedro, padre de padres, propició el parto de la papisa»).
> Y se estableció un ayuno de cuatro días llamado «ayuno de la papisa».

Hacia 1260 el personaje reaparece en el *Tratado de las diversas ma-*
terias de la predicación, de Esteban de Borbón, dominico e inquisidor
de la misma demarcación eclesiástica que Mailly. Pero fue Martín de
Opava, un dominico del siglo XIII conocido como Martín el Polaco,
en su *Chronicon Pontificum et Imperatum (Crónica de los pontífices romanos*
y de los emperadores), escrito hacia 1280, el que difundió la leyenda:

> Juan el Inglés nació en Maguncia, fue papa durante dos años, siete
> meses y cuatro días y murió en Roma, después de lo cual el papado
> estuvo vacante durante un mes. Se ha afirmado que este Juan era una
> mujer, que en su juventud, disfrazada de hombre, fue conducida por
> un amante a Atenas. Allí se hizo erudita en diversas ramas del conoci-
> miento, hasta que nadie pudo superarla, y después, en Roma, profun-
> dizó en las siete artes liberales (*trívium* y *quadrivium*) y ejerció el ma-
> gisterio con gran prestigio. La alta opinión que tenían de ella los
> romanos hizo que la eligieran papa. Ocupando este cargo, se quedó
> embarazada de su cómplice. A causa de su desconocimiento del tiem-
> po que faltaba para el parto, parió a su hijo mientras participaba en
> una procesión desde la basílica de San Pedro a San Juan de Letrán, en
> una calleja estrecha entre el Coliseo y la iglesia de San Clemente.
> Después de su muerte, se dijo que había sido enterrada en ese lugar.

El santo padre siempre evita esa calle, y se cree que ello es debido al aborrecimiento que le causa este hecho. No está incluido este papa en la lista de los sagrados pontífices por su sexo femenino y por lo irreverente del asunto.

Se especuló con que la protagonista estaba embarazada del embajador Lamberto de Sajonia. También se dijo que Juana, que había nacido en Engelheim (Maguncia), se había enamorado de un joven monje de la abadía de Fulda y para ocultar su relación se disfrazó de varón y tomó el nombre de «Juan el Inglés».

El protestante David Blondel (1590-1655) demostró la falta de fundamento de la tradición y reconstruyó con seriedad y meticulosidad su origen literario. Y en 1562 el historiador y arqueólogo agustino Onofrio Panvinio redactó la primera refutación seria de la leyenda en su obra *Vitae pontificum* (*Vida de los papas*). Según Juan María Laboa[*] la historia de la papisa Juana es «una falsa leyenda, que tiene diversas versiones [...].

Según el profesor Julio Cruz y Hermida:

> La criatura neonata fue estrangulada en el acto por los clérigos procesionales, en presencia de una atónita multitud de fieles, quienes ignoraban que aquella tenebrosa escena que contemplaban era el cumplimiento penitencial aceptado previamente por Juana para evitar su condena. Nuestra infortunada protagonista fallecía pocas horas después del alumbramiento...[**]

---

[*] Laboa Gallego, J. Mª., *Historia de los papas. Entre el reino de Dios y las pasiones*, La Esfera de los Libros, Madrid, 2013.

[**] Cruz y Hermida J., «La leyenda de la Papisa Juana», *Revista Arcano*, nº 8, Oviedo, octubre, 1988.

14

CÉLEBRES EUNUCOS

El término eunuco viene del latín *eunuchus*, que a su vez procede del griego *eunoukhos* (*eune*, «cama», y eko, «guardar»). El eunucoidismo (también llamado hipogonadismo) es un estado intersexual entre hombre y mujer por una alteración de la función testicular. Se caracteriza por la aparición de ginecomastia (aumento de tamaño de las mamas), generalmente ausencia o escaso vello, voz atiplada y posible desarrollo de una cifosis (curvatura de concavidad anterior de la columna vertebral), generalmente acentuada por la osteoporosis que se genera.

La práctica de la castración masculina se remonta al Neolítico (6.000-3.000 a. C.), el último período de la Edad de Piedra, cuando surgieron las primeras sociedades agrarias en la zona del Creciente Fértil, en torno al río Éufrates. Allí aparecieron las comunidades sumeria y asiria. El hombre comenzó castrando a los animales salvajes cuando observó que reducía su agresividad y después al ganado vacuno y porcino porque aumentaba su peso y mejoraba la calidad de la carne, así como a esclavos jóvenes, lo que se ha constatado por el estudio de algunas tablillas de Lagash, pertenecientes a la III dinastía de Ur, en la antigua Sumeria.

Según los hallazgos arqueológicos, para la castración se usaron cuchillos de bronce y probablemente hojas de pedernal o de obsidiana (roca volcánica vítrea) y para que el paciente permaneciera inconsciente durante la operación debían de emplear plantas como la mandrágora y el beleño.

Los esclavos emasculados ascendieron en la escala social y formaron parte de los templos y palacios de las ciudades-Estado de Mesopotamia. Famosos por su legendaria fidelidad, los eunucos también intentaron sus propios motines. Uno de los más importantes ocurrió durante el reinado del rey de Asiria Assarhaddon entre los años 671 y 670 a. C., cuando dieron un golpe de Estado para entronizar a su líder que fracasó y terminó con la ejecución de aquel y una purga de los que estaban al servicio del rey.

La ausencia de testosterona tenía varios efectos sobre los eunucos: disminuía su libido, les hacía perder masa muscular (sarcopenia) e inclinarse hacia el sobrepeso y mejoraba la función de su sistema inmunitario, lo que guarda relación con el hecho de que, en comparación con el resto de la población, morían menos de infecciones como la tuberculosis. En cuanto a su apariencia física, los castrados antes de la pubertad eran altos y de extremidades largas. Por su incontinencia urinaria despedían un olor amoniacal. En ocasiones se toleraba el desagradable aroma que a veces los caracterizaba, pero en otros casos eran sometidos a castigos físicos por no emplearse a fondo en su higiene corporal.

Los asirios otorgaron a la castración un carácter punitivo y en Egipto era la pena para el adúltero. El faraón Merneptah, de la XIX dinastía, fue el primero en constatar en una inscripción sobre los muros del templo de Karnak la eviración de los rivales en el campo de batalla como una forma de humillar a los vencidos. Siglos después, el código penal bizantino incluyó la castración como un castigo y en Europa también llegó a utilizarse como tal. Este fue el caso del rey anglosajón Alfredo el Grande (siglo IX), que dispuso que se aplicara al siervo que violase a una criada.

En el antiguo Egipto, antes de emascular a un individuo, el sacerdote ataba fuertemente sus genitales con una tira de lana y posteriormente se le enterraba en arena caliente hasta el ombligo durante cinco o seis días. La mortalidad rondaba el 60 por ciento.

La egiptóloga francesa Christiane Desroches Noblecourt niega en su libro *La mujer en tiempo de los faraones* la existencia de hombres emasculados en harenes del antiguo Egipto.[*]

---

[*] Desroches Noblecourt, C., *La mujer en tiempo de los faraones*, Editorial Complutense, Madrid, 2000.

Sí había sacerdotes eunucos y Constantino I, que legalizó en el año 313 la religión cristiana mediante el Edicto de Milán, emitió un decreto para eliminar esta costumbre: «Cada especie de andrógino debe ser exterminada como una especie de monstruosidad».

Aunque hay división de opiniones entre los egiptólogos sobre la existencia de eunucos en el país del Nilo, existe constancia de su presencia entre los hititas, un pueblo indoeuropeo que se asentó en Anatolia (la actual Turquía), ocupando las llanuras de Frigia durante la Edad del Bronce. A ellos se enfrentó el faraón Ramsés II para intentar arrebatarles Canaán y Siria en una cruel jornada que se saldó sin un vencedor absoluto. En la corte hitita los hombres castrados protegían al rey y a su familia y actuaban de informantes del soberano para prevenir una posible rebelión.

Tras los hititas, bajo el reinado de Midas, Frigia se convirtió en el Estado más importante de Anatolia. El culto a la diosa Kubila o Kybele (llamada Cibeles por los griegos y romanos) fue el más extendido, al igual que se veneraba la tumba de Attis, el pastor del que se prendó Cibeles y que al enloquecer por el amor que la profesaba se castró bajo las ramas de un gran pino. Los sacerdotes de Cibeles se autocastraban en su honor y enterraban sus atributos para rendir culto a la fecundidad. Eran los *galli* o «gallos», cuyo nombre podría proceder del río Galo, que discurre cerca de Pessinus, una antigua ciudad de Anatolia. Según Plinio, si sus aguas se bebían en exceso, les volvía locos y se autocastraban. Otros autores piensan que aquellos sacerdotes recurrían a la castración para mostrarse más atractivos, facilitando sus prácticas homosexuales. La ablación de los genitales la efectuaban con el fragmento de un vaso roto o con el trozo de una vasija de la isla de Samos, cuya tierra se empleaba para tratar un gran número de enfermedades, por lo que se creía que no se infectaría la herida.

El culto a Cibeles llegó después a Atenas y a Roma. En esta última los eunucos se contaban por millares. De niños servían como pajes y cuando eran mayores, como ayudantes en las labores de la casa, en el baño y para vestirse.

Sin embargo, el Deuteronomio condena su práctica: «El hombre que tenga los testículos aplastados o el pene mutilado no será admitido en la Asamblea de Yavé», al igual que el Levítico. Aun así, los reyes de Israel, como había ocurrido en las cortes de Babilonia, Asiria y Egipto, tenían eunucos para vigilar las habitaciones de las mujeres, ejercer de ayudas de cámara y servir de coperos.

Por su parte, los persas se aprovisionaban de eunucos de dos maneras: cuando los recibían como tributo y comprándolos a los mercaderes de esclavos. Según Heródoto, la castración era «una costumbre persa para lograr subalternos más confiables». La confianza que los persas tenían en los eunucos era tan grande que, según Jenofonte, Ciro el Grande poseía una guardia personal integrada por ellos. Cuenta el historiador romano Quinto Curzio Rufo que, tras perder Darío III Codomano, el último rey de Persia, la batalla de Isos frente a Alejandro Magno, el conquistador macedonio se llevó como botín más de «trescientas sesenta y cinco concubinas, tantas como había tenido Darío, y con ellas un enjambre de eunucos avezados a comportarse ya como mujeres». Alejandro Magno exigió además que le entregasen un hombre de confianza y el elegido fue el eunuco Bagoas, que había tenido relaciones con Darío III y se convirtió en su amante.

El filósofo griego Aristóteles realiza un paralelismo entre el gallo capón y el hombre castrado: «La cresta del gallo se vuelve pálida, ya no canta más y abandona sus actividades sexuales, características que nunca aparecen si la castración se realiza antes de su juventud […], tal como pasa en el hombre: si es castrado antes de su pubertad, no le aparece vello y su voz se mantiene atiplada».

En la mitología hay leyendas sobre la castración, como es el caso de Agdistis, que era hijo de Zeus y de la roca Agdos. Había un acantilado llamado Agdo donde se adoraba a Cibeles en forma de piedra. Como Zeus no pudo unirse a ella, derramó su semen sobre la piedra y así nació Agdistis, que tenía órganos sexuales de hombre y mujer. Tras ser privado por los demás dioses de su miembro viril, surgió un almendro y depositó una de sus semillas en el vientre de Sangaris, que era hija de un dios fluvial. Así engendró un varón, Atés (Attis), del que se enamoró Agdistis, que se había transformado en mujer tras la emasculación. Atés había sido enviado a Pessinus para casarse con la hija del rey y cuando recibió la visita de Agdistis se castró y falleció. En su *Teogonía* dice el poeta griego Hesíodo que Cronos, al que se representa con una hoz o guadaña, castró a su padre, Urano, arrojó al mar los genitales y a su alrededor se formó una espuma de la que emergió Afrodita.

Los griegos no se sirvieron de eunucos en sus instituciones civiles o religiosas, ni los emplearon en harenes, pero sí como tutores de sus hijos, probablemente para evitar que intentasen seducirlos. Los preferidos eran aquellos a los que se habían amputado los testículos y el pene, la mayoría de los cuales precisaban una cánula colocada en un pequeño resto del apéndice viril para poder orinar. Los eunucos que conservaban la verga se llamaban *spadones*, cuyo nombre procedía de la ciudad persa de Spada, donde, según la tradición, fueron castrados los primeros eunucos.

Además de la escisión, había dos métodos más para efectuar la castración, según relata el cirujano Pablo de Egina. Uno consistía en comprimir los testículos con los dedos o en recurrir a la torsión y atarlos con una cuerda para que se atrofiasen por privarlos del riego sanguíneo. Mediante el segundo se aplicaba un torniquete bien apretado en la base de los testículos y el pene para proceder a su amputación con una navaja muy afilada. Para más inri existían las «abrazaderas de castración», que consistían en dos vástagos metálicos de forma rectangular unidos en sus extremos por una bisagra de articulación, que por su aspecto recordaban a un cascanueces. Para cohibir la hemorragia, además de la compresión, se usaba aloe.

En Roma se prohibió la castración durante el mandato de Domiciano y Nerva (siglo I d. C.), pero se reinstituyó en la etapa decadente del imperio.

Auténticas celebridades

En Bizancio, durante el reinado de Justiniano el Grande, se inició la costumbre de tener eunucos para diferentes servicios, incluido el de cuidar de los harenes, un privilegio al alcance de cualquier ciudadano que contara con recursos. Los eunucos del Imperio romano de Oriente procedían originalmente del sur de Rusia o de la península de los

Balcanes, pero en épocas más tardías fueron de raza negra y originarios de Sudán o Etiopía. Algunos de ellos han pasado a la historia por su notoriedad, como es el caso del historiador Eutropio, al que se atribuyen gran parte de las crónicas de Constantinopla. Eutropio participó en expediciones contra el Imperio persa y fue el secretario particular del emperador Constantino. Sus escritos han servido a los historiadores para conocer enfrentamientos como el del rey de Egipto Ptolomeo y el rey sirio Antíoco.

Otro eunuco célebre del Imperio romano de Oriente fue Juan el Eunuco, cuyo verdadero nombre era Juan Orfanotrofos y formó parte de la corte del emperador Romano III. Tuvo cuatro hermanos, dos de los cuales eran también eunucos. Se cree que él y sus hermanos asesinaron a la emperatriz bizantina Zoe Porfirogéneta.

El eunuco más poderoso de la historia de China fue Wei Zhongxian, que vivió al final de la dinastía Ming y pasó su vida al lado de la familia imperial. Primero fue mayordomo de la madre del emperador Tianqi, quien cuando se convirtió en soberano delegó el poder en él. El modo de gobernar de Wei se basó en la política del terror, pues era un verdadero tirano. Fue un personaje trascendental por el perfeccionamiento de la recaudación de impuestos.

En China, cuando un padre de familia numerosa que residía en una aldea pobre se desesperaba, escogía a uno de sus hijos varones para castrarlo con la esperanza de que consiguiera un puesto en el palacio imperial. Acompañado de su familia, solicitaba una cita con el barbero-cirujano para emascularlo.

Los eunucos de China formaban una especie de casta, y el sexo que les había sido amputado (*precious*) se conservaba en un recipiente para enterrarlo con sus cuerpos cuando murieran. Y es que, según el taoísmo, filosofía que se desarrolló principalmente en zonas rurales, para entrar al cielo era necesario llegar completo si la persona no quería reencarnarse en un mulo.

En las dinastías imperiales chinas Ming y Qin había la costumbre de que para vivir en la Ciudad Prohibida, así llamada porque los emperadores impedían el acceso a la misma a la mayoría de los súbditos, era necesario estar castrado. Esta práctica seguía vigente a finales del siglo XIX durante la dinastía Qin, y la describió en 1878 el militar británico George Carter Stent, del Servicio Imperial de Aduanas Marítimas de China:

> Se le ataban los pies y las manos, se le vendaban los ojos y acto seguido se le desnudaba. El barbero envolvía tanto el pene por su base como el escroto y los testículos con una venda que ajustaba fuertemente para luego retorcerla hacia un lado. Después, cogía el cuchillo curvo bien afilado y preguntaba al futuro eunuco si estaba completamente seguro acerca de lo que iba a hacer. En el caso de los menores, la respuesta la daba sin titubear la familia, pues ya había tomado la decisión. Si era un adulto y este mostraba la más mínima duda, se suspendía el proceso. Pero si la respuesta era afirmativa, realizaba un corte fuerte y veloz que cercenaba los genitales, quedando solo visible el conducto urinario, que se le cortaba al ras del pubis para poder orinar, y el conducto espermático, que se le replegaba e insertaba en la carne.

Una hemorragia severa y gritos de dolor formaban parte del espectáculo. La herida se desinfectaba con cenizas ardientes y para orinar el eunuco usaba un instrumento de plata que se insertaba en la uretra. Además, inmediatamente después de la intervención y con el fin de dejar en reposo la uretra, el emasculado soportaba una sed terrible durante los tres días siguientes durante los cuales no se le permitía tomar líquidos. Si sobrevivía porque lograba superar las consiguientes complicaciones (hemorragia incontrolable, infecciones), a menudo presentaba incontinencia urinaria.

También en Corea, durante el reinado de la dinastía Chosun (1392-1910), hubo jóvenes que se castraron para tener acceso a una vida privilegiada en el palacio imperial y estar al servicio de mujeres bellas. Estos empleados podían casarse, formar un hogar y adoptar hijos.

En el sur de la India se administraba opio antes de la emasculación. Para los devotos de la diosa Bahuchara Mata, diosa del estado de Gujarat, la emasculación era un ritual. Para efectuarla se presionaban los genitales con dos piezas de bambú y se cortaba al ras. Luego se lavaba la herida con aceite vegetal hirviendo y se cubría con un trapo humidificado con aceite. Se acostaba al paciente y se le alimentaba con leche durante varios días hasta que se producía la cicatrización.

Entre musulmanes y cristianos

El eunuco era una persona de confianza del sultán, el emperador de los turcos, que se encargaba de su protección, de la de su familia y de las concubinas de sus harenes, la parte del hogar reservada a las mujeres. Por las noches se presentaba ante su señor cuando aquel acababa de cenar y le mostraba una serie de tarjetas de color verde en su parte superior, que correspondían a un número preseleccionado de concubinas. Si el sultán quería tener relaciones sexuales, escogía una de las tarjetas, la emperatriz debía autorizar la relación y el eunuco iba en busca de la elegida, la cargaba al hombro y la depositaba en el lecho imperial. Cuando el sultán yacía con la emperatriz, el eunuco anotaba la fecha y la hora.

Los eunucos eran muy apreciados no solo como guardianes de harenes, sino también como esclavos y vigilantes de santuarios. Así, el viajero andalusí Ibn-Jubayr en su visita a Medina en el año 1184 describe que un grupo de eunucos custodiaba la tumba de Mahoma: «En la cara este [de la tumba] hay un cenador construido en madera de aloe. Este es el lugar donde pasan la noche algunos guardianes que cuidan de la mezquita sagrada. Los guardianes son eunucos etíopes y eslavos».

Asimismo, durante el califato abasí (750-1228), fundado por Abul-Abbás, que tomó el poder tras haber asesinado en un banquete a los omeyas y trasladó la capital de Damasco a Bagdad, hubo un número considerable de eunucos. El geógrafo árabe-musulmán Al-Muqaddasi describe la existencia de una «factoría de eunucos» en una localidad almeriense:

> He podido saber que los bizantinos castraban a sus hijos y los encerraban en monasterios para evitar que se preocuparan por las mujeres y ahorrarles la tortura del deseo carnal; en el curso de sus incursiones, los musulmanes atacaban sus monasterios y hacían salir a los niños. En

cuanto a los *saqâliba*, son conducidos a la villa de Pechina, en donde sus habitantes judíos les castraban.

También hubo presencia de eunucos entre cristianos. Por ejemplo, el asceta y teólogo Orígenes de Alejandría, también llamado Orígenes Adamantius, que fundó la Escuela Cristiana de Cesarea y es famoso por su *Hexapla,* transcripción del Antiguo Testamento en seis versiones. Nacido en torno al año 185 d. C., a los dieciocho años era célebre por sus homilías. Inquieto por su popularidad entre las féminas, se castró porque se tomó al pie de la letra una frase de Jesús: «Hay eunucos que a sí mismos se han hecho eunucos por causa del Reino de los Cielos».

El primer canon del Concilio de Nicea (325 d. C.) excluyó del sacerdocio a los que habían sido emasculados por voluntad propia.

En el año 1118, Pedro Abelardo, filósofo y estudiante de teología, se enamoró de la joven Eloísa, de la que era preceptor. Como no había recibido aún las órdenes sagradas, y no estaba, por tanto, bajo el voto de celibato, se casó con ella en secreto y tuvieron un hijo. Pero Fulberto, tío de Eloísa y canónigo de la catedral de París, creía que Abelardo había seducido a su sobrina y se encargó de que fuera castrado. Por esta acción dos de los perpetradores fueron castigados con la misma mutilación y Fulberto fue desterrado de París.

Un siglo después, en *Las Partidas* de Alfonso X el Sabio se incluyó el castigo de pena capital a todo aquel que castrase o mandase a otros practicar la emasculación.

En el siglo XVIII existió la secta religiosa herética de los Skoptsy («castrados») o Blancas Palomas, cuyos integrantes creían que su fundador, un campesino ruso llamado Kondraty Selivanov, era el mismo Jesucristo, que se había reencarnado por segunda vez. Para mantener el celibato quemaban los testículos con un hierro candente y a las mujeres se les extirpaban las mamas. Aunque fueron perseguidos, todavía en el siglo XX quedaban algunos de ellos. El propio Trotski describió sus costumbres tras un viaje a Rumanía. El revolucionario observó que los Skoptsy tenían un aspecto triste, rutinario y aburrido. Las castraciones que se practicaban entre ellos eran en ocasiones verdaderas emasculaciones (llamadas «Gran Sello» si se cortaban los testículos y el pene), aunque en otros casos se extirpaban solo los testículos («Pequeño Sello»).

En los albores del siglo XIX, el explorador suizo Johann L. Burckhardt visitó el Alto Egipto y vio eunucos jóvenes, que estaban listos para ser vendidos como esclavos. Los castradores eran dos monjes coptos y Burckhardt comentó que «su oficio era considerado execrable».

Hacia 1860 se castraban unas 4.000 personas cada año en la ribera izquierda del Nilo, en un pequeño núcleo de población llamado Zavy el-Dyr. Se tumbaba al niño, se le ataban los genitales con una cuerda de la que se tiraba con fuerza y con una cuchilla bien afilada se le seccionaban el pene y los testículos. En la herida se aplicaba plomo caliente, aceite hirviendo, miel muy caliente o corteza de acacia, porque los practicantes no conocían la ligadura de los vasos sanguíneos. Posteriormente introducían en la uretra un tubo de plomo ligeramente curvo, cuya extremidad terminaba en un anillo al que se ataba un hilo de lino para rodear la cintura del castrado. Otro procedimiento más bárbaro consistía en introducir en la uretra un pedazo de caña para evacuar la orina y después de aplicar un emplasto con fines analgésicos se le enterraba al niño hasta el cuello, disponiendo arena seca y caliente a su alrededor para evitar que se tocase la herida.

Todavía en 1971 se castraban niños en Afganistán para venderlos como esclavos y en el año 2002 la BBC denunció que en áreas rurales de Níger se seguía emasculando esclavos, como relata el periodista José Antonio Díaz en su libro *Eunucos. Historia universal de los castrados y su influencia en las civilizaciones de todos los tiempos.*[*]

---

[*] Díaz, J. A., *Eunucos. Historia universal de los castrados y su influencia en las civilizaciones de todos los tiempos*, Almuzara, Córdoba, 2014.

15

LOS *CASTRATI*

La castración, que en la Antigüedad se imponía a los prisioneros de guerra y en la Edad Media se empleó como castigo para criminales sexuales, se convirtió en promotora de cantantes excepcionales por una cuestión religiosa. En el siglo XV se popularizaron los coros polifónicos en los que varias voces interpretaban melodías diferentes de forma simultánea, creando un efecto armónico. Eso requería de la combinación de voces masculinas y femeninas, pero las mujeres no podían cantar en coros eclesiásticos, porque san Pablo (Corintios I, 14:34 y Timoteo I, 2:11-12) así lo indicaba: *Mulieres en ecclesiis taceant* («Las mujeres deben guardar silencio en la iglesia, puesto que no les está permitido hablar»). En su lugar se incluían falsetistas (cuyas voces eran más débiles y menos fiables), que emitían una voz más aguda que la natural. Otra posibilidad era recurrir a los niños castrados antes de la llegada de la pubertad para preservar sus voces de los cambios provocados por las hormonas sexuales masculinas. Esta práctica seguramente fue introducida en Europa a través de los mozárabes, que vivieron en la España musulmana hasta fines del siglo XI conservando su religión cristiana.

Hacia el año 400 d. C., la emperatriz Elia Eudoxia tenía un coro cuyo maestro era un eunuco, lo que podría haber dado lugar al establecimiento de *castrati* en coros bizantinos. Desde luego, en torno al siglo IX los cantores eunucos eran bien conocidos, al menos en la basílica de Santa Sofía.

También en Occidente está constatada su presencia. Así, Johann Friedrich von Würtemberg (1582-1628), que fue el séptimo duque de Württemberg, tenía en la ciudad alemana de Ludwigsburg un coro integrado por 15 *castrati*. Había contratado a expertos cirujanos procedentes de Bolonia para llevar a cabo su emasculación.

En el pasado fueron varios los nombres despectivos con que se hacía alusión a los evirados o *castrati*, como «huevazos», «capones» y «elefantes sonoros».

Durante su pontificado, Pablo IV (1555-1559) prohibió la presencia de cantantes casados en la Capilla Sixtina, lo que propició que los falsetistas comenzaran a ser sustituidos por *castrati*. Poco después, el papa Sixto V promulgó en 1589 la bula *Cum pro nostri pastorali munere*, que prohibía el casamiento de los *castrati* bajo pena de excomunión y no dejaba cantar a las mujeres en público. Su sucesor, Clemente VIII abrió la Capilla Sixtina a los *castrati ad honorem Dei* («para gloria de Dios»), despidió a los falsetistas sopranos de la misa (*voci artificiali*) y los reemplazó por *castrati* (*voci natural*), cuya voz se distinguía por una potencia, un brillo, una extensión y un *fiato* (capacidad para dosificar el aire) difíciles de igualar.

El castrato Cortona pidió permiso para casarse al papa Inocencio XI (1676-1689) con la excusa de que había sido mal castrado y el pontífice repuso: «¡Que lo castren mejor!». Otro castrato, Giusto Fernando Tenducci (1735-1790), que desarrolló parte de su carrera en Italia y la mayoría en el Reino Unido, se casó. Cuando su esposa se quedó encinta argumentó que el hijo era suyo, porque la castración le había dejado intacto un tercer testículo. Esa malformación llamada triorquidia es muy rara, por lo que la veracidad de la afirmación queda en entredicho.

El papa Benedicto XIV se remitió al Concilio de Nicea y admitió que la castración era ilegal. Pero en 1748 denegó la petición de sus obispos de prohibir los *castrati*, pues temía que las iglesias se vaciaran al carecer de música sacra. Así pues, los *castrati* siguieron cantando en los coros de las iglesias italianas, en la basílica de San Pedro y en la Capilla Sixtina. En su obra del siglo XVIII *Semblanza de Italia,* Johann Wilhelm von Archenholz explicó que a los rechazados y a los castrados excedentes «se les permitía tomar las órdenes [sagradas]» y oficiar misa. Se aducía el precedente sentado por la basílica de San Pedro, cuando, contraviniendo los cánones eclesiásticos, admitió al sacerdocio a dos *castrati* en 1599, tras lo cual aceptó a otros más.

En 1898, tras manifestarse la opinión pública en contra de la castración, el papa León XIII jubiló a los *castrati* de la Capilla Sixtina y en 1903 su sucesor Pío X los prohibió.

Desde la época bizantina se conservan partituras que por sus notas y colorido solo podían ser cantadas por *castrati*, que serían fundamentalmente monjes.

Se calcula que en el siglo XVIII entre 3.000 y 4.000 niños eran castrados cada año en Italia para formar parte de coros, compañías de ópera y otros conjuntos vocales. Se ignora cuántos murieron por las complicaciones derivadas de la operación. Los que sobrevivían eran enviados a escuelas de canto, donde se dedicaban al estudio sin descanso. El régimen de una de esas instituciones en Roma (ca. 1.700) era muy riguroso: debían dedicar varias horas a cantar piezas difíciles e incómodas, practicar trinos, efectuar ejercicios de canto en presencia de su maestro y delante de un espejo para evitar movimientos innecesarios del cuerpo o muecas faciales. También tenían que entregarse al estudio literario y dedicar un tiempo a la teoría musical y a la práctica del contrapunto, una técnica de improvisación y composición musical que valora la relación existente entre dos o más voces independientes (polifonía) para obtener cierto equilibrio armónico. Asimismo, debían practicar el clavicordio y componer música vocal, bien fuera sacra o secular, según sus gustos, aprender buenos modales y adquirir una postura correcta. Recibían lecciones de maestros prestigiosos hasta que estaban preparados para actuar en público. Si no triunfaban en su carrera, muchos iniciaban una vida eclesiástica y formaban parte de los coros de monasterios y catedrales.

Si un niño mostraba dotes musicales, se perfilaba como futuro castrato, lo que para las familias humildes era una tabla de salvación económica. En esa época, en las zonas rurales de Nápoles la esperanza de vida no alcanzaba los treinta años y entregar a un hijo a los captadores de *castrati* podía ser una medida desesperada para librarse del hambre y la muerte. Aunque la Iglesia reprobaba oficialmente dicha costumbre, a veces era la que pagaba la castración. El procedimiento lo realizaban barberos cuando el niño tenía entre siete y diez años, aunque en Nápoles se aprobó una ley que permitía hacerlo a partir de los cuatro. Se cuenta que ciertas tiendas tenían este letrero: *Qui si castrono ragazzi* («Se castran muchachos»). Una barbería de Roma proclamaba con orgullo: «Se castran muchachos para los coros de la capilla pontificia». La castración con fines musicales se practicaba casi exclusivamente en Italia y raramente en los estados más meridionales de Alemania. En 1574 había *castrati* en la capilla de la corte ducal en Múnich, donde estuvo de *Kapellmeister* («director musical») Orlando di Lasso, que con Palestrina y Victoria es uno de los compositores más influyentes del siglo XVI.

Los métodos de castración eran muy variados. Utilizando cuchillas y bisturíes, cuerdas y cintas, podían extirparse solo los testículos o todo el aparato genital (emasculación). En ocasiones se usaba opio o alcohol para adormecer al paciente, pero en muchos casos se utilizaba un baño muy caliente o de agua helada que indujera en los niños un cierto sopor. Otras veces se provocaba el estado de inconsciencia con la opresión de la arteria carótida, que en algunos casos conducía a la muerte, al igual que sucedía con las hemorragias. El riesgo de morir de infección también era muy alto y en ocasiones el resultado podía ser distinto del esperado, desarrollando una voz chirriante y desagradable que impedía emprender una carrera vocal.

Tras efectuar la eviración las cuerdas vocales eran más finas y conservaban un timbre similar al de un niño, pero el crecimiento del tórax y de los senos paranasales, que actúan como resonadores, daba a la voz una amplitud imposible de igualar. La castración provocaba el crecimiento exagerado de los huesos, con lo que las costillas se desarrollaban más y los pulmones alcanzaban un mayor tamaño. Los rasgos faciales eran afeminados y no tenían barba. Su ginecomastia (crecimiento de las mamas) era a veces prominente, las caderas anchas, cierta obesidad y en algunos casos esteatopigia (desarrollo excesivo de la grasa de los glúteos).

Myriam Toker, especialista en pedagogía vocal comparada, afirma:

Su voz era muy distinta de la de un niño o un púber, ya que el sonido de esa laringe no desarrollada resonaba en la faringe y cavidad oral de un cuerpo adulto. En la mujer, el hombre no castrado y el niño, la forma y medida de la laringe guarda una relación directa con las dimensiones de la faringe y cavidad oral, sus resonadores. La longitud de la faringe es de particular influencia para la resonancia vocal, pero ni un niño ni una mujer pueden elongarla y desarrollarla a la longitud y el diámetro de un hombre, aunque un hombre no castrado puede adaptar su tracto para replicar ciertas cualidades femeninas de la voz.

El crítico musical Harold Schonberg, en su libro *The glorious ones* (*Los virtuosos*, 1985), define a los *castrati* como «capones desmañados, malcriados y vanidosos que subían al escenario y eran perseguidos por las mujeres de toda Europa».

El erudito francés Charles de Brosses describía así el canto de los *castrati*: «Sus voces son tan claras y penetrantes como las de un niño de coro, pero mucho más fuertes, con algo seco y agrio, aunque brillantes, ligeras, llenas de impacto».

La exhumación en el año 2013 del esqueleto del castrato Gaspare Pacchierotti para su estudio por un equipo de la Facultad de Medicina de la Universidad de Padua permitió observar la delgadez de sus huesos, una dentadura prominente y bien conservada, una caja torácica de gran tamaño y una estatura de casi 2 metros.

El ídolo Farinelli

Entre los *castrati* más famosos destaca Carlo Broschi (1705-1782), más conocido por Farinelli, como agradecimiento a los hermanos Farina, que costearon su formación. Nació en Andria, una población de la región de Apulia, en el seno de una familia aristocrática. Farinelli creció en Nápoles, donde proliferaron barberías en las que la orquiectomía (extirpación de los testículos) se ofrecía como un servicio más. Su padre era profesor en su pueblo natal y su hermano mayor, Ricardo, fue un apreciado compositor. Ambos le iniciaron en la música y el canto, porque desde muy pequeño Carlo fue considerado como una gran promesa. No se supo bien por qué le castraron. Se rumoreó que había sufrido una caída de un caballo, pero no se puede dejar de lado que la familia pudo haberlo emasculado para salir de un atolladero financiero, porque el padre murió muy tempranamente, a los treinta y seis años.

Farinelli debutó a los quince años. Tuvo excelentes profesores y él mismo escribía música y tocaba varios instrumentos. Era un gran solista, con un sonido muy bello, un registro muy amplio, un tono puro y una gran agilidad. Decían que podía emitir más de 250 notas en una sola respiración y que era capaz de mantener una nota durante más de un minuto. En su época brillaba George Frederick Händel, compositor de la corte y maestro de coros, que había intentado sin éxito contratar a Farinelli para su compañía de ópera. Pero el castrato viajó a Londres en 1734 y firmó con los rivales de Händel para la compañía Opera of the Nobility, y llegó a opacar las propuestas operísticas de Händel. Un cronista de la época, Antoine Prévost, escribió:

> Vino con grandes expectativas y las ha visto realizadas ampliamente: la recepción de que fue objeto resultó tan grande como su talento. Otros han sido amados, pero este hombre es adorado, idolatrado, y se ha convertido en objeto de pasiones desenfrenadas. Händel, en sus actuaciones, es admirado a distancia, ya que casi siempre está solo; a Farinelli, en cambio, lo rodea la multitud.

Además de ser el mayor cantante de su tiempo, Farinelli se manejaba con elegancia y desenvoltura en los más altos círculos sociales. Por aquel entonces, el rey Felipe V de España padecía una depresión y su segunda esposa, Isabel Farnesio, decidió que un gran cantante lograría atenuar el mal, habida cuenta de que su médico, Giuseppe Cervi, creía en la musicoterapia. Farinelli llegó a Madrid el 15 de julio de 1737 y pronto el rey y el castrato se hicieron inseparables. Durante los últimos nueve años de la vida del monarca, Farinelli acudía a cantarle todas las noches para intentar aliviar los sufrimientos que le causaban los «vapores melancólicos».

Farinelli fue nombrado director de la Capilla Real, realizó el nuevo diseño del Teatro de la Ópera, colaboró con los ingenieros que modificaron el curso del río Tajo, puso en escena numerosas óperas italianas y se convirtió en un personaje muy influyente. Llegó a organizar un festival con actuaciones a bordo de falúas que discurrían por el río Tajo a su paso por Aranjuez. Fernando VI, hijo y sucesor de Felipe V, era un gran músico y respetó las condiciones laborales de Farinelli, que ganaba 3.000 libras anuales en la época en que un caballero inglés mantenía familia y criados y vivía holgadamente con 300. Su esposa, Bárbara de Braganza, también era una gran melómana que había contratado a Domenico Scarlatti como profesor de música y este acompañaba al clavecín a Farinelli, para que deleitase a la pareja real. Farinelli fue nombrado caballero de la Orden de Calatrava y recibió otros muchos honores.

En 1759, cuando Carlos III, el hermanastro de Fernando VI, le relevó en el trono, ofreció a Farinelli una elevadísima pensión y lo invitó a abandonar España. Su patrimonio incluía pinturas de Velázquez, Ribera, Murillo y un violín Stradivarius. Retirado en su villa boloñesa, inmensamente rico, le visitaron amigos y admiradores, como Mozart y Casanova. Murió el 17 de septiembre de 1782 a una edad que unos pocos privilegiados alcanzaban entonces: setenta y siete años.

Tuvo una voz tan especial que para imitarla de la manera más parecida posible para la película *Farinelli, il castrato* de Gérard Corbiau (1994) se mezclaron en un estudio las voces de un contratenor (Derek-Lee Ragin) y de una soprano (Ewa Malas-Godlewska).

El 12 de julio de 2006, los restos mortales de Farinelli fueron exhumados y estudiados por un equipo de la Universidad de Bolonia dirigido por Maria Giovanna Belcastro. Observaron que las extremidades eran más largas de lo normal, que tenía osteoporosis y una deformación del cráneo llamada hiperostosis frontalis interna. Esta alteración hace que el hueso frontal se engrose y crezca hacia dentro, teniendo en algunas zonas el doble de espesor que un hueso normal. La hiperostosis ocurre por un trastorno hormonal, normalmente un exceso de estrógenos (hormonas sexuales femeninas), al estar privado el organismo de su principal fuente de andrógenos (hormonas sexuales masculinas) debido a la castración.

Farinelli fue una persona muy generosa que ayudaba a numerosas familias madrileñas y donaba parte de sus ingresos para el cuidado de huérfanos.

Senesino

Francesco Bernardi (1685-1759), más conocido como Senesino, fue uno de los más afamados *castrati*. Según los testimonios de su época, su voz era la de un contralto cuya tesitura iba desde la nota sol grave hasta el mi agudo, en contraste con la que poseían otros *castrati*, como el célebre Farinelli, cuya tesitura correspondía a una voz de soprano. Dotado, además, de una exquisita dicción, su privilegiada voz era el producto de un control perfecto de la respiración y de la emisión del aire. El compositor y flautista alemán Johann Joachim Quantz hablaba así de Sesesino: «Tenía una poderosa, clara, equilibrada y dulce voz de contralto, con una perfecta entonación y un maravilloso vibrato. Su forma de cantar era magistral y su locución carecía de rival. Aunque nunca recargaba los *adagios* con demasiados ornamentos, emitía, sin embargo, las notas originales y esenciales dentro de un supremo refinamiento».

Sesesino actuó en las principales ciudades italianas y entre 1715 y 1717 representó en Nápoles dos óperas compuestas por el prestigioso Alessandro Scarlatti, que era el maestro de la Capilla Real napolitana y padre del célebre Domenico Scarlatti. En 1717 Sesesino viajó a la corte alemana de Dresde, donde permaneció varios años.

Händel había escuchado la interpretación de Senesino en la ópera *Teofane* y le propuso que se incorporase a la compañía que dirigía en Londres, donde se instaló hasta 1728, año en el que retornó a su Italia natal tras lograr una gran prosperidad económica. Un tiempo después volvió a Londres y cantó tanto en la compañía operística dirigida por Händel como en la rival Opera of the Nobility. Regresó a Italia y, después de cantar en temporadas operísticas en Turín, Florencia y Nápoles, volvió a retirarse de los escenarios en su Siena natal. Su carácter estuvo dominado por los celos profesionales y la soberbia propia de un divo. En un artículo aparecido en la revista *Free Inquiry* en agosto del 2015, Leah Mickens afirmaba sobre los *castrati*:

> Eran biológicamente masculinos, pero no se les consideraba hombres en el sentido social o psicológico [...]. Algunos *castrati* tenían rasgos más femeninos y fueron objeto de acusaciones de que inducían a los «hombres honrados» a la homosexualidad con su ambigüedad sexual [...]. No era raro que algunos *castrati* se convirtieran en los favoritos sexuales de prelados de la Iglesia, para indignación de los moralistas cristianos y los reformistas sociales. La asociación de los *castrati* con la homosexualidad y el afeminamiento, combinada con la aversión generalizada hacia los artistas por parte de la gente «respetable», hizo que incluso los *castrati* más ricos fueran vistos como adeptos raros en el mejor de los casos y como monstruos degenerados en el peor.

El doctor Meyer Melicow, autor de un artículo en el *Bulletin of the New York Academy* publicado en octubre de 1983, sostenía que la castración parcial no necesariamente suprimía la libido y que no faltaron *castrati* que fueron amantes poderosos porque «en el interior del testículo se encuentran numerosas células que elaboran testosterona y, si sobrevivían y funcionaban, posibilitaban las relaciones heterosexuales».

Otros *castrati* populares

Los *castrati* eran populares entre algunas damas de la época, porque si mantenían relaciones sexuales con ellos no se quedaban embarazadas. Por eso en ocasiones algunos de ellos se vieron implicados en aventuras amorosas, como sucedió con Giovanni Francesco Grossi, apodado Siface (1653-1697). Su voz fue descubierta en el Coro de la Capilla Sixtina y pronto debutó en el teatro Tordinona de Roma. Luego fue a la corte del rey de Saboya en Turín y después estuvo al servicio del duque de Módena, cuando se enamoró de Elena Marsili, viuda del conde Gaspari-Forni y hermana del marqués Giorgio Marsili de Bolonia, que se opuso a la relación. El duque de Módena, que tenía en alta estima al castrato, para alejar a Elena de Siface la mandó a un monasterio. Pero Siface obtuvo salvoconductos para visitarla, lo que despertó la ira de Giorgio Marsili. El cantante fue asaltado en su carruaje cuando iba a Bolonia por cuatro enmascarados que le clavaron bayonetas en su espalda, le destrozaron el cráneo y le mataron. Elena Marsili desapareció del monasterio meses más tarde. Según rumores populares, tuvo un gran número de amantes por venganza contra su hermano.

Los *castrati* estuvieron de moda en Europa sobre todo mientras no se permitió a las mujeres cantar ópera, y los más famosos podían ganar fácilmente hasta cuatro veces más dinero cada mes que condes o duques. En 1607, en el estreno del *Orfeo*, de Monteverdi, el castrato Giovanni Gualberto Magli asumió papeles femeninos. La llegada de la ópera a Roma (cerca de 1620) hizo imprescindible que los *castrati* tuvieran roles masculinos y femeninos. La mudanza del centro operístico a Venecia en 1637 posibilitó la convivencia de los *castrati* con las sopranos, con las que protagonizarían muchas veces grandes peleas de cartel.

La fiebre por las voces de hombre agudas se dio especialmente hacia finales del siglo XVII. Desde fines del siglo XVIII, el apogeo de la ópera bufa, la universalización de la ópera francesa y el cambio de los gustos artísticos pusieron en jaque a la ópera seria, y los *castrati* vieron peligrar su reinado. Lejos de adaptarse a una nueva estética más natural, los más renombrados continuaron aferrados a un divismo anacrónico. Girolamo Crescentini, conocido como el Castrato de Napoleón, protagonizó en París un épico berrinche cuando el día del estreno del *Orazi e Curiazi*, de Cimarosa, vio que el traje del tenor era más llamativo que el suyo y exigió intercambiar las ropas, a pesar de que el otro atuendo le quedaba muy corto.

Fue también Francia el escenario de las aventuras del castrato Atto Melani, que fue invitado a París por el cardenal Mazarino y se dedicó al espionaje gracias a su presencia en las cortes italianas y el trato con figuras del poder.

También fue un castrato famoso por su carácter indomable Gaetano Majorano, alias Caffarelli, para el que Händel escribió los papeles protagonistas de *Serse* y *Faramondo*. A pesar de las habituales peleas entre *castrati* de una misma compañía, hay una excepción confirmada al compositor y estudioso inglés Charles Burney por Farinelli. Cierta vez en la que este célebre cantante compartió escenario con Senesino, al entonar un aria conmovió a todos de tal manera que este bajó de su trono para abrazarlo entre lágrimas.

El cantante italiano Luigi Marchesi (1754-1829), considerado como uno de los más destacados y carismáticos *castrati* de Europa durante la segunda mitad del siglo XVIII, cuyo arte fue elogiado por Mozart y Napoleón, exigía una entrada espectacular a caballo o sobre una colina de utilería y un penacho blanco de más de 2 metros de altura.

Giovanni Battista Velluti (1781-1861), para el que compositores como Rossini y Meyerbeer escribieron los últimos roles para *castrati*, tuvo en 1824 en Londres un duelo con la jovencísima soprano María Malibrán y esta lo superó con creces. Velluti realizó la última función de ópera escrita para un castrato, *El cruzado en Egipto*, de Giacomo Meyerbeer

Poco después las voces de los *castrati* fueron reemplazadas por las de mujeres, además de preferirse para los papeles masculinos virtuosísticos a los tenores. Así que, expulsados de la escena, su presencia se vio reducida a las capillas musicales de Italia hasta fines del siglo XIX.

El último de los castrados

El papa León XIII prohibió en 1878 la contratación de nuevos *castrati*, pero permitió que en algunos lugares, como la Capilla Sixtina, siguieran cantando los existentes. En 1898 en el Coro de la Capilla Sixtina quedaban seis cantantes de esta naturaleza, y dio oficialmente por terminada su presencia en el Coro Pontificio en 1902, aunque se mantuvo en su puesto a algunos hasta la jubilación. Uno de ellos fue Alessandro Moreschi, considerado el último castrato.

Apodado el Ángel de Roma, Moreschi había nacido en Monte Compatri, una localidad próxima a Roma, el 11 de noviembre de 1858. Provenía de una familia católica humilde, en la que era el último de seis hermanos. Le enviaron a Roma a estudiar canto en la escuela de San Salvatore in Lauro, bajo la dirección de Gaetano Capocci, un organista y compositor de música sacra que promovió su incorporación al Coro de la Capilla Sixtina en 1883. Como la castración infantil con fines artísticos había sido prohibida en 1870, Moreschi argumentó que la suya había tenido lugar antes de promulgarse dicha norma. El director del coro era un famoso soprano castrato, Domenico Mustafà, al que sucedió en el cargo Moreschi. La Capilla Sixtina, el último bastión de los *castrati*, fue escenario de una batalla entre Domenico Mustafà, que los defendía como artistas maduros y con vocación, y Lorenzo Perosi, que prefería las voces de niños. Moreschi decidió retirarse en 1913, con cincuenta y cinco años.

Hay varias teorías de por qué se produjo la castración de Moreschi. Una de ellas es que nació con una hernia inguinal y, según las creencias de la época, se remediaba con la castración (véase el capítulo 16, «Los capadores de herniados»). Otra es que la operación se produjo en 1865, en la época en que Moreschi era solista en el Santuario de Madonna del Castagno, en Montecompatri. Poco después dicha localidad se libraba de una epidemia de cólera, lo que sus vecinos achacaron a la voz milagrosa del niño Alessandro. Tras este suceso, al parecer fue descubierto por Nazareno Rosati, excantante del Coro de la Capilla Sixtina, y fue enviado a estudiar con el citado Gaetano Capocci. De su fama da fe el hecho de que el 9 de agosto de 1900, a petición de la familia real, cantara en el funeral del asesinado rey Umberto I.

Los últimos años los vivió Moreschi inmerso en la soledad. Murió a los sesenta y tres años sin la compañía de su hijo adoptivo, que era actor, el 21 de abril de 1922. Según el profesor de música austriaco Franz Habock (1868-1921), Moreschi «tenía una voz tan dulce y agradable como la de una mujer». Han quedado una serie de grabaciones realizadas entre 1902 y 1904, que son el único testimonio en el mundo en formato magnético del canto de los *castrati*. En su libro publicado en 1927 *Die Kastraten und ihre Gesangskunst* (*Los castrados y su arte vocal*), Franz Habock le describía así cuando el cantante tenía cincuenta y cinco años:

> La apariencia externa de Moreschi difiere poco de la habitual para un cantante. Tiene una estatura media o más bien pequeña. Su rostro

simpático es completamente lampiño; su pecho es notablemente amplio y poderoso. Su voz al hablar tiene una calidad metálica, como un tenor de tesitura muy alta. Su voz y comportamiento causan una impresión juvenil, reforzada por su animada conversación, que se suma a la imagen totalmente encantadora que presenta el cantante.

Las arias barrocas escritas para los *castrati* por compositores como Monteverdi, Palestrina, Lully, Händel o Mozart se cantan en la actualidad por contratenores, que utilizando técnicas especiales de canto consiguen alcanzar esos tonos elevados.

16

LOS CAPADORES DE HERNIADOS

L a hernia inguinal comenzó a ser una enfermedad de la especie humana cuando adoptó la posición erecta. Los médicos sumerios en Mesopotamia, 4000 años a. C., hablaban de «herniotomía» y el papiro Ebers, descubierto en 1873 y redactado sobre el año 1550 a. C., describe la hernia inguinal: «Se ve una hinchazón en la superficie del vientre que sale hacia fuera provocada por la tos». Y para su tratamiento propone un vendaje.

El faraón Merneptah (XIX dinastía, 1224-1214 a. C.) muestra una herida en la región inguinal, que ha sido interpretada como una reparación herniaria, pues había sufrido una castración bilateral, que se aplicaba en aquellos tiempos para tratar las hernias inguinales. En la momia de Ramsés V (XX dinastía) también puede verse un saco herniario inguinal, aparentemente no operado.

En la época de Hipócrates (460-370 a. C.) y en concreto en el *Corpus Hipocraticum* hay escasas referencias a la hernia y ninguna sobre su tratamiento. En griego, la palabra *hernios* significa «retoño», «vástago», «brote», «cogollo», «botón». Esta enfermedad aparece representada en una estatuilla de piedra de la antigua Grecia que muestra un aumento de volumen en la ingle. Los griegos fueron los pioneros en diferenciar una hernia de un hidrocele mediante la reducción de la primera y la transiluminación del segundo. En el año 400 a. C., Praxágoras de Cos, que nació en el año 340 a. C., recomendaba la *taxis* (en griego significa «ordenación»), que es un conjunto de maniobras consistentes en presiones realizadas con la mano para reintegrar una hernia estrangulada a la cavidad abdominal.

En Roma la cirugía era practicada casi exclusivamente por médicos griegos. Para la contención de la hernia se usaban bragueros, y la intervención quirúrgica, que incluía casi de rutina la exéresis del testículo, se indicaba solamente si había dolor o estrangulación.

El enciclopedista Celso, inmigrante griego en Roma, que probablemente no era médico, escribió en latín de ciencias y medicina. En el tomo VII de su obra *De Medicinae*, dedicado a la cirugía, describe una operación en la que tras incidir el escroto por debajo del pubis se practicaba la «quelotomía» o extirpación del saco herniario. Se cree que Heliodoro (ca. 100 a. C.) fue el primer cirujano que operó una hernia probablemente con la técnica de Celso. Separó el cordón espermático, torció el saco, ligó los vasos y no tocó los testículos ni reparó la pared posterior del conducto inguinal.

Paulus de Aegina, un gran cirujano que vivió en el siglo VII d. C., en su obra *Epitome*, originalmente escrita en griego y que fue traducida al árabe en el siglo IX y al latín a comienzos del siglo X, dio una serie de normas para el tratamiento de las hernias, que no fueron retomadas hasta mediados del Renacimiento. Paralelamente, en la medicina del islam oriental la máxima figura es Avicena, y en el occidental, que desarrolla más la cirugía, es Abulcasis. Avicena en su *Canon* sigue las ideas de Paulus de Aegina, mientras Abulcasis refiere en su obra médica *Kitab al-Tasrif* el siguiente procedimiento:

> Cuando una hernia ocurre en la ingle y parte del intestino y del omento se desliza en el escroto, su tratamiento comienza prohibiendo al enfermo la toma de alimentos durante el día y medio y prescribiendo laxantes para vaciarse el intestino. Una vez preparado, se coloca de espaldas frente al médico y se le invita a que contenga el aliento y provoque la salida del intestino y del omento a través del orificio herniario; en este momento, el cirujano reintroduce el contenido con su dedo y marca por debajo de él, sobre el hueso púbico, una semiluna con sus cuernos hacia arriba. Calienta un cauterio y sienta a un ayudante sobre las piernas [del paciente], otro sobre el pecho, sujetán-

dole las manos y mientras un tercero evita la salida del intestino por el anillo externo con la mano el cirujano aplica el cauterio sobre la marca previa hasta alcanzar el pubis; haciéndolo una segunda vez si la primera no llega al hueso.

En 1252 surgió en Montpellier una hermandad de cirujanos barberos que se unieron con la universidad para formar una escuela, a la que perteneció Guy de Chauliac. En su obra *Inventorium sidecollectorium Artis Chirurgicalis Medicinae* o *Chirurgia Magna*, menciona seis técnicas quirúrgicas diferentes para las hernias, de las que cuatro incluyen la castración, pero además utiliza la cauterización con arsénico, el llamado *cauterium poetenciale*, y en otra pasa una hebra de oro alrededor del cordón espermático para impedir que desciendan las vísceras mientras se conserva la vascularización del testículo.

Un libro del médico y obispo católico Teodorico Borgognoni (1206-1298) titulado *Cyrurgia* diferencia el hidrocele de las verdaderas hernias: «Ca la aquosa no es otra cosa si no ayuntamiento de humidad. Mas si será por carnosidad señal de aquella cosa es pesadumbre feyugea y dureza con un poco de dolor». El hidrocele era la hernia acuosa, mientras la hernia carnosa era el tumor testicular y la hernia varicosa era la que estaba provocada por acúmulo de sangre en las venas de la región inguinoescrotal.

La conquista por los turcos de Constantinopla en 1453 supuso la llegada a la Europa occidental de innumerables códices latinos y griegos, y con ellos, diferentes obras médicas, que pudieron leer y glosar los humanistas del Renacimiento. En aquellos años hubo un gran impulso al conocimiento de las hernias y su reparación quirúrgica. Así, Gabriele Fallopio (1523-1562) describió el conducto inguinal.

El cirujano práctico más importante del Renacimiento en España fue Juan Izquierdo, natural de Peñafiel, que destacó por su gran habilidad. Comenzó su labor profesional de modo itinerante hacia 1555 y a partir 1560 se asentó en Valladolid. Como no había cursado estudios universitarios, solicitó presentarse al examen del Protomedicato para obtener el permiso que le facultase para ejercer de cirujano. Dotado de una gran pericia, la aplicaba a la cura de quebrados, que es como se llamaba también a los herniados, sin causar por ello impotencia, ya que era capaz de corregir las hernias inguinales sin lesionar los testículos. Su fama lo llevó a un ejercicio itinerante por toda Castilla y acudía allí donde lo llamaban para ejercer su técnica. Realizaba la herniotomía sin castración, según la técnica ideada en Francia por Ambroise Paré y Pierre Franco. Aunque los barberos eran despreciados por la profesión médica, este último, que ejercía de forma itinerante en Suiza, hizo una contribución trascendental a la herniología en 1556. Describió la operación de una hernia estrangulada, detalló la incisión del cuello constreñido del saco, con la ayuda de un disector acanalado diseñado por él mismo, para proteger el intestino herniado; luego lo reducía y lo contenía con una sutura de lino fino para cerrar el defecto. Aparentemente fue el primero en operar una hernia estrangulada.

Después del Renacimiento el auge de la disección anatómica permitió que la práctica de la autopsia se extendiera por Europa, con el consiguiente aumento del conocimiento de la anatomía humana y de la hernia inguinal en particular.

17
ELEFANTIASIS ESCROTAL

La elefantiasis es una enfermedad que se caracteriza por un aumento excesivo del volumen de algunas partes del cuerpo, como las extremidades inferiores y los genitales externos. Ese agrandamiento excesivo de los genitales causa dolor, discapacidad grave y estigmatización social, pues compromete la deambulación e impide las relaciones sexuales. La elefantiasis del escroto (hidrocele) suele afectar al pene y se trata con antiparasitarios (albendazol, ivermectina), pero en estadios avanzados se debe recurrir a la cirugía.

El gran cirujano francés Dominique Jean Larrey, que en 1798 marchó a la campaña de Egipto, donde ideó un sistema de ambulancias a lomos de dromedarios para evacuar a los heridos, se interesó por su estudio y el de otras enfermedades propias de aquel entorno.

La elefantiasis se debe a una obstrucción de los vasos linfáticos que puede tener diversas causas, pero en países como Egipto la causa un parásito llamado filaria o *Wuchereria bancrofti*, que se documentó por primera vez en 1874. Se cree que dicho agente microbiano bloqueó los vasos linfáticos de la bolsa escrotal del sacerdote de Amón Natsefamón, cuya momia está en Leeds.

En Egipto sus manifestaciones clínicas están presentes en estatuas y obras de arte de la época de los faraones, y también se describen en la antigua literatura árabe.

La filariasis se transmite por mosquitos de las familias *Culicidae* o *Phlebotominae* o por medio de moscas de la familia *Tabanidae*, por lo que es casi exclusiva de países tropicales. Tras la picadura del insecto vector, las larvas se depositan en la piel para migrar a través de la dermis hacia los vasos linfáticos locales.

Encuestas efectuadas a gran escala durante el siglo XX revelaron que la filariasis era endémica en zonas rurales de Egipto, especialmente en la región oriental del delta del Nilo, donde se observaban linfedema e hidrocele.

18

EL CÁNCER TESTICULAR
DE LOS DESHOLLINADORES

El «cáncer del deshollinador» es una enfermedad que afecta al escroto. Era común que apareciera en varones que habían trabajado limpiando chimeneas durante su infancia, y se manifestaba después de la pubertad porque había un período de latencia entre la exposición al hollín y el desarrollo de la dolencia.

La expansión urbana de Gran Bretaña por el crecimiento de la población a raíz de la Revolución Industrial hizo que proliferase la construcción de edificios de cuyos tejados emergían multitud de chimeneas, para las que se utilizaban leña y carbón de coque.

Para su mantenimiento surgió la profesión de deshollinador, que se dedicaba a retirar de forma periódica restos de hollín y cenizas de las paredes de las chimeneas, que impedían una buena circulación del aire por el interior del tiro, y de paso se evitaba que el hollín acumulado pudiera incendiarse.

Como la combustión del carbón requería un conducto más bien angosto, la limpieza de las chimeneas presentaba dificultades, sobre todo cuando había curvaturas, entrantes y salientes. Eso motivó que los deshollinadores se ayudaran de niños por su menor corpulencia y el bajo coste que representaban.

Muchos de los niños que reclutaban los deshollinadores como aprendices eran pequeños pillos o mendigos. Algunos procedían de orfanatos, que podían ser adoptados tras cumplir los cuatro años de edad. También eran comprados a familias pobres, viudas o madres solteras.

Sus tutores obtenían un contrato de fideicomiso, que los mantenía unidos a ellos hasta que fueran adultos. No era infrecuente el robo de niños, y había un comercio clandestino que transportaba niños ingleses secuestrados a Francia y niños italianos y alemanes a Inglaterra.

Los menores comenzaban a ser entrenados para el trabajo desde los cinco o seis años y dejaban de ser útiles a los diez o doce años, porque cuando crecían ya no podían desplazarse por el interior de las chimeneas. Entonces algunos se convertían en maestros deshollinadores, aunque muchos acababan sin trabajo y delinquiendo. En una jornada podían limpiar de tres a cinco chimeneas. La única ventaja que tenían era que su jornada laboral terminaba a primera hora de la tarde, al contrario que la de los aprendices de otras profesiones, que eran más largas.

Sin padres que velaran por su bienestar ni leyes que los protegieran, quedaban a merced de sus amos, extraños que los consideraban herramientas de trabajo y que, generalmente, solo les daban la ropa suficiente para que no estuvieran desnudos, pero no para protegerse del frío, ni cambiarse y evitar el contacto constante con el hollín. Los pequeños deshollinadores comían poco, dormían en la calle o en algún sótano y se arropaban con el saco que usaban para recoger lo que removían de las chimeneas. Sus miserables vidas fueron reflejadas por autores como el escritor francés Victor Hugo o el poeta británico William Blake. Hay un poema de este último titulado *El deshollinador*, que dice así:

> Cuando mi madre murió, yo era muy joven.
> Y mi padre me vendió cuando mi lengua
> apenas podía gritar: «¡Eshonillador!».
> Hoy deshollino vuestras chimeneas y duermo en el hollín.
> Vino entonces un ángel con una llave brillante,
> que abrió los ataúdes y liberó a todos.
> Saltando, riendo, por verdes prados corrieron.
> Se lavaron en el río y brillaron al sol.
> Entonces, desnudos, blancos, atrás dejaron sus bolsos.
> Subieron a las nubes y jugaron en el viento.
> El Ángel le dijo a Tom que si era un buen muchacho,

tendría a Dios como padre y siempre estaría contento.
Y luego Tom se despertó; oscuro nos levantamos,
a nuestros trabajos fuimos con los bolsos y cepillos,
y aunque la mañana era fría, el feliz Tom tenía calor.
Si se cumplen los deberes, nada debe temerse.

No se puede decir que todos los maestros deshollinadores fueran crueles explotadores, algunos eran honrados y proporcionaban a sus aprendices ropa, educación y una buena alimentación.

Una enfermedad laboral de niños explotados

Percivall Pott, uno de los cirujanos más reconocidos de Inglaterra durante la segunda mitad del siglo XVIII, que ejerció desde 1745 en el St Bartholomew's Hospital de Londres, publicó en 1775 *Chirurgical observations relative to the cataract, the polypus of the nose, and the cancer of the scrotum, the different kinds of ruptures, and the mortification of the toes and feet*. En esta obra informaba de una relación estadísticamente significativa entre el cáncer escrotal en los deshollinadores de Londres y el contacto prolongado con el hollín que se acumulaba en los pliegues de la piel, agravado por la falta de higiene personal y el uso de los sacos usados en su recogida para dormir sobre el suelo. Empezaba con una úlcera superficial que se formaba en el escroto, con bordes duros y elevados, la llamada «verruga del hollín», que con el paso del tiempo podía transformarse en un carcinoma epidermoideo o cáncer de células escamosas. Ocurría en uno de cada cinco niños, y su incidencia era menor entre los que tenían mejor higiene. Los períodos de latencia para el desarrollo del cáncer variaban de quince a treinta años.

El cirujano hacía especial hincapié en que el problema era debido a la presencia de hollín en las rugosidades del escroto de los niños deshollinadores:

En la parte inferior del escroto [...] produce una llaga superficial, dolorosa, de mal aspecto, con bordes duros y elevados que en poco

tiempo invaden la piel del dartos [la segunda capa de la bolsa testicu-
lar] y las membranas del escroto, y alcanza el testículo, que crece y se
endurece. Se extiende subiendo por el cordón espermático hasta el
abdomen, frecuentemente apareciendo adenopatías inguinales. Cuando llega dentro del abdomen, afecta a alguna de las vísceras, y muy
pronto se vuelve dolorosamente destructivo.

Pott también denunció las terribles condiciones de trabajo de
aquellos seres desvalidos:

> El destino de esta gente parece singularmente duro; en su infancia con
> frecuencia son tratados con una gran brutalidad y apenas sobreviven
> al frío y al hambre; se introducen en lugares estrechos y a veces en
> chimeneas calientes en las que están enterrados, quemados y práctica-
> mente sofocados; y cuando llegan a la pubertad, son propensos a una
> desagradable enfermedad dolorosa y fatal.

Con su aportación había hecho la primera descripción de un
agente cancerígeno ambiental y la primera referencia al cáncer como
enfermedad profesional. Los pacientes descritos por Pott tenían generalmente edades comprendidas entre los treinta y los cuarenta años y
trabajaban o habían trabajado como deshollinadores. Hasta entonces se
creía que el tumor tenía un origen venéreo porque afectaba a varones
jóvenes y la «verruga del hollín» era parecida a las que provocaba la
sífilis y estos pacientes eran tratados con preparados mercuriales.

Pott señaló que si la exéresis del tumor se realizaba de forma precoz había posibilidades de curación. En estadios avanzados no ocurría
y las recidivas eran frecuentes a los pocos meses de un tratamiento
quirúrgico inicialmente exitoso. Sin embargo, los pacientes en la mayoría de los casos demoraban mucho la consulta, y por tanto la intervención quirúrgica, pues aún no se empleaba anestesia. Los más atrevidos se escindían la «verruga» con cuchillos domésticos, con el riesgo
de desarrollar graves complicaciones.

A pesar de las recomendaciones preventivas que propuso Pott, no
se tomaron medidas legales efectivas para evitar el trabajo infantil en la

limpieza de chimeneas hasta 1845. Pott falleció en Londres el 11 de diciembre de 1788.

Sesenta y cinco años después del descubrimiento de Pott, se prohibió que los menores de veintiún años trabajasen en la limpieza de chimeneas, aunque no fue hasta 1875, tras la implantación de una legislación más rigurosa, cuando se dejó de contratarlos.

El paso lo dio el parlamentario sir Anthony Ashley Cooper, tras la muerte del niño George Brewster por asfixia al quedar obstruido en el interior de una chimenea en Cambridge. Presentó en 1875 un proyecto de ley por el que las actividades de los deshollinadores quedaban sujetas a una licencia y se prohibía emplear a niños. La supervisión fue confiada a la policía y desde entonces, además, los aprendices debían guardar estrictas normas de seguridad e higiene.

En 1930, más de 150 años después del hallazgo de Pott, se identificó en el alquitrán el benzopireno, que es un potente inductor de cáncer, como sucede en fumadores que tienen una elevada incidencia de cáncer de vejiga debido a los alquitranes procedentes del humo del tabaco que se eliminan a través de la orina. La evidencia experimental de la presencia de carcinógenos en el hollín se produjo en 1922, cuando Richard D. Passey logró producir tumores de piel en ratones después de la aplicación de un extracto de hollín.

La enfermedad fue reduciendo su presencia a medida que avanzaba el siglo XIX, lo que se ha atribuido a la aprobación de leyes que prohibían el uso de niños para limpieza de las chimeneas, al abandono de la actividad del tamizado del hollín por la caída del precio en su venta y al uso generalizado de maquinaria para la limpieza.

Después del final de la década de 1870 se reportaron menos casos de cáncer de escroto en deshollinadores, aunque su incidencia siguió siendo mayor que en cualquier otra profesión hasta la década de 1940. Una carta a la directora de la revista *Archivos de Prevención de Riesgos Laborales* exponía lo que había ocurrido en Gran Bretaña:

A pesar de la publicación de Pott, los informes sobre la necesidad de prevenir incendios en las chimeneas se emplearon para retrasar la adopción de medidas sobre el trabajo de los niños en este sector hasta el año 1840. En 1892 el *British Medical Journal* publicó un artículo titulado «Por qué limpiadores de chimeneas de otros países no sufren cáncer de escroto», en el que ponía de manifiesto la contradicción entre los conocimientos científicos y su aplicación. No fue hasta 1920, 150 años después de la publicación de Pott, cuando se dispuso de la primera evidencia experimental de carcinogénesis por hollín.[*]

El hollín es un polvo fino de color negruzco producido por la combustión incompleta de materiales orgánicos como el carbón, la madera, el fuel, el aceite usado, el papel, los plásticos y los residuos domésticos. Hoy sabemos que contiene una serie de sustancias químicas potencialmente cancerígenas, como el arsénico, el cadmio, el cromo, el níquel y varios hidrocarburos aromáticos policíclicos como benzolantraceno, benzopireno, dibenzoantraceno e indenopireno.

Henry Trentham Butlin, pionero de la cirugía de cabeza y cuello, al igual que Pott era cirujano del St Bartholomew's Hospital. En 1892 llamó la atención sobre la baja frecuencia de cáncer escrotal entre los deshollinadores de otros países europeos, que atribuía a que estaban provistos de ropajes ceñidos que cubrían su cuerpo de la cabeza a los pies. El cáncer que afectaba a los «niños chimenea» o «chicos escaladores» parecía una afección propiamente inglesa, porque, según los documentos gráficos que se han conservado, eran chavales con un aspecto sucio, vestidos con una blusa ancha y pantalones. Butlin concluyó que una adecuada vestimenta ejercía un efecto protector de la enfermedad al impedir un contacto directo del hollín con la piel.

---

[*] Gargantilla, P. y Pardo, N., «Carta a la directora», *Archivos de Prevención de Riesgos Laborales*, 18 (4), 2015.

IV

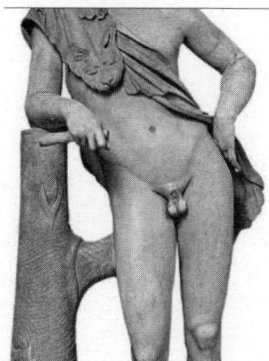

MORIR POR PRACTICAR SEXO

19

EL PRÍNCIPE QUE MURIÓ POR AMOR

Juan, príncipe de Asturias, heredero de Aragón y Castilla, era el segundo hijo de los Reyes Católicos y su primer varón, que trajo la tranquilidad sucesoria a la corona. A los dos años de edad fue nombrado príncipe de Asturias por las Cortes de Toledo y en mayo de 1481 las de Calatayud lo proclamaron heredero de la corona de Aragón.

El pequeño príncipe nació el 30 de junio de 1478 en el Real Alcázar de Sevilla, a donde los monarcas habían llegado con su corte el 24 de julio de 1477, durante la guerra de Sucesión Castellana. Se le puso el nombre de Juan, que era el de sus dos abuelos, por la devoción que su madre sentía hacia el apóstol. Era de constitución endeble, lo que preocupaba a los reyes, pero finalmente se consiguió que saliera adelante.

El 20 de enero de 1495 se firmaron en Amberes dobles capitulaciones matrimoniales. Juan, que tenía diecisiete años, se casaría con la archiduquesa Margarita de Austria (hija del emperador Maximiliano I de Habsburgo y de la duquesa Margarita de Borgoña). Su hermana Juana, de dieciséis, lo haría con Felipe el Hermoso, también hijo del emperador.

Casi dos años después, en abril de 1497, Juan se casó con Margarita de Austria y, por lo que dicen las crónicas, se enamoraron de inmediato el uno del otro. Tanto se gustaron que algunos consejeros, como Pedro Mártir de Anglería y también los médicos, recomendaron a la reina Isabel que buscase una interrupción en las relaciones sexuales a las que el príncipe se había entregado con entusiasmo, ya que se temía por los efectos perniciosos para su salud. Pero Isabel replicó: «Lo que Dios ha unido no puede ser separado por el hombre».

Seis meses después de la boda Juan cayó enfermo en Salamanca a consecuencia de unas fiebres. El 1 de octubre de 1498 correos a caballo llevaron a los reyes la terrible noticia: el príncipe estaba al borde de la muerte y los médicos habían perdido toda esperanza. Fernando partió al galope desde Madrigal de las Altas Torres (Ávila) y pudo asistir a los últimos momentos de aquel hijo heredero que falleció en la noche del 3 al 4 de octubre. La leyenda atribuyó la inesperada muerte del joven a la gran pasión marital que sentía por su esposa.

Isabel aceptó el hecho recurriendo a unas palabras de las Sagradas Escrituras: «Dios me lo dio, Dios me lo quitó». Le sobreviviría cinco años.

El príncipe Juan fue enterrado en la capilla mayor de la catedral de Salamanca el 5 de octubre y trasladado a primeros de noviembre a Ávila por deseo de los Reyes Católicos. Su sepulcro se encuentra en el Real Monasterio de Santo Tomás de la capital abulense. Por encargo de la reina Isabel la Católica, Domenico Fancelli erigió entre 1511 y 1512 un bello sarcófago de mármol. Fue profanado durante la guerra de la Independencia y los restos mortales del príncipe se perdieron.

El consejero real Pedro Mártir de Anglería cerró la historia con estas palabras: «Aquí yace la esperanza de España entera», como recuerda el historiador Luis Suárez Fernández en el *Diccionario Biográfico de la Real Academia de la Historia*. En el epitafio del sepulcro se puede leer:

> Juan, Príncipe de las Españas, de virtudes y ciencia lleno, verdadero cristiano, muy amado de sus padres y de su patria, en pocos años realizó muchas obras buenas con prudencia y virtud. Descansa en éste túmulo mandado hacer por su óptimo y piadoso padre Fernando, rey invicto y defensor de la Iglesia. Su madre, la Reina Isabel, purísima y depósito de todas las virtudes, mandó por testamento se hiciese tal. Vivió diecinueve años y murió en 1497.

Para agravar la desolación de la familia, unos meses después, su esposa Margarita perdió el hijo que esperaba.

La muerte del príncipe Juan fue muy sentida y la esperanza de que continuara la dinastía de los Trastámara se extinguió con su muerte.

EL VIOLENTO FINAL
DEL PAPA JUAN XII, EL FORNICARIO

El príncipe y senador romano Alarico II hizo jurar en su lecho de muerte a la nobleza y al clero que su hijo ilegítimo Octaviano de Túsculo, que nació en torno al año 937, ocuparía la sede pontificia en cuanto quedase vacante. Sucedió tras el fallecimiento de Agapito II y Octaviano tenía diecisiete años, aunque carecía de formación religiosa y era amante de la caza y de los festines. Ocupó el trono de san Pedro entre los años 955 y 964 con el nombre de Juan XII y ha sido el papa más joven de la historia, por lo que inicialmente se le llamó el Papa Niño, aunque con posterioridad se ganó el apodo el Fornicario por su desenfrenada lujuria.

Se decía que violaba a las peregrinas en la basílica de San Pedro y que en su residencia pontificia de Letrán era habitual ver a prostitutas, eunucos y esclavos con los que organizaba orgías.

Durante su pontificado, el rey Berengario II, que gobernaba en la Italia septentrional, quiso extender su soberanía sobre territorios de la Iglesia, por lo que Juan XII solicitó en el año 960 la ayuda del rey alemán Otón I, que se consideraba heredero de Carlomagno, al que le ofreció como recompensa la corona imperial. El monarca germano fue coronado el 2 de febrero de 962, con lo que nació el Sacro Imperio Romano Germánico. La alianza entre Juan XII y Otón I se rubricó el 13 de febrero de 962 en un documento conocido como *Privilegium Ottonianum*, en virtud del cual el emperador confirmaba las donaciones territoriales hechas a la Iglesia desde el reinado de Pipino el Breve a cambio de la aplicación de la llamada *Constitutio Lotharii*, un documento firmado en el año 824 por el pontífice Eugenio II y el emperador Lotario I, que establecía que ningún papa sería consagrado hasta que su elección hubiera sido aprobada por el emperador de Occidente.

Pero cuando Otón I abandonó Italia, Juan XII, rompiendo su juramento de fidelidad, buscó alianzas con los bizantinos, los húngaros y los príncipes italianos para deshacer sus compromisos con el emperador. El papa se alió con el hijo de Berengario, que era enemigo de Otón I. Entonces este efectuó una marcha militar sobre Roma que obligó a Juan XII a huir de la ciudad y refugiarse en Córcega.

Otón I convocó un concilio en la basílica de San Pedro el 4 de diciembre de 963 para tomar declaración a cardenales, obispos, clérigos y laicos, que acusaron a Juan XII de burlarse de la religión, invocar a los dioses paganos mientras jugaba a los dados, vender las consagraciones episcopales (llegó a nombrar obispo a un niño de diez años) y practicar pecados y delitos como el incesto, el perjurio y el homicidio.

Tras emitirse una declaración jurada con los referidos testimonios, se solicitó por escrito al papa su comparecencia en un sínodo a finales del año 963 ante 50 obispos italianos y alemanes para ser juzgado por sacrilegio, simonía, perjurio, asesinato, adulterio e incesto. Juan XII se negó a hacer acto de presencia y excomulgó a todos los participantes en la reunión, por lo que fue depuesto como papa. Para sustituirle fue elegido el secretario del emperador, un seglar que recibió las órdenes sagradas ese mismo día y que adoptó el nombre de León VIII (964-965).

Juan XII, que se había llevado los tesoros de la Iglesia, organizó un ejército con el que regresó a Roma en febrero del año 964, una vez que Otón había vuelto a Alemania, y convocó un concilio que declaró nula la elección de León VIII. Además, Juan XII se vengó de sus opositores, lo que motivó que Otón regresara nuevamente a Roma, pero cuando llegó Juan XII había fallecido. El óbito había acontecido el 14 de mayo de 964, cuando fue asesinado de un martillazo en la cabeza que le propinó, al parecer, un marido que le descubrió yaciendo con su esposa. Otra versión asegura que murió de una apoplejía (hemorragia cerebral) en pleno acto sexual.

El historiador y obispo Liutprando de Cremona (ca. 922-972) dice en su *Antapodosis*: «Muchos testificaron sobre su adulterio, que no vieron con sus propios ojos, sin embargo, sabían con certeza que él había fornicado con la viuda de Rainiero, con Estefanía, que era la concubina de su padre, con la viuda Ana, y con su propia sobrina, y él hizo del palacio sagrado una casa de meretrices».

Para el historiador E. R. Chamberlin, Juan XII fue «un Calígula cristiano cuyos crímenes fueron particularmente horribles por el cargo que ocupó».

Sin embargo, hay historiadores que consideran que todas estas acusaciones son pura propaganda.

21

LA ÚLTIMA FELACIÓN DE FÉLIX FAURE

El que fuera presidente de Francia Félix Faure nació en París en 1841, trabajó como aprendiz de curtidor y hacia 1862 se trasladó a El Havre, donde prosperó como comerciante de pieles e hizo una considerable fortuna. Combatió en la guerra franco-prusiana (1870-1871) y su carrera política se inició en 1881 al ser elegido miembro de la Cámara de Diputados de Francia. Fue nombrado subsecretario de Estado para las Colonias y en 1893 fue elegido vicepresidente de la Cámara. Un año después obtuvo el cargo de ministro de Marina.

Félix Faure se convirtió en el sexto presidente de la Tercera República Francesa, cargo que ejerció entre 1895 y 1899. Llegó al puesto gracias al apoyo de la derecha y de los moderados, tras la dimisión del presidente Jean Paul Casimir-Périer. Durante su mandato tuvo lugar el escandaloso caso Dreyfus, que había supuesto la injusta condena por traición del capitán de origen judío Alfred Dreyfus en el imperante ambiente de antisemitismo francés. La carta escrita por el famoso literato Émile Zola, *J'accuse*, publicada el 13 de enero de 1898 en el diario *L'Aurore* que denunciaba aquella injusticia estaba dirigida a Faure.

El 16 de febrero de 1899, como otros muchos días, el jefe del Estado recibía en el palacio presidencial del Elíseo a Marguerite Steinheil, esposa de un conocido pintor y famosa en los círculos sociales parisinos. Faure era mujeriego y atractivo, se cambiaba de ropa varias veces al día e incluso llegó a proponer sin éxito que se crease un aparatoso atuendo oficial de presidente. Cuando era ministro de Marina, la señora Marguerite Steinheil se había convertido en la principal de sus numerosas amantes, aunque ella prefería describirse como «consejera psicológica» y decía que le ayudaba a redactar sus memorias.

El día que ahora nos ocupa, como siempre, un enviado del presidente la había acompañado hasta el Elíseo y le había facilitado la entrada en el palacio por una puertecita que daba a los jardines. Los dos amantes se encontraban en la sala azul, el escenario habitual de sus citas clandestinas, cuando, desde fuera, se oyeron gritos: el presidente había sufrido una apoplejía mientras disfrutaba del sexo. Según recogen las crónicas, los ayudas de cámara encontraron a Steinheil recomponiendo apresuradamente sus ropas, mientras que el presidente, moribundo, tenía todavía una mano en el pelo de su amante. No se sabe con seguridad qué hacía la pareja, pero pronto se empezó a comentar que el ataque le había sobrevenido a Faure en plena felación.

El médico y político Georges Clemenceau (1841-1929), temido por su fina ironía y su contundencia en la descalificación de sus rivales, dijo de Faure: «Deseó ser como César, pero terminó como Pompeyo», en un juego de palabras con el verbo francés *pomper*, que en argot significa sexo oral.

Otros adversarios aprovecharon también las circunstancias de la muerte de Faure para realizar sus propias burlas, como llamar a Marguerite «la pompa fúnebre» (en francés puede significar tanto «enterrador» como «felación de funeral»).

Lo más curioso es que cuando se celebró el funeral Berthe Beluot, la esposa de Faure, no paraba de exclamar: «¡Un marido tan bueno!».

Por su parte, Marguerite siguió protagonizando aventuras y tuvo múltiples amantes y admiradores, desde poderosos industriales hasta el rey Sisowath de Camboya cuando este país estaba bajo protectorado francés. En 1908 se vio implicada en un oscuro crimen, cuando su madrastra y su esposo aparecieron muertos en el domicilio familiar, ambos asfixiados. A Marguerite la encontraron amordazada y atada a una cama, pero fue arrestada como presunta autora del crimen. Hubo voces que la acusaron de haber envenenado al presidente Faure, pero fue absuelta de todos los cargos.

22

LA ASFIXIA ERÓTICA DE UN MÚSICO

Frantisek Kotzwara (1730-1791), cuyo nombre también puede escribirse como František Kočvara, fue un destacado compositor, violinista y contrabajista checo. Sus composiciones incluyen serenatas, tríos y cuartetos de cuerda. En Londres tocó en los Conciertos de Música Antigua y en la orquesta del King's Theatre.

Gozó de gran prestigio en su época y es especialmente conocido por su composición *La Batalla de Praga*, que fue una pieza popular en el siglo XVIII y principios del XIX. Se trata de una obra basada en aquel episodio bélico de 1757 en el que el reino de Prusia luchó contra la monarquía de los Habsburgo. Hace mención de la misma el escritor Mark Twain en dos de sus obras, *Las aventuras de Huckleberry Finn* y *Un vagabundo en el extranjero*.

Kotzwara tocó en diversas orquestas europeas y alcanzó cierta popularidad que se vio ensombrecida por las extrañas circunstancias que rodearon su muerte. El 2 de septiembre de 1791 contrató los servicios de una prostituta llamada Susannah Hill en Londres. Fueron a su casa y después de cenar Kotzwara le pagó dos chelines y le pidió que le cortara los testículos, a lo que Hill se negó. Entonces el músico le solicitó que llevaran a cabo un acto de asfixia erótica. La idea era mantener relaciones sexuales mientras él tenía un extremo de una cuerda alrededor de su cuello y el otro sujeto al picaporte de una puerta. En un momento dado cerca del clímax la puerta se cerró, y entonces Kotzwara perdió el conocimiento y murió por asfixia, al ser estrangulado.

Al darse cuenta, Hill entró en pánico y buscó ayuda. Fue arrestada, acusada de asesinato y juzgada.

La vista suscitó la atención de la opinión pública debido a la naturaleza escandalosa e inusual del incidente. Durante el juicio la defensa de Hill argumentó que la muerte de Kotzwara fue accidental y resultado de sus propios deseos. Al final, Susannah Hill fue absuelta de los cargos de asesinato, porque el tribunal estimó que había sido el propio músico el que había iniciado el acto que condujo a su muerte y que Hill no tuvo intención de hacerle daño.

A pesar del peligro, la asfixia era utilizada por los médicos desde el siglo XVII para tratar la disfunción eréctil. Se sospecha que la idea surgió al observar cómo las víctimas de ahorcamiento desarrollaban erecciones a consecuencia de un traumatismo medular. Y se puso de moda en el siglo XIX, cuando los caballeros victorianos frecuentaban los «Clubes de Hombres Ahorcados», que eran unos burdeles especializados en ese tipo de práctica.

En 1984 se publicó un artículo sobre la muerte de Kotzwara en la *Revista americana de Patología y Medicina Forenses*, titulado «The sticky end of Frantisek Koczwara, composer of *The Battle of Praga*».

La asfixia erótica, también conocida como asfixiofilia o hipoxifilia, es un síndrome clínico clasificado como una parafilia en el texto revisado de la cuarta edición del *Diagnostic and Statistical Manual of Mental Disorders*, la guía de los trastornos mentales de la Asociación Americana de Psiquiatría. Es un término que se ha formado a partir de la conexión de las palabras griegas *pará*, que significa «cerca de» y de *philein*, «amar». Aunque se conoce desde hace siglos en muchas culturas, no apareció en la bibliografía médica hasta 1856.

Las parafilias son experiencias de intensa estimulación sexual hacia fantasías, situaciones, objetos, comportamientos o personas. La asfixia erótica es una parafilia en la que se encuentra satisfacción sexual a partir de la restricción voluntaria de la respiración durante el acto sexual. Quienes la practican experimentan falta de oxígeno en el cerebro (hipoxia) que puede generar daños neuronales.

La asfixiofilia es un subtipo de trastorno de masoquismo sexual. Las personas con asfixiofilia se estrangulan a sí mismas mediante la aplicación de una soga alrededor del cuello durante la masturbación, o bien permiten que un compañero lo haga.

Ha habido otros casos mediáticos de muerte por asfixia erótica, como en 1936 cuando la japonesa Sada Abe mató a su amante Kichizo Ishida. Le cortó los genitales y los llevó en su bolso varios días. El caso causó sensación en el Japón de los años treinta y de él trata la película *El imperio de los sentidos*, dirigida por Nagisa Öshima, estrenada en 1976.

El 5 de mayo de 1968, el actor estadounidense Albert Dekker fue encontrado sin vida en su cuarto de baño. Estaba desnudo, arrodillado en la bañera con un lazo alrededor del cuello atado a la barra de la cortina de baño. Se encontraba esposado, con los ojos vendados, amordazado y tenía escritas, por todo el cuerpo, palabras de contenido sexual pintadas con lápiz de labios de color rojo.

También falleció de asfixia erótica el 17 de mayo de 1996 el cantautor, productor y compositor estadounidense de *rock* Kevin Gilbert. De igual manera murió el 22 de noviembre de 1997 el cantante australiano Michael Kelland John, también conocido como Michael Hutchence, cofundador, vocalista y compositor de la banda INXS, que fue uno de los más populares y exitosos de la década de los ochenta. Le hallaron muerto en una habitación de un hotel de Sídney y, aunque la causa oficial de su muerte fue el suicidio, podría haber fallecido a causa de una asfixia autoerótica. De igual manera, el 4 de junio de 2009, el actor David Carradine fue hallado muerto en su habitación de hotel en Bangkok con signos de haber practicado la asfixiofilia.

V

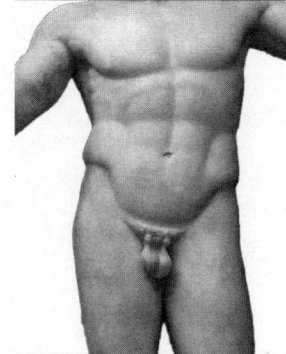

CULOS DE
MAL ASIENTO

23

EL GUARDIÁN DEL ANO DEL FARAÓN

Las primeras referencias acerca de las enfermedades del ano y del recto, como las hemorroides, se encuentran en el Código de Hammurabi (ca. 1800 a. C.), un documento asirio-babilónico contenido en un cilindro de basalto de color negro que se conserva en el Museo del Louvre de París. Las leyes que recopila eran consideradas de origen divino y entre ellas se encuentran las referentes al ejercicio de la medicina. Se fijaban los honorarios de los médicos que curaban las enfermedades y los de los proctólogos y las sanciones pertinentes.

Por ejemplo, si el médico curaba a un hombre libre, «recibirá diez siclos de plata; si es hijo de un plebeyo, recibirá cinco siclos, y si es esclavo de un hombre, el amo del esclavo dará dos siclos de plata al médico».

Si, por el contrario, el médico «trata a un hombre libre por una herida grave con una lanceta de cobre y le causa la muerte, o si abre un tumor del hombre con una lanceta de bronce y le destruye los ojos, se le cortarán las manos».

Gracias al referido texto y a un conjunto de unas 30.000 tablillas recopiladas por Asurbanipal, procedentes de la biblioteca de Nínive, una importante ciudad asiria, hemos podido saber qué concepción tenían aquellos hombres de la salud y la enfermedad, así como los procedimientos realizados por sus sanadores. En una de las tablillas, con caracteres cuneiformes, se ha hallado el siguiente tratamiento: «Te envolverás un dedo con una felpa, que empaparás de miel. Frotarás fuerte hasta que te salga sangre. Cuando deje de salir, mezclarás grasa de cerdo, salicor y arañuela que habrás molido antes y se lo introducirás en el recto».

Afirma Heródoto lo siguiente: «La manera de vivir de los egipcios es esta: cada mes, toman el purgante durante tres días seguidos conservando la salud mediante vómito y lavativas».

El primer tratado de cirugía data del año 2700 a. C. y fue escrito por Imhotep, que por su fama de sanador fue deificado y se le considera el dios de la medicina egipcia. Según Heródoto, la medicina egipcia estaba muy avanzada y especializada, hasta tal extremo que cada médico trataba una sola enfermedad. Existían proctólogos, con el título de oculista y guardián del ano del faraón, también conocido como pastor del ano o gran guardián del ano, que se dedicaban a cuidar del buen estado de su orificio natural y de los de su familia.

Las hemorroides eran muy frecuentes y la tradición refiere que antes de que José fuese vendido como esclavo había en el valle del Nilo médicos especializados en su tratamiento.

Un papiro descubierto entre los restos de una momia en la tumba de Assasif, en Luxor, por Edwin Smith en 1862 es uno de los más antiguos tratados médicos y de farmacología conocidos. Se trata del papiro Ebers, que tiene 21 metros de longitud, está escrito en forma de jeroglíficos dispuestos en columnas y se cree que fue redactado unos 1.500 años antes del nacimiento de Jesucristo. Entre sus recetas hay algunas para las enfermedades del recto y también se citan el cáncer y el prolapso del mismo.

Otro ejemplo lo hallamos en el papiro Chester Beatty (1.300 a. C.), que ofrece una larga lista de remedios tópicos y sistémicos para las patologías rectales. El dolor y el prurito anal, la trombosis hemorroidal o el prolapso rectal fueron las dolencias más comúnmente tratadas con enemas, apósitos y supositorios preparados con aceites, tierras, hierbas y frutos de aquel país. Según este documento, el ano no solo da salida al contenido intestinal, sino que además es uno de los puntos de encuentro de los vasos sanguíneos que tienen su origen en el corazón, motivo por el que existían en Egipto recetas similares para tratar el recto y el corazón.

Hay que tener en cuenta que los egipcios tenían unas nociones rudimentarias y erróneas de anatomía y fisiología del cuerpo humano, que para ellos estaba constituido por un sistema de canales (*metu*) similar a los que regaban desde el «gran río azul» (el Nilo) todo su territorio. Podemos leer en el papiro Ebers: «Hay cuatro vasos que se abren al ano y llevan aire y agua. El ano ofrece salida a cada vaso del lado derecho y del lado izquierdo, y en los brazos y en las piernas a cada vaso cargado de excrementos».

En el papiro de Tebas (1.500 a. C.) también hay numerosas recetas para enfermedades ano-rectales.

El objetivo de los enemas en el antiguo Egipto no era efectuar un lavado, sino que bastaba para obtener un efecto terapéutico que su contenido fuera absorbido por la mucosa rectal: «Después de haber inyectado la sustancia en el ano, el enfermo pasará la noche con tal sustancia hasta que amanezca».

El historiador griego Diodoro Sículo (60-30 a. C.) era un admirador de la medicina faraónica y en su obra *Bibliotheca Historica*, que consta de 40 volúmenes, afirmaba: «Para prevenir las enfermedades, los egipcios tratan a los suyos con lavativas, dieta y vomitivos; algunos médicos los administran diariamente; otros, cada tres o cuatro días».

24

SAN FIACRO,
PATRÓN DE LAS HEMORROIDES

El patrono de los jardineros, que aparece con una azada en todas las efigies y grabados con su figura, se convirtió también en el de los afectados por hemorroides, y por eso a esta enfermedad se la llamó el mal de san Fiacro.

A este mal que aflige al ser humano desde antiguo y los métodos para su sanación los tratados griegos de medicina le reservaron un espacio propio.

La palabra hemorroides deriva del griego αιμα *aima* («sangre») y ρειν *rein* («fluir») y a su vez almorrana procede del latín *haemorrheuma*, que proviene del griego αἱμορροΐδες («flujo de sangre»), αἷμα («sangre») y ῥεῦμα («flujo»), denominación errónea, pues la pérdida de sangre no es un síntoma constante.

Paulus de Aegina (625-690), cirujano de Alejandría, en su obra *Epitomes iatrikès biblio hepta* (*Compendio de Medicina en siete tomos*) incorporó a su práctica médica técnicas griegas, sirias y árabes, entre las que incluyó aquellas dirigidas a curar las hemorroides, a las que divide en «secas» y «fluentes», insiste en los inconvenientes y peligros de estas últimas y, por influencia hipocrática, aconseja combinar la ligadura y la escisión. También sugirió que si aparecía cáncer de recto y no estaba muy desarrollado, se podía intentar su exéresis completa, aunque él nunca había logrado su curación ni sabía de nadie que la hubiera conseguido.

En el siglo XIII el saber pasó de los monasterios a las universidades (Bolonia, París, Montpellier) y se inició el ocaso de la medicina monástica, entre otras razones porque en 1130 el Concilio de Clermont había prohibido practicar la medicina y sobre todo la cirugía a los clérigos para evitar toda distracción de sus deberes religiosos.

Con la expansión del cristianismo, surge el auge de la fe en la «curación espiritual». En la Alta Edad Media (500-1.000), inmediatamente después de la caída del Imperio romano, el saber médico se basaba en los textos griegos y romanos que quedaban en los monasterios y numerosos monjes organizaron la asistencia sanitaria en ellos. El más conocido fue el monasterio de Montecasino, fundado por san Benito de Nursia en el año 529, que acogía a peregrinos y enfermos. Además, en los conventos se comentaban y copiaban escritos de la medicina galénica.

Asimismo, en la Edad Media abundaban las supersticiones y los cultos paganos y la imaginación popular confería a los santos poderes sobrenaturales. Así surgieron los «santos sanadores», cada uno especializado en la curación de una enfermedad determinada. El término hagioterapia hace referencia a obtener la curación invocando a los santos, a los que se atribuía la capacidad de restablecer la salud y la de quitarla como castigo por un pecado cometido o una promesa incumplida.

En cuanto a las afecciones anales, un código del siglo XI ya recoge un conjuro contra las fístulas. También surgieron las llamadas imprecaciones a san Fiacro para librarse de las hemorroides.

De origen irlandés, Fiacro siguió la vocación religiosa y marchó a Francia con su hermana Sira para establecerse en la diócesis de Meaux, cerca de París. Sira ingresó en un convento y tras su muerte fue canonizada; su hermano Fiacro hizo vida de ermitaño en Brie, en un lugar que actualmente se llama Saint Fiacre. San Farón, obispo de Meaux, le concedió un área del bosque de Breuil, donde Fiacro fundó la abadía de Breuil, en la proximidad de la ciudad francesa de Meaux, a orillas del río Marne y al nordeste de París. Disponía de un oratorio en honor de la Virgen María, un hospicio en el cual recibía peregrinos y un dormitorio en el que vivía. Por eso también se le conoce como Fiacro el ermitaño. En aquellas tierras cultivó plantas medicinales para su práctica médica y las cosechas que obtenía se utilizaban para el sustento de los peregrinos y el alivio de los enfermos con diversos padecimientos, entre ellos, las hemorroides.

La fama de la bondad y virtudes del ermitaño Fiacro se extendió rápidamente y a visitarlo acudían personas de todas partes y clases sociales. Como necesitaba un terreno mayor del que disponía para atender al creciente número de visitantes, se lo pidió a su obispo, quien, según la leyenda, estaba dispuesto a concederle todo el terreno que fuera capaz de trabajar en un día de labor cavando con una azada, y Fiacro logró una gran extensión de terreno porque era un buen agricultor y jardinero. Una envidiosa mujer llamada Baguenaude lo acusó de haberle dado brebajes y remedios mágicos y de haber ejercido sobre ella acciones de hechicería, y el obispo Farón sometió a Fiacro a la prueba de esperar el juicio de Dios, sentado en una gran piedra, frente a la iglesia. Así permaneció varios días hasta que, convencido de su inocencia, el obispo le ordenó regresar a su ermita al tiempo que castigaba a la calumniadora. Como la piedra en la que estuvo sentado Fiacro esperando el juicio divino se ablandó como la cera al recibir la impresión de su cuerpo, nació la leyenda de que los que se sentaran en aquella se curarían de sus hemorroides.

Michael Toussant du Plessis, en su *Histoire de l'Eglise de Meaux* (1731), afirma: «Hace siglos que en el monasterio de Saint Fiacre se conserva una piedra sobre la cual quienes padecen hemorroides se sientan pudorosamente sin desnudarse ni levantarse sus vestidos».

San Fiacro murió el 30 de agosto del año 670 y ese día se celebra su festividad. Está enterrado en una capilla de Saint Fiacre, en Brie, famoso lugar de peregrinaciones para buscar remedio a las afecciones anorrectales. Su devoción podría haberse incrementado por los métodos operatorios de la época, como el indicado en la Alta Edad Media por Aetius de Amida (527-565) en su obra *Tetrabiblon*, donde detalla la operación para las hemorroides de Oribasio de Pérgamo: «Exteriorización de las hemorroides con un gancho y sección de las mismas con un cuchillo de ancha lámina», o el de aplastarlas y cauterizarlas con unas pinzas de hierro al rojo vivo. No es extraño que los enfermos prefiriesen invocar a san Fiacro antes que ir al cirujano.

La peregrinación de Enrique V de Inglaterra

Enrique V de Inglaterra (1386-1422) viajó con parte de su séquito hasta la abadía de San Fiacro para implorar la cura de su problema hemorroidal, pero, a pesar de sus oraciones, no le fue concedido el milagro. Uno de los objetivos principales de Enrique V fue reivindicar para Inglaterra tierras francesas que consideraba suyas, los ducados de Aquitania, Guyena, Gascuña y Normandía, que en aquella época eran más o menos un tercio del reino de Francia. Parece que tras su victoria en la batalla de Agincourt de otoño de 1415 Enrique permitió que su ejército saqueara el santuario de Fiacro, y trató de llevarse el cuerpo a Inglaterra. Pero la leyenda cuenta que este plan se vio frustrado cuando Fiacro impidió sobrenaturalmente que los caballos se llevaran el ataúd fuera del recinto del monasterio. Según el médico e historiador escocés Tobías George Smollett, a Enrique V se le agravaron las hemorroides después de haber saqueado la capilla dedicada a san Fiacro, y dijo que no solo había sido atormentado por irlandeses vivos, sino también por los muertos.

A finales de 1420 Enrique V regresó a Inglaterra, pero la situación en Francia era aún inestable y decidió volver a principios de 1422. Dejó en Inglaterra a su esposa Catalina y a su hijo, futuro Enrique VI, a los cuales no volvería a ver. Murió 16 días antes de cumplir los treinta y seis años de edad en el castillo de Vincennes, al este de París, de la enfermedad de san Fiacro el 31 de agosto de 1422, un día después del día en que se conmemora al santo. El proctólogo José Antonio Rodríguez Montes,* basándose en un dato que obtiene del libro *The History of England* del historiador escocés David Hume, sostiene que la causa del óbito real fue una fístula perianal, mientras otros autores indican que falleció de disentería. Su cuerpo fue trasladado a Inglaterra y yace en Londres en la Abadía de Westminster.

---

* Rodríguez Montes, J.A., «Evolución histórica de la proctología: del cauterio a la cirugía robotizada», discurso de ingreso como académico de número en la Real Academia de Doctores de España, 8 de abril de 2015.

Los dolores del césar Carlos

El nieto de los Reyes Católicos, Carlos V (1500-1558), también pade-ció problemas hemorroidales porque sufría un estreñimiento pertinaz y tomaba los alimentos muy especiados, pues le resultaban insípidos al engullirlos casi enteros por su prognatismo. Según el relato del cronista Pedro Mexía, tenía «en el comer mucho trabajo; por no encontrarse los dientes no podía mascar lo que comía, ni bien digerir, de lo cual venía muchas veces a enfermar».

De las almorranas del emperador dice el doctor Pedro Gargantilla: «Es sabido que en Jarandilla sufrió dolores hemorroidales que fueron tratados por uno de sus médicos, el milanés Andrea Mola, con una hierba llamada caliopsis, que alivió en gran parte las molestias procto-lógicas imperiales, hasta el punto de que Carlos mandó cultivar dicha planta en el monasterio de Yuste».[*]

El relicario mágico del cardenal Richelieu

Armand Jean du Plessis (1585-1642), es decir, el temido y poderoso cardenal Richelieu, también solicitó la compasión de san Fiacro por el padecimiento que más sufrimiento le causó, porque no solo tenía he-morroides, sino también múltiples fístulas anales. Al cardenal, conocido como el personaje maléfico y siniestro de *Los tres mosqueteros* de Ale-jandro Dumas, le fueron enviadas a París algunas reliquias de san Fiacro por orden del obispo Bossuet, porque se consideraban milagrosas para la patología anorrectal.

Otras leyendas cuentan que Richelieu peregrinó hasta el santua-rio de San Fiacro para que se abriera el relicario del santo y pudiera aplicar los huesos allí custodiados a sus partes dolientes. Diversas fuen-tes indican que después quiso llevarse algunos de aquellos huesos con él, seguramente para aplicarlos a demanda en sus partes afectadas.

---

[*] Gargantilla, P., *Enfermedades de los reyes de España. Los Austrias*, La Esfera de los Libros, Madrid, 2005.

Además, recibió purgas y sangrías, y acudió al balneario de Lancy para tomar baños de lodo. También le fue prescrito el láudano en varias ocasiones e incluso se le administró vino mezclado con varios productos, como el estiércol de caballo.

Richelieu creía en la astrología y otro tipo de remedios mucho más que en la medicina tradicional. Por ejemplo, para remediar sus hemorroides, además de las reliquias de san Fiacro, hizo que le enviaran desde Roma un anillo que puso en su dedo anular, pues le aseguraron que era un verdadero antídoto contra ese mal. Hasta aceptó que la influyente Leonora Dori, marquesa de Ancre y condesa de la Penna, hiciera bendecir gallos y pichones para aplicárselos en la cabeza.

Le acompañaba un enfermero que, al parecer, todas las mañanas le hacía las curas correspondientes, y tenía contratados de forma permanente a un médico, un cirujano y un boticario.

Además de pasar sus últimos años muy enfermo con problemas hemorroidales, el cardenal sufrió ataques de reumatismo, un absceso en su brazo derecho que tuvo que ser drenado en varias ocasiones y un episodio de retención de orina por el que se le tuvo que poner una sonda vesical. A pesar de su mala salud, Richelieu viajó al Rosellón, en el sur de Francia, para liberar la ciudad de Perpiñán, capital del departamento de los Pirineos Orientales, que estaba en manos españolas. Se encontraba tan mal que fue llevado en una cama, pues ni podía ponerse de pie. Murió unos meses después de este viaje, el 4 de diciembre de 1642, a los cincuenta y siete años.

25

LAS ALMORRANAS SANGRIENTAS
DE DON JUAN DE AUSTRIA

Una vida llena de peligros como la de don Juan de Austria tuvo un inesperado final por una negligencia médica.

La fecha exacta de su nacimiento se desconoce, pudo haber sido el 24 de febrero de 1545 o de 1547. Su madre se casó al poco de nacer con Jerónimo Píramo Kegell, por lo que es posible que el nombre con el que se le llamó de niño, «Jerónimo» o «Jeromín», derivara del de su padrastro. Don Juan de Austria era hijo del emperador Carlos I y de la joven alemana Bárbara Blomberg. Su padre lo encomendó de niño al cuidado de su fiel colaborador Luis de Quijada y de su mujer Magdalena de Ulloa, en Villagarcía de Campos (Valladolid). Al cumplir tres años el emperador decidió trasladarlo cerca de Madrid y lo confió a Francisco de Massy, violinista de la corte, y a su mujer, Ana Medina, que vivían en Leganés. Su hermanastro, el rey Felipe II, envió al joven Juan de Austria con su hijo el infante Carlos y con su sobrino Alejandro Farnesio a estudiar a la Universidad de Alcalá de Henares. Los tres jóvenes tenían aproximadamente catorce años.

Poco antes de morir, Carlos I redactó un codicilo (disposición de última voluntad), fechado el 6 de junio de 1554, en el que reconocía: «Por quanto estando yo en Alemania, después que embiudé, huve un hijo natural de una mujer soltera, el que se llama Gerónimo».Y el emperador en su testamento recogía que su hijo Jerónimo pasaba a llamarse Juan en honor al nombre que hubiese querido ponerle la reina Juana a Carlos I.

Hombre valiente y de máxima confianza de su hermanastro Felipe II, en 1568 fue nombrado capitán general de la flota de la Santa Liga y al frente de una treintena de naves recorrió el Mediterráneo protegiendo los barcos de piratas y corsarios. A su cargo estuvo también la misión de aplastar la rebelión morisca durante la guerra de las Alpujarras, orden real que cumplió en 1571. Vencedor en la batalla de Lepanto, que dio al traste con la ambición de los otomanos de dominar toda Europa occidental, don Juan de Austria partió después a pacificar Flandes, en donde tomaba fuerza la sublevación para desligarse de Felipe II. El rey le encomendó esta difícil tarea en una carta fechada en mayo de 1576: «Confío en vos, hermano mío, que desde que os informéis del estado de los negocios en los Países Bajos dedicaréis vuestra fuerza y vuestra vida a un negocio tan importante para el honor de Dios y el bienestar de su religión. Y como están en peligro, no hay sacrificio que deba evitarse para salvarlos».

Obedeciendo las órdenes reales, don Juan de Austria se trasladó a caballo y sus padecimientos osteoarticulares y hemorroidales hicieron penoso el largo viaje. Según el doctor Ramírez, su médico personal, las armaduras metálicas y las sillas de montar incómodas eran una pesadilla para los que tenían hemorroides.

Tras enfrentarse a los protestantes, el hermanastro de Felipe II firmó, el 17 de febrero de 1577, el Edicto Perpetuo, por el que se acordaba la paz entre la monarquía hispánica y las provincias de los Países Bajos, que reconocían como su rey a Felipe II. Sin embargo, aquellas tierras estaban lejos de pacificarse y la guerra continuó.

Don Juan murió el 1 de octubre de 1578 en un insalubre campamento militar de Bouge, un municipio de la ciudad belga de Namur. Unas semanas antes, entre agosto y septiembre, en cartas dirigidas a su hermanastra Margarita de Parma, también hija ilegítima de Carlos I, exgobernadora de los Países Bajos, le relataba que padecía un cuadro febril, con debilidad, cefalea, manchas en la piel, diarreas prolongadas sanguinolentas y temblores. Aquel verano en Flandes hubo una epidemia de tifus y don Juan de Austria pudo haberse contagiado.

Sobre sus últimas horas, contamos con el testimonio de Dionisio Daza Chacón, su médico personal, en su libro *Práctica y teórica de Cirugía* publicado en Valladolid en 1580, en el que habla de los tratamientos que había para las hemorroides y del que se aplicó a don Juan:

El remedio de tratar las almorranas con sanguijuelas es más seguro que el rajarlas ni abrirlas con lanceta, porque de rajarlas algunas veces se vienen a hacer llagas muy corrosivas, y de abrirlas con lanceta lo más común es quedar con fístula y alguna vez es causa de repentina muerte; como acaeció al serenísimo Don Juan de Austria, el cual, después de tantas victorias [...] vino a morir miserablemente a manos de médicos y cirujanos, porque consultaron y muy mal darle una lancetada en una almorrana. Dieron la lancetada y sucediole un flujo de sangre tan bravo que pese a hacerle todos los remedios posibles en cuatro horas dio el alma a su creador, cosa digna de llorar y de gran lástima. Si yo hubiera estado aún a su servicio no se hiciera un yerro tan grande como se hizo.

El informe de la autopsia que se practicó a su cadáver dice así:

[Los médicos] nos encontramos con el cuerpo del Soldado, color negro y verde con manchas azules en pies y brazos. Dadas navajadas la carne estaba del mismo color y no salía humedad alguna, la carne parecía engrudo. Llegado a tomar con los dedos una parte así se deshacía de la otra como si fuera borra. El corazón no tenía sangre, tan arrugado y marchito como un paño mojado [...]. [El cerebro] estaba tan seco todo que parecía haberlo compuesto a posta de toda humedad y sangre. Esto es de advertir en los que mueren de tabardillo, especialmente en pasiones de cabeza, como el delirio y el sueño, como se ha visto en anatomías. Suelen tener en el corazón más sangre y mucho agua entre las telas y en toda capacidad la sustancia del cerebro y las telas muy húmedas.

El cuerpo de don Juan de Austria fue trasladado a España, después de ser seccionado en tres partes para evitar que pudiera caer en manos enemigas. Posteriormente las unieron de nuevo y sus restos reposan en el monasterio de San Lorenzo de El Escorial. Su tumba está cubierta por una estatua yacente que le representa ataviado con armadura, y tiene los guanteletes quitados como símbolo de que no murió en combate.

26

LA PENOSA RETAGUARDIA DE NAPOLEÓN

Cuando en febrero de 1815 Napoleón Bonaparte escapó de la isla de Elba para regresar a París y recuperar el poder, las hemorroides eran uno de los múltiples trastornos de salud que padecía desde hacía años. Esta afección, que condicionaba su desempeño como militar, empeoró entre marzo y mayo de aquel año, cuando se vio obligado a estar permanentemente sentado en su despacho para reorganizar su ejército.

El trabajo extenuante al que se sometía le provocaba continuas molestias gástricas. En vísperas de la batalla de Waterloo del 18 de junio de 1815, que sería su final como político y conquistador, Napoleón tuvo una intensa epigastralgia (dolor de estómago). Aquella mañana, su deteriorado estado de salud le impidió montar a su caballo Marengo desde primeras horas y al frente de la caballería tuvo que ponerse el mariscal Nely. Muy mal debía de encontrarse para no poder ni cabalgar porque era un gran jinete y de enorme resistencia. De hecho, existe la leyenda de que algunos caballos se desplomaron mientras los montaba.

Bonaparte se quedó para tratarse una hemorragia hemorroidal que le obligó a llegar con retraso al campo de batalla. Aquejado de fuertes dolores hemorroidales, apenas podía andar, lo hacía con las piernas separadas, y siguió los acontecimientos desde el puesto de mando incapaz de tomar decisiones. Por eso se dice que, más que una hemorragia, fue una trombosis hemorroidal lo que influyó en la derrota del emperador. Afirma el proctólogo José Antonio Rodríguez Montes que Napoleón,[*] «atontado por la falta de sueño y el opio administrado, aquella mañana no pudo montar a caballo hasta las 10, una hora demasiado tardía para dirigir y enderezar el curso de la batalla». A lomos de su corcel, era ostensible en Napoleón el pantalón manchado de sangre mientras «sufría un dolor similar al de ir cabalgando sobre un alfiletero».

Sobre el origen de sus hemorroides Bonaparte le había comentado al doctor Antommarchi: «Tengo estreñimiento habitual, es un problema de infancia, siempre lo he tenido». La primera crisis hemorroidal se le habría manifestado a Napoleón en 1807, según los comentarios que hace su hermano Jerónimo en una carta: «Comprendo que sufres de hemorroides. El sistema más sencillo para deshacerte de ellas es aplicarte tres o cuatro sanguijuelas. Desde que yo he usado este remido ya no me atormentan...». Asimismo, existen cartas dirigidas a Josefina, en las que Bonaparte se quejaba de sus hemorroides, además de tos constante, jaqueca, accesos febriles y trastornos urinarios.

Para aliviar las hemorroides, el doctor Dominique-Jean Larrey, que era cirujano jefe de su gran ejército, le recomendó que se aplicase unos trozos de tela de franela con una loción blanca (agua saturnina) que contenía subacetato de plomo al 2 por ciento.

Es probable que debido a su personalidad Napoleón hubiera podido padecer una colitis funcional crónica, lo que llamamos síndrome de intestino irritable (SII), que alterna el estreñimiento con episodios diarreicos. Estos últimos podrían estar en relación con el curso del SII, o bien tratarse de infecciones bacterianas o parasitarias, habida cuenta de que estuvo en Egipto, donde abundan los parásitos. El doctor Pedro Gargantilla en su libro *Enfermedades que cambiaron la historia* cuenta que la alimentación de Bonaparte favorecía las hemorroides porque, «era irregular y caprichosa, y solía beber poca agua, por lo que las heces debían ser bastante compactas».[**]

El escritor Néstor Luján, en cambio cree que las hemorroides de Bonaparte son solo parte de rumores inventados y así lo argumenta en su libro *En la cabecera de los protagonistas de la historia*:

[*]   Rodríguez Montes, *op. cit.*

[**]   Gargantilla, P., *Enfermedades que cambiaron la historia*, La Esfera de los Libros, Madrid, 2016.

Según un mito inexorable, Napoleón había sufrido de hemorroides durante toda su vida, cosa que va en contra de aquellas cabalgadas de tantas horas a las que nunca renunció. Sin embargo, es una leyenda persistente aquella que afirma que Napoleón, en la batalla de Waterloo, estaba aquejado por un ataque agudo de hemorroides. Pero parece que jamás las sufrió y su ayuda de cámara Marchand lo niega categóricamente. Marchand era el encargado de administrar al emperador los enemas y, poseedor de tal intimidad, no podía equivocarse.[*]

La salud de Napoleón fue precaria desde su juventud. Había nacido en 1769 en Ajaccio (Córcega) y durante sus misiones como militar contrajo diversas enfermedades. Solo entre 1786 y 1790 ya se le concedieron dos permisos para tomar aguas termales que lo sanaran. Apenas un año después, cuando fue nombrado teniente primero en un regimiento de artillería de Valence, sufrió un brote serio de paludismo y a partir de ahí sus enfermedades se multiplicaron. La sarna y la dermatitis atópica fueron solo el principio.

Luego vendrían crisis nerviosas, dramáticos ataques de tos, infecciones pulmonares y males desconocidos, como el que en 1802 le llevó a exclamar: «¡Cómo sufro!». Las afecciones no respetaban a aquel hombre que se hizo con el poder de Francia el 18 de brumario, es decir, en el golpe de Estado del 9 de noviembre de 1799 por el que se convirtió en el primer cónsul de Francia ni siquiera cuando se proclamó emperador en mayo de 1804. La salud de Bonaparte fue debilitándose entre guerras y trincheras y en sus últimos años, ya vencido definitivamente, tampoco quiso darle tregua.

Napoleón fue desterrado a Santa Elena, una isla perdida del Atlántico a 2.000 kilómetros de tierra firme, un lugar insalubre donde proliferaba el paludismo y las ratas campaban a sus anchas. Allí desembarcó el 17 de octubre de 1815 y sobrevivió hasta el 5 de mayo de 1821 en lo que fueron casi seis años de padecimientos entre dolores abdominales, hemorragias e infecciones. Se ha dicho que pudo ser envenenado, pero no hay pruebas concluyentes. Además, su estado físico era tan lamentable que si lo que se quiso fue evitar que regresara a París su asesinato era del todo innecesario.

---

[*] Luján, N., *En la cabecera de los protagonistas de la historia*, Ediciones Doyma, Barcelona, 1992.

HEMORROIDES Y PARTO, UNA CONCURRENCIA FATAL

Cuentan las crónicas que Constanza Manuel de Villena (1323-1349), segunda esposa de Pedro I el Severo de Portugal, falleció tras un parto por las hemorroides que desarrolló durante la gestación. Al parecer el nacimiento del heredero fue muy complicado y doloroso. Los médicos intentaron parar las hemorragias de la reina y le practicaron sangrías, que aún la debilitaron más, mientras su esposo y la amante de este, Inés de Castro, estaban entretenidos en otros menesteres.

Los datos son confusos, pero la fecha oficial del fallecimiento de Constanza en Santarem es el 13 de noviembre de 1345, a los veintinueve años, unas dos semanas después del nacimiento del infante Fernando, que había llegado al mundo el 31 de octubre. Pero, según el cronista Rui de Pina y la *Crónica dos Sete Primeiros Reis de Portugal*, Constanza murió tras el parto de otra infanta que falleció poco después. El escritor, bibliógrafo y genealogista portugués Antonio Caetano de Sousa, en su obra, *Historia Genealógica de la Real Casa Portuguesa*, cita un documento del archivo del Real Monasterio de Lorvão donde consta que Constanza aún vivía en 1347. Y el historiador Frederico Francisco Stuart de Figanière e Morão, en sus *Memórias das rainhas de Portugal*, basándose en el obituario de la iglesia de San Bartolomeo en Coímbra, indica que falleció en 1349. Lo corrobora el médico e historiador portugués Salvador Manuel Dias dos Santos Arnaut (1913-1995), quien cree que Constanza pudo haber dado a luz a otra hija, María, llamada igual que su hermana mayor, cuatro años después del nacimiento del infante Fernando, y que entonces, esa vez sí, no pudo superar las hemorragias que sufrió.

28

LA FÍSTULA DEL REY SOL

Luis XIV de Francia, el Rey Sol, nació en Saint-Germain-en-Laye, Francia, en 1638 y murió en Versalles a los setenta y seis años, después de un reinado de 72 años y 110 días. Era un hombre de gran fortaleza, experto bailarín, buen jugador de pelota y diestro cazador, pero tuvo bastantes achaques. En el *Journal de la Santé du Roi Louis XIV*, los doctores Antoine Vallot, Antoine d'Aquin y Guy-Crescent Fagon afirman que padeció viruela con nueve años, tifus exantemático a los veinte, tuvo alteraciones cutáneas, fiebres intermitentes, lombrices y ataques de gota. Cuatro meses después de haber cumplido los cuarenta y siete años, el doctor D'Aquin le diagnosticó un absceso y una gran fístula anal.

A Luis XIV le trataron sin éxito con purgas, enemas, compresiones, lociones, sangrías y cauterización con instrumentos de hierro al rojo vivo. Antoine Vallot afirmaba que la fístula real «tenía su origen en los excesivos enemas», una teoría probablemente cierta, si se considera que la canulación flexible no estaba todavía popularizada.

El monarca no podía sentarse ni montar sus caballos favoritos por el intenso dolor. Según el proctólogo José Antonio Rodríguez Montes: «Luis XIV consumió unos 2.000 purgantes y más de 1.500 enemas, según cálculos realizados por los historiadores, además de todos los tratamientos médicos que tanto hicieron sufrir al monarca».★

★ Rodríguez Montes, *op. cit.*

Su higiene era casi inexistente —cuentan que solo se bañó dos veces en su vida—, lo que agravaba su problema. Seguramente por la infección y la fiebre, sudaba profusamente, se cambiaba de camisa tres veces durante el día y en varias ocasiones por la noche. A pesar de los perfumes y las bolsas de hierbas aromáticas ocultas en la ropa, su presencia en el palacio de Versalles se olía a distancia. Su madre, la reina Ana de Austria, angustiada por su estado, imploró su curación ante la tumba de san Fiacro.

El barbero-cirujano Charles-François Félix de Tassy propuso para Luis XIV una operación de la fístula y pidió seis meses para ensayarla. Se valió de 75 prisioneros y de varios campesinos y usó un bisturí curvo con un filo en su concavidad llamado siringotomo que había descrito Galeno, la gran figura de la medicina romana. A partir de entonces a aquel instrumento se le llamó «bisturí real» y se expone en el Museo de Historia de la Medicina de París con el «retractor real» y el retrato del cirujano.

Tassy se basó probablemente en la obra del anatomista y cirujano italiano Girolamo Fabrizi de Acquapendente, considerado por el doctor Rodríguez «el más grande proctólogo del Renacimiento, quien en su obra *Opera Chirurgica* comenta el método de Celso para el tratamiento de las fístulas de ano, las modificaciones que él hace y el instrumental que emplea».

Por fin, el 18 de noviembre de 1686 a las 7 de la mañana, Tassy operó al monarca, ayudado por los doctores D'Aquin y Fagon, estando presentes Françoise d'Aubigné, más conocida como marquesa de Maintenon, que fue amante del soberano y con la que más tarde se casó; su hijo Luis (1661-1711), delfín de Francia; su confesor François d'Aix de la Chaise y su ministro de Estado el marqués de Louvois. La operación duró tres horas y hacia el final el ilustre paciente, seguramente en medio de un dolor intenso, se giró y le dijo a Tassy: «¿Ha terminado? Acabe y no me traten como a un rey, quiero curarme como si fuera un campesino».

Los pormenores de la intervención constan en el *Journal de la Santé du Roi Louis XIV*, que se conserva en la Biblioteca Nacional de

París. Los datos más técnicos se consignaron en el *Tratado de la fístula*, editado en 1689 por Louis Le Monnier.

Tres meses después, Luis XIV volvió a montar su caballo. Por aquel episodio, 1686 fue declarado «año de la fístula» y Félix de Tassy fue recompensado con un título nobiliario, una finca rústica en Molineaux y la considerable suma de 300.000 libras, además de obtener permiso para llamarse solo Félix.

La curación del monarca fue un motivo de alegría y uno de los mejores músicos de la época, el francés de origen italiano Jean Baptiste Lully, compuso la canción «Grand Dieu sauve le Roi» («Gran Dios salve al Rey»), que más tarde se convirtió en el himno de la monarquía hasta la Revolución francesa. La canción se hizo tan popular que cuando en 1714 George Friedrich Händel visitó Francia se quedó con su pegadiza música. El 1 de agosto de ese año fue nombrado rey de Inglaterra Jorge I y Händel, que había sido músico de cámara del príncipe, se trasladó a Londres para ofrecérsela al ahora soberano como propia con algún arreglo, una melodía que se convirtió en el actual himno británico «God save the King».

En su libro *Médicos de cámara y dolencias reales,* Wilhelm Treue[*] afirma lo siguiente: «Cuando Luis XIV fue operado en el año 1686, a causa de dolorosos sufrimientos en el ano, más de 30 nobles completamente sanos quisieron someterse a esa misma intervención, y con tal motivo se trasladaron a Versalles. Todo con la intención de expresar su simpatía y lealtad al monarca».

---

[*] Treue, W., *Médicos de cámara y dolencias reales*, Luis de Caralt, Barcelona, 1958.

MARTÍN LUTERO DESCRIBE EL ESTADO DE SU ANO

Martín Lutero (1485-1546) padeció varios males a lo largo de su vida, entre ellos, un estreñimiento que le torturó durante años y sobre el cual dejó escritas detalladas e ilustrativas descripciones.

Había ingresado en 1505 como novicio en el monasterio de los monjes agustinos de Erfurt por una promesa que hizo durante una tempestad si salvaba la vida. En el convento donde vivía Lutero la disciplina era muy estricta. Los novicios vestían un hábito de áspera lana que era insuficiente para protegerlos del frío invierno de Sajonia. La dieta era básicamente vegetariana, los ayunos, frecuentes, y tenían que levantarse en plena noche para rezar maitines.

Entre 1507 y 1515 se ordenó sacerdote, llegó a ser profesor de Teología de la Universidad de Wittemberg y doctor en Biblia y fue nombrado vicario de varios monasterios.

Descontento con prácticas de la Iglesia católica que consideraba abusivas, Lutero se reveló contra la institución y elaboró sus famosas 95 tesis para llevar a cabo la Reforma que en 1517 clavó en la puerta de la catedral de Wittemberg para hacerlas públicas. Pronto empezó a tener adeptos, entre ellos, príncipes interesados en arrebatar la preeminencia sobre la cristiandad de la Iglesia y de su más fiel defensor, el emperador Carlos V, que quiso evitar a toda costa el cisma religioso que se aproximaba.

En 1521 el emperador medió para acabar con la Reforma, pero los teólogos romanos y los reformados, tras largos debates, no conciliaron sus posturas. Ante la inflexibilidad de los reformados Carlos V firmó un edicto por el que Lutero era puesto fuera de la ley y se prohibía que se le diera cobijo y sustento, así como la lectura, posesión y edición de sus obras.

Para no ser apresado, Lutero, que tenía entonces treinta y ocho años, se refugió en el castillo de Wartburg bajo la protección del príncipe elector de Sajonia Federico III. El cambio de vida que experimentó el agustino fue notable. Se dijo que durante su confinamiento en el castillo se dio a la bebida y que padecía estreñimiento severo y hemorroides.

En 1525 se casó con Catalina de Bora, una monja que se convirtió al protestantismo y que tenía dieciséis años menos que él. Tuvieron seis hijos y adquirieron una granja que administraba la esposa, mientras él se dedicaba de lleno a la escritura y a su labor pastoral.

El 22 de abril de 1527, mientras predicaba, un cuadro de vértigo le impidió terminar su sermón. Dos meses después, durante una cena con invitados cayó desmayado por los fuertes pitidos que sentía en su oído izquierdo. Se sentía morir y confesó y comulgó, pero no aceptó la extremaunción. Tardó tres meses en restablecerse y describió el episodio como un fuerte «rumor» en los oídos que provenía de dentro. Sentía que Satanás le castigaba con sus puños y escribió:

> Estoy torturado por un ruido y un zumbido en el oído, como si en mi cabeza corriese viento. El diablo no es ajeno a esto. No sabéis lo horrible que es este vértigo: todos los días me ha resultado imposible leer una carta y aun dos o tres líneas de los Salmos. Al cabo de esos tres o cuatro días, recomienza el ruido y casi me caigo del sillón […].
>
> Ninguna medicina del mundo puede curarla […]. Todos los médicos que intentan curar esas enfermedades, como si provinieran de causas naturales, son imbéciles ignorantes. No conocen nada, ni del diablo ni de sus obras.

En sus cartas contaba Lutero que su estreñimiento le ocasionaba dolores abdominales continuos y cuando tenía que soportar el suplicio de hacer una «evacuación fecal» llegó a pensar que Satanás se alojaba en sus intestinos. En una misiva de 1528 refiere que durante la defecación «sale carne alrededor del ano y se inflama hasta adquirir el tamaño de una nuez, con una pequeña herida parecida a un grano de mostaza». Afirma que cuanto más líquidas son las deposiciones más le escuece la herida, y le duele menos cuando las deposiciones son sólidas. Si las heces están mezcladas con sangre, su evacuación es casi un alivio placentero hasta el punto de que le apetece defecar. Aconsejaba no intentar detener el flujo, pues, según decía, las enfermedades salen por la puerta de los excrementos y quien las expulsa es quien más vive.

Escribe Lutero al reformador luterano Justus Jonas en 1528, e incluso antes, en 1522, a su amigo Philipp Mélanchton, explicándoles las molestias que tenía: «El Señor me ha destinado un gran dolor en el trasero; mis deyecciones son tan duras que tengo que hacer esfuerzos dolorosísimos hasta el punto de sudar. Ayer he ido al baño después de cuatro días; así no he dormido en toda la noche».

Hacia 1530 Lutero era muy obeso y nada quedaba del monje ascético de su juventud. Su aspecto, inmortalizado en los retratos de Lucas Cranach el Viejo, no respondía al de un hombre enjuto y austero, como se suponía que deberían ser los santos. Su gusto por la cerveza, el vino y la comida, unido a la vida sedentaria, le pasó factura. Ese año se celebró la Dieta de Augsburgo, un nuevo intento de Carlos I de evitar el cisma, pero Lutero no acudió, quizás por miedo a ser detenido o porque no tenía suficientes fuerzas. Siguió escribiendo cartas a sus conocidos en las que hacía mención al padecimiento de dolores de cabeza insoportables que le obligaban a pasar días sin poder leer o escribir. También sufrió dolor de muelas y las hemorroides siguieron molestándole.

En 1543, tres años antes de su muerte, la salud de Lutero era muy frágil. Padecía gota, «mal de la piedra» (presencia de piedras en la vejiga urinaria), estreñimiento y retención de orina. Tenía una úlcera en la pierna desde hacía años que no se cerraba y al no poder caminar acudía a dar clase y a predicar montado en un carro. En uno de aquellos viajes el traqueteo del vehículo debió de mover una de las piedras de la vejiga urinaria, lo que resolvió la retención y pudo orinar.

En 1546 Lutero tuvo necesidad de viajar a Eisleben, su ciudad natal, para un asunto familiar. El viaje desde Wittemberg lo hizo en un carro acompañado por tres de sus hijos. Poco antes de llegar sufrió un colapso, pero se recuperó y logró, a duras penas, participar en algunas de las reuniones previstas. En la tarde del 17 de febrero de nuevo se sintió enfermo, con frío y dolores en el pecho. Le atendieron dos médicos con friegas y paños calientes. Quisieron darle alguna medicina, pero se negó. Poco después fallecía «sin inquietud o malestar físico ni dolores previos a la muerte», según los allí presentes.

No sabemos cuál fue la causa del óbito, porque los dos médicos que le atendieron no eran sus habituales y no conocían su historia clínica. Uno mencionó una apoplejía y el otro, un problema de corazón. Su médico de cabecera, el doctor Matthaus Ratzeberger, que no pudo estar presente, afirmó que había muerto por la obstrucción de la úlcera de la pierna, «lo que había impedido expulsar los humores húmedos que habían alcanzado su pecho y constreñido su corazón». Con las prisas del viaje, Lutero había olvidado el sublimado corrosivo con el que trataba aquella llaga abierta, sobre la que escribió en una ocasión: «Por poco me muero, y ahora, bañado en sangre, no puedo hallar paz. La herida que se tomó cuatro días en sanar se abre de nuevo inmediatamente».

Es probable que en la pierna donde Lutero tenía la úlcera se hubiera formado un trombo por la inmovilidad prolongada a que le obligó el viaje, que posteriormente se hubiera desplazado al pulmón y causara un tromboembolismo agudo.

CLISTERES, LAVATIVAS Y ENEMAS: USOS Y ABUSOS

En su *Historia naturalis*, Gaius Plinius Secundus, más conocido como Plinio el Viejo (23-79 d. C.), afirma: «Una cosa como esta enseñó un ave, en Egipto, llamada ibis, lavándose con su acorvado pico aquella parte por donde es cosa muy saludable que las superfluidades ordinarias de los mantenimientos desciendan».

El ibis, que llegaba en las épocas de lluvias hasta las riberas del Nilo en el antiguo Egipto, introduce su largo pico en el ano porque la grasa de la glándula uropigial le sirve para embellecer y proteger sus plumas.

En papiros del antiguo Egipto se afirma que el dios Osiris reveló el uso del enema a los sacerdotes médicos egipcios que en una ocasión en que paseaban por las orillas del Nilo observaron la sagrada ave. Los que ejecutaban dicho procedimiento recibían el título de guardianes del ano del faraón.

Esa asociación entre el mundo de lo divino y la habilitación para practicar la limpieza intestinal también se encuentra en algunos documentos de Mesopotamia, en los que se afirma que en los templos trabajaban «los hombres de los ungüentos y enemas».

La idea de que fue la observación del ibis lo que inspiró la fórmula de los enemas llegó a la Edad Media. Así, en el *Bestiario* del poeta anglonormando Philippe de Thaon, escrito entre los años 1121 y 1152, se encuentra la siguiente referencia al ibis: «Y cuando quiere purgarse, va a mojarse el trasero, lo irriga con agua con el pico y lo deja completamente limpio».

Lo cierto es que los egipcios concedían una especial atención a la evacuación de los desechos orgánicos, anticipándose a la terapéutica humoral de la medicina hipocrática: «Los alimentos inapropiados, las excesivas mezclas de alimentos y las alteraciones de la circulación por los *metu* de materias morbosas, podían ser excrementicias y factor de putrefacción intestinal origen de las enfermedades del ano».

Bajo el concepto de *metu* englobaban las arterias, venas y otros conductos que formaban parte de un sistema colector similar a los canales de riego que evitaban inundaciones durante las crecidas anuales del Nilo. Consideraban que los enemas era una buena práctica para evacuar el intestino, purificar el organismo y administrar fármacos.

En el *Libro del tesoro*, obra enciclopédica del filósofo y embajador florentino del siglo XIII Brunetto Latini, se afirma: «Y muchos dicen que Hipócrates inventó el enema imitando a este pájaro».

Los médicos hipocráticos propugnaban eliminar los humores alterados (sangre, flema, bilis negra y bilis amarilla) con enemas de líquidos que elaboraban con leche de burra, miel, sal y decocciones de diversas plantas. Había otra modalidad, que eran los enemas de aire, aplicables en caso de que el paciente padeciese el llamado *cólico miserere*, que corresponde a lo que hoy denominamos obstrucción intestinal o íleo. Dentro del *Corpus Hipocraticum*, en el libro titulado *Enfermedades*, podemos leer al respecto:

> Fabrica un supositorio de miel pura como de diez dedos de largo y recúbrelo en la punta, por la parte de delante, con hiel de toro y aplícaselo dos y tres veces a fin de que haga salir todas las materias de los excrementos quemados en torno al recto. Y si de esta manera responde, ponle después de esto un clister y, si no, tomando un fuelle de bronce, introdúceselo y mete aire en el vientre para ensanchar el vientre y el estrechamiento del intestino. Después, habiendo sacado de nuevo el fuelle, ponle enseguida un clister. Que el clister esté dispuesto; no compuesto de materias que provoquen mucho calor, sino de las que deshagan las heces y las disuelvan.

Aulus Cornelius Celsus, al que se le suele llamar Celso, un rico patricio romano que vivió en el siglo I d. C. y que probablemente no era médico, recopiló los conocimientos médicos de la época en su monumental obra *De Medicina*. Para estos asuntos de liberación intestinal recomendaba un enema nutritivo a base de agua con sal, aceite de oliva, leche, grasa animal, mantequilla y huevos. Según el doctor Javier Lentini, un gran proctólogo, ese preparado, «pretendía compensar la pérdida de apetito al tiempo que suavizaba la ulceración». También Galeno menciona en sus escritos enemas con agua, aceites y miel.

Celso describe con minuciosidad las indicaciones del enema:

> Si se tiene dolor en aquella parte del intestino grueso que los griegos llaman colon, si se advierten dolores en el vientre o en los lomos, si se tiene cúmulo de bilis, pituita o serosidad en el estómago, si es dificultosa la eliminación de aire, si no se va de cuerpo en absoluto y hay excrementos acumulados en el recto, si las heces evacuadas están alteradas, si la dieta que es seguida no ha eliminado completamente la fiebre, si las fuerzas no permiten efectuar una sangría, a pesar de que sea necesaria.

Al ser la Edad Media una etapa de religiosidad acendrada, surgieron dudas sobre la posible ruptura del ayuno durante la Cuaresma con los enemas. Pero las dudas las resolvió el renacentista Giovanni Battista Monte, que fue profesor de Medicina en la Universidad de Ferrara y en la de Padua, cuando afirmó en su obra *De excrementis* que «solo aquellos alimentos ingeridos por vía oral eran objeto de las normas cuaresmales».

El cirujano medieval Abulcasis habla en su manual *Kitab al-Tasrif* de cómo poner enemas: «Para su uso en niños las cánulas serán pequeñas; las destinadas a los pacientes con estenosis de ano o para los que su aplicación pueda resultar dolorosa deberán ser cánulas delgadas».

También contempla los materiales para elaborar las cánulas:

> Deberán fabricarse de plata, de aleación de China o de cobre fundido o batido, que se adaptarán a vejigas animales o a bolsas de suavizadas pieles de oveja. Deberán estar agujereadas en círculo, con separación de la anchura de un dedo, a través de cuyos agujeros se pasará un hilo fuerte de algodón hecho con diez hebras trenzadas o enrolladas y con

esto se frunce hacia arriba la piel como una bolsa y cuando el medicamento se coloca en ella, se ata firmemente hacia abajo entre los dos
bordes en la parte superior del clister, y se administra el enema.

Así mismo, describe Abulcasis la mejor posición para administrar
al paciente un enema y recomienda untar la cánula «con aceite, clara
de huevo o mucílago de alholva».

Por su parte, el filósofo y médico Averroes proponía a las embarazadas con estreñimiento que tuvieran especial cuidado: «Hay que tener
en cuenta, por otra parte, que no debes utilizar los laxantes fuertes si
tu cuerpo es delgado, o carece de alguno de los órganos de función,
por ejemplo, la grasa de coloquíntida y sustancias parecidas y emplear
enemas laxantes suaves».

En su *Historia de la Medicina*, Albert S. Lyons y R. Joseph Petrucelli[*] señalan que los enemas aparecen con frecuencia «ilustrando los
códices medievales, como el códice latino de la obra de Galeno existente en la biblioteca de Dresde con sus bellas miniaturas azules».

En el año 1021 se fundó en Montpellier una famosa Escuela de
Medicina, uno de cuyos docentes más destacados fue Bernardo de Gordonio, autor de un célebre libro titulado *Practica dicta Lilium medicinae*,
en donde recomienda para el estreñimiento que si «las heces están
endurecidas hagan clisteres, emplastos y añadan en el clister jabón
blando judaico».

Y propone Gordonio el siguiente tratamiento: «Ablándese el
vientre por fuera con emplastos hechos de malvas, malvavisco, mercuriales y aceite violado, tome jarabe violado y pongan clisteres con estos
mismos ingredientes».

El cirujano John Arderne, que estudió medicina en Montpellier y
acompañó al ejército inglés en la batalla de Crecy durante la guerra de
los Cien Años, publicó un libro que tuvo gran difusión titulado *Trea-
tises of fistula in ano: haemorroids and clysters*. En el mismo describe un
ingenio para administrar enemas mediante un tubo de madera de 6 a
7 pulgadas de longitud, que se conectaba a una vejiga de piel de cerdo

---

[*] Lyons, A. S. y Petrucelli, R. J. D., *Historia de la Medicina*, Dogma, Barcelona, 1980.

y que, «convenientemente lubricado con grasa de cerdo o manteca, permitía la infusión de enemas de agua y sal, o de una cocción conjunta de miel, hierbas y manzanilla en caso de estreñimiento».

Durante el Renacimiento eran escasos los médicos y cirujanos con formación universitaria, y generalmente de las intervenciones se encargaban barberos sangradores, sacamuelas y administradores de enemas. Este fue el caso de Clara, la clistera de Salamanca, de la que tan solo conocemos su nombre. Tal fue su fama que el segoviano Andrés Laguna, médico personal de Carlos I y de Felipe II, en su traducción al castellano del libro de Dioscórides *De Materia Medica* con el título *Pedacio Dioscorides Anazarbeo, acerca de la materia medicinal y de los venenos mortíferos*, alude a ella al referirse al uso de los enemas como laxantes:

> Llámase cada una de aquestas plantas en número plural los Mercuriales. Unas plantas muy comunes en Castilla y no hay hombre rico ni pobre que perfectamente no las conozca, porque son muy ordinaria y familiares en el uso de los clysteres, si no, pregúntelo a Clara, famosa clystera de Salamanca, la cual solía siempre, en mi tiempo, tener tres o cuatro tinajas llenas de caldo de acelgas y mercuriales, aguzado con sal y orines, del cual a tarja cada una, echava cada día diestramente cien mil ayudas, con que enxagava los infelices vientres de aquellos pupilos infortunados que jamás se vieron llenos, sino de viandas pestilenciales.

En castellano antiguo, tarja era «un palo en el que haciendo una muesca se marca lo que se saca o se vende fiado». Y la palabra clister viene del latín *clyster* y este a su vez del griego *klister*, que deriva de *klyso*, que significa «lavar».

Francisco López de Villalobos, médico de la casa ducal de Alba, de cámara del rey Fernando el Católico y posteriormente del emperador Carlos I, en 1498 editó en Salamanca su obra *Sumario de la medicina, con un tratado sobre las pestíferas bubas.* Escrita en versos castellanos de arte mayor (con nueve o más sílabas), propone el empleo de diversas plantas para la peste, sangrías, purgas y clisteres. Y en sus *Dos diálogos de medicina* relata así la aplicación de un enema a un conde:

—Por amor del señor guardián y por amor de vos yo tomaré la ayuda, más ha de ser con ciertas condiciones: primeramente, el canutillo ha de ser nuevo y de plata, y la vejiga nueva. Lo segundo es que me eche María Rodríguez, la dueña de Martín de Sosa, y ha de venir perfumada con las pasticas de la Condesa, y vestida con el sayuelo de terciopelo negro con sus cintas amarillas. Lo tercero es que yo me tengo de poner sobre las rodillas y sobre las manos a manera de perro, y a los pies de la cama donde yo estuviera han de estar dos hachas encendidas en dos blandones, porque la dicha doña no diga: «No lo vi, sí lo vi».

[…]

Y luego se puso de la misma manera que él había dicho, que no vale nada pintarle de palabra, sino verle, porque su postura con aquel aparato de las hachas nos hizo salir más que de paso a la sala reventando de risa, y dijo el conde:

—Mirad, María, si está descubierto todo lo que es menester.

—Señor, y aun lo que no es menester.

Ella comenzó a embocar el canutillo, y como la plata con los licores calientes arde luego más que ellos mismos, hizo dar un salto al conde con todos los cuatro pies, y con un grito iba diciendo:

—¡Oh, pese a tacón la puta vieja, que me ha metido un asador ardiendo por el obispillo! Reniego de la leche que mamé, puta vieja, ¿pensabais que era yo perdiz?

En el castellano antiguo uno de los nombres con que se llamaba al ano era obispillo.

El catedrático de medicina de Valladolid Luis Mercado, médico de cámara de Felipe II (o arquiatra, como se llamaba en su época a los médicos) y de su hijo Felipe III, da cuenta en su *Opera Omnia* del siguiente remedio para la peste, que entre 1557 y 1652 alcanzó un carácter epidémico y él creía que se transmitía a través del aire: «Una lavativa de ruibarbo con maná o jarabe de infusiones».

Y, ahondando en el tema, aconseja para que «el vientre ande limpio algún leniente con el que suavizar y ablandar las heces y a continuación se inicia la serie de enemas laxantes. Tome algún servicial, clister o enema, una vez en la semana, en especial si anduviera duro más que en salud».

Mercado abogaba por recurrir a los enemas una vez que han fallado los purgantes. Así mismo, Santorio Sanctorius, que fue profesor de medicina en Padua, tenía su propia fórmula para componer enemas. Sanctorius ha pasado a la historia de la medicina porque construyó una silla-balanza romana que colgó del techo de su casa para sentarse en ella. Le permitía controlar las variaciones en el peso corporal que tenían lugar tras las comidas, el ejercicio, las excretas, la actividad sexual y el sueño. Creía que las pérdidas de peso eran producto de la evaporación del agua presente en la superficie cutánea y en las vías respiratorias. Reunió sus observaciones en el tratado *Ars de statica medicina* (*Aforismos de medicina estática*) y en concreto para el estreñimiento recomendaba el empleo de lavativas, que se aplicarían usando una vejiga animal y una cánula anal, con la orina del paciente recién emitida, para que su temperatura estimulase los movimientos peristálticos del intestino.

Como se ve, la cuestión intestinal ha preocupado en todos los tiempos a personas de todo rango y condición. Por ejemplo, el profesor Fernando López-Ríos* describe en su libro *Manifestaciones relacionadas con la medicina en los coros góticos españoles* una misericordia de la catedral de Zamora que muestra cómo «un obeso fraile exprime el enema en el recto del joven clérigo».

También la reina escocesa María Estuardo tuvo que ocuparse de este asunto. En 1566, en una ocasión en la que se encontraba mal de salud, su médico personal, el doctor Arnault, logró que se recuperara mediante unos apretados vendajes colocados en los dedos gordos de sus pies, piernas y brazos, haciéndole beber vino y aplicándole numerosos enemas.

Asimismo, se dice que en 1480 los médicos de cámara del soberano Luis XI le libraron de morir al administrarle un enema durante uno de los episodios de epilepsia que padecía.

A Luis XIII le había acostumbrado su padre Enrique IV, desde la infancia, a la administración diaria de enemas y encargó a un tal Phillippe Babou que diseñase una jeringa de plata para su «real» uso. De

---

* López-Ríos, F., *Manifestaciones relacionadas con la medicina en los coros góticos españoles,* Junta de Castilla y León, 1991.

hecho, los libros de palacio registran un pago de 1.400 libras a los farmacéuticos por la administración de 75 enemas al soberano.

Por su parte, Luis XIV recibía a funcionarios de la corte y despachaba sus asuntos mientras le ponían enemas. Al parecer, su voracidad en la mesa era tal que hasta su fallecimiento en 1715 obligó a sus médicos de cámara a administrarle unas 2.000 purgas, practicarle 38 sangrías y ponerle cientos de enemas a base de alteína, hojas de verbasco o gordolobo, semillas de lino, agua de rosas y aceite dulce de almendras. Hasta se puso de moda entre los miembros de la corte ponerse lavativas durante las relaciones sexuales, una parafilia que los psiquiatras tildarían de clismafilia.

El médico sevillano Nicolás Monardes (1508-1588), que introdujo en Europa numerosas plantas medicinales americanas, habla en su *Historia medicinal de las cosas que se traen de nuestras Indias Occidentales* de las virtudes del tabaco en la patología anorrectal: «Es bien en los cocimientos que se hubieren de hacer para los clisteres, echar en ellos con las demás cosas las hojas de esta yerba, que aprovecharán mucho; y ansí mismo para las fomentaciones y emplastos que se hicieren».

El doctor Miguel Ángel Arribas, en su *Crónica histórica del enema*, ahonda en esta información:

> Uno de los más destacados promotores de la utilización del enema de humo de tabaco —la fumigación— será John Woodalll (1559-1643), quien en su obra *The Surgeon's Mate* será el primer autor en propugnar el empleo de estos enemas como laxativos, en el tratamiento de las hemorroides, para reducir la hernia estrangulada y en la recuperación de los ahogados. Describe la llamada «máquina de fumar», que consta de una gran jeringuilla, provista de varios tubos y bombas para la instilación, y que podía contener una pinta de tabaco. Será una técnica que Woodall incorporará a los Manuales Médicos que maneja el Cuerpo de Sanidad de la Armada Inglesa y que esta utilizará durante muchos años en el tratamiento de ahogados.[*]

---

[*] Arribas, M. A., *Crónica histórica del enema*, Arán Ediciones, Madrid, 1997.

Sin embargo, sir Benjamin Collins Brodie, profesor del londinense St George Hospital, cirujano de la reina Victoria y presidente del Real Colegio de Cirujanos de Inglaterra, comprobó que la administración a un perro de un enema con cuatro onzas de tabaco le provocó la muerte. Por eso sorprende que el profesor Pedro Mata (1811-1877), catedrático de Medicina Legal y Toxicología en la Universidad Central de Madrid, recomiende en el capítulo IV titulado «De las cuestiones relativas a la asfixia», de su *Tratado teórico-práctico de Medicina Legal y Toxicología*, la «máquina de fumigaciones» de Woodall. Y menciona que la policía de París había ubicado en 20 puntos de las orillas del Sena una caja para socorrer a los asfixiados, que incluía una cánula fumigatoria.

El médico y naturalista neerlandés Regnier de Graaf (1641-1673) describió unos instrumentos nuevos que permitían a los pacientes aplicarse ellos mismos los enemas sin la intervención de ayuda ajena. Se trataba de unas jeringas de plata dorada, cobre, porcelana decorada o madreperla, que terminaban en una cánula arqueada de hierro, madera o estaño y se adaptaban a un tubo flexible para administrar enemas. En su libro *De clysteribus*, publicado en 1668, afirmaba que «el clister era por fin tan seguro como agradable que podía ser autoadministrado por el paciente liberándose de la intervención de boticarios y cirujanos para su administración».

En el siglo XVIII, la lavativa siguió siendo uno de los procedimientos más usados en medicina, junto con la purga y la sangría. Las cánulas para aplicar los enemas se elaboraban con materiales lujosos, como la plata, el oro, el carey, el marfil o el nácar, y los boticarios usaban todo tipo de líquidos para los enemas, que, por lo general, administraban los barberos cirujanos.

A comienzos del siglo XX, la hidroterapia del colon fue muy utilizada y promovida por el doctor John Harvey Kellogg. El inventor de los *corn flakes* publicó un artículo en el *Journal of American Medicine* de 1917 para comunicar que, de 40.000 pacientes con afecciones intestinales, tan solo 20 se sometieron a cirugía, porque el resto obtuvieron alivio con una limpieza del colon, dieta y ejercicio.

Los últimos vestigios de las lavativas caseras fueron las peras de goma y los irrigadores de los que precavidamente disponían muchos hogares.

VI

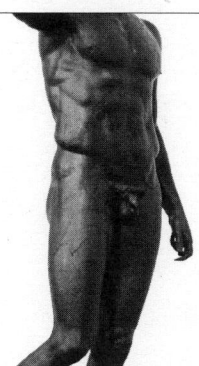

EL RETO DE
PODER ORINAR

31

PIEDRAS QUE CUESTAN UN RIÑÓN

Desde tiempos remotos ha padecido el ser humano litiasis de las vías urinarias, es decir, cálculos o piedras. Prueba de ello es el hallazgo, en 1901, del egiptólogo y anatomista Elliot Smith, de un cálculo de vejiga en una tumba de hacia 4.800 a. C. También hay descripciones del «mal de la piedra» en textos sánscritos, como en el *Sushruta Samhita* (siglo III o IV d. C.), atribuido al médico indio Súsruta.

Para el cólico nefrítico, el médico del siglo VIII de la ciudad granadina de Elvira Abd al-Malik Ibn Habib recomendaba beber ortiga y ceniza de lentisco con aceite de oliva y tomar un baño con hojas de col y arrope (almíbar de miel): «No he visto nada mejor que el agua hirviente, es decir, darse un baño con ella y beber miel». Para disolver los cálculos recomendaba garbanzos y almendra amarga, porque esta última «[los] elimina y hace bajar la orina». Y sostenía que «el aceite de almendra es bueno para los riñones, disuelve los cálculos y hace bajar la orina y la menstruación».

Desde luego, no se puede decir que faltara imaginación en las medidas que los galenos prescribían siglos atrás. Por ejemplo, el toledano Julián Gutiérrez, representante de la medicina renacentista española durante el reinado de los Reyes Católicos, aconsejaba en su libro de 1448 *Cura de la piedra y dolor de yjada y/o cólico renal* cómo mantener sano el aparato urinario. Para prevenir la formación de cálculos urinarios Gutiérrez incluye recomendaciones dietéticas y propone evitar «los accidentes del alma» (furor, tristeza, exceso de trabajo, exceso de sexo, etc…). Su fórmula para aliviar el dolor del cólico nefrítico incluía opio o beleño y para disolver las piedras proponía remedios tan esotéricos como cenizas de escorpión o de liebre degollada y vísceras de cabrón picado.

Juan Ceballos y Gómez, catedrático de medicina operatoria en Cádiz, en su libro *De las tallas perineales y del cateterismo perineal forzado*, de 1869, denunciaba la siguiente mala praxis: «Una de las víctimas de estos que podríamos llamar perjuros fue el desgraciado Antíoco IV, rey de Siria, que operado, tal vez sin indicación, por litotomistas vendidos al traidor Trifón, le hicieron sucumbir entre los terribles dolores de tan cruel operación».

Y este precepto está recogido en el *Juramento de Hipócrates*: «No tallaré, dejando tal operación a los que se dedican a practicarla», que quiere decir que no intervendrá a los que tienen cálculos más que el que se dedique a ello.

Al patricio romano Celso se le atribuye la primera descripción de la litotomía con un pequeño aparato para romper la piedra en la vejiga y facilitar su extracción por la uretra, y reconoce a Ammonio de Alejandría (460-357 a. C.), al que llama «litotomista», como inventor del instrumento con el que incidía el periné (suelo pélvico) y fraccionaba la piedra con un gancho y un ingenio llamado litotritor.

Para efectuar la operación se sujetaban los brazos y las piernas del paciente, que permanecía con las piernas flexionadas, mientras un ayudante comprimía enérgicamente el bajo vientre proyectando el cálculo hacia la región perineal y el cirujano introducía sus dedos índice y medio de la mano izquierda en el recto para «fijar» la piedra mientras hacía una incisión en el periné sobre la protrusión calculosa, en la región del cuello de la vejiga próxima al ano. La expulsión ocurría como si de un parto se tratase. El doctor Juan Ceballos advertía sobre cómo se había de proceder:

> [El ayudante no debe] comprimir demasiado con la mano colocada en el bajo vientre, no desgarre aquel la vejiga, cuya herida la consideraba Celso de mucha gravedad por la distensión que sufrían los nervios. Si el cálculo es grande, hay que extraerle con un gancho, el cual es liso

y redondeado por el lado que roza con los elementos cortados, y desigual y lleno de asperezas por el destinado a sacar la piedra.

La técnica de Celso para extraer piedras de la vejiga, que se llamaba *sectio celsiana*, «talla a la castellana» o *apparatus minor*, esta última denominación por los pocos instrumentos que empleaba (un escalpelo, un gancho y un litotritor), siguió vigente hasta el siglo XVIII.

En el siglo X el médico árabe Abulcasis realizó la primera litotricia endoscópica ciega al introducir en la vejiga a través de la uretra un aparato llamado *mashaba rebilia* que fragmentaba la piedra. Además, fue el primero en documentar la «talla vesical» en mujeres, algo excepcional en la sociedad medieval, porque a las enfermas debían atenderlas otras mujeres y no varones.

Los procedimientos usados en el Medievo para extraer cálculos vesicales causaban una gran morbimortalidad por hemorragias, infecciones, fístulas e incontinencia urinaria.

En el Renacimiento los cirujanos (llamados romancistas porque hablaban en lengua romance, una rama indoeuropea de lenguas que evolucionaron a partir del latín) merecían el desprecio de los médicos latinos, que habían adquirido su formación en latín en las universidades. Sin embargo, la práctica quirúrgica estaba en manos de cirujanos empíricos, generalmente con un bajo nivel cultural, que aprendían el oficio de forma artesanal.

Los cirujanos empíricos aprendían el oficio de sus maestros y antes de intervenir por su cuenta precisaban completar un período de tiempo como ayudantes. Habitualmente iniciaban su aprendizaje en la adolescencia acompañando a los maestros, a los que retribuían por sus enseñanzas. Su formación podía durar años, dependiendo del grado de dificultad de cada especialidad. Cada uno se especializaba en un campo concreto. Los cirujanos romancistas solían operar al dictado de los médicos, que actuaban para establecer el diagnóstico y cuando se requería un tratamiento farmacológico.

Los practicantes empíricos de la cirugía solían ser diestros en el uso de la lanceta, las purgas, el cauterio, las ventosas y otros utensilios. Ofrecían sus servicios de forma itinerante y las intervenciones tenían lugar sin anestesia, habitualmente en lugares públicos, como plazas o mercados. La penetración en el peritoneo o las lesiones intestinales conducían en no pocas ocasiones a un desenlace fatal. En esos casos se imponían al practicante las correspondientes penas y multas y se le prohibía volver. Algunos cirujanos pícaros tenían preparada una piedra obtenida en otra de sus actuaciones que hacían aparecer por arte de birlibirloque, pero si se descubría la estratagema podía costarles la vida.

Los Reyes Católicos crearon el Tribunal del Protomedicato en 1477 para ordenar la profesión médica y comprobar mediante exámenes la aptitud de médicos, cirujanos y farmacéuticos, castigar a intrusos e imponer sanciones y multas por mala praxis. Los que aprobaban el examen del Protomedicato obtenían el título oficial de licenciado y la autorización legal para ejercer la técnica o técnicas de las que se habían examinado.

Para impartir la docencia era necesario solicitar el permiso a las Cortes o al Consejo Real de Castilla, organismos que establecían el procedimiento de «información con probanza de testigo» para asegurarse las cualidades del aspirante, la verosimilitud de sus habilidades y la consideración del interés general de su conocimiento. Su aprobación facultaba al interesado para ostentar el título de maese o doctor.

Durante el siglo XVI y buena parte del XVII, los reyes dictaron pragmáticas para regular las prácticas de los empíricos. Su empeño en garantizar la adecuada atención de los enfermos de forma gratuita hizo que las instituciones religiosas no fueran las únicas que ofrecían atención médica.

Las Cortes, por falta de profesionales y a requerimiento de los monarcas de la Casa de Austria, protegían y estimulaban la actuación de los empíricos y establecían contratos para que se desplazaran por todo el reino para tratar a pacientes que necesitasen sus servicios y revelar sus conocimientos a cuantos lo requiriesen. Se establecían unos honorarios elevados, similares o mejores a los de los cirujanos de cámara y se fijaba el tiempo necesario de su estancia para que transmitiesen sus conocimientos a los que se iniciaban o querían perfeccionarse.

Los empíricos especializados en patología urogenital trataban el mal de retención de orina mediante la dilatación de la uretra con sondas, juncos, hilos metálicos o bujías. También recurrían a la talla vesical para extraer cálculos de la vejiga, cuya ejecución estaba al alcance de unos pocos empíricos, los «tallistas» o «litotomistas». Cirujanos de las ciudades italianas de Nursia y Preci cobraron fama por su experiencia en litotomía.

Giovanni Arculano, un médico de Verona de mediados del siglo XV, descubrió que la retención urinaria aguda podía ocurrir por alteraciones del cuello vesical. Por su parte, Pierre Franco, un cirujano autodidacta muy hábil, describe en el capítulo XXXV de su libro *Traité des hernies contenant un ample declaration de toutes leurs especes, autres excellentes parties de la Chirurgie, assavoir de la pierre...* haber recurrido a la vía suprapúbica en 1556 para extraer un cálculo vesical, tras fallar en su intento de intervenir a un muchacho con una incisión en el periné y ante las súplicas de la familia. Era una vía poco utilizada por el temor a penetrar en la cavidad abdominal y lesionar el intestino o causar una grave infección (peritonitis). Franco se valía de unas pinzas muy fuertes y dentadas y advertía del riesgo de provocar desgarros si las incisiones resultaban pequeñas para el tamaño de la piedra.

En 1525, el doctor Romano, al que me referiré en el siguiente capítulo, inventó un nuevo instrumento llamado *itinerarium*, que era una sonda metálica con una forma similar a la de la uretra masculina que conseguía dilatarla y extraer el cálculo. En 1540 su discípulo el italiano Mariano Santo mejoró la técnica con un nuevo instrumento que tiene varios nombres: *exploratorium*, *sectio mariana*, *apparatus magnus*, *grande aparato* o «talla a la italiana», una sonda acanalada que servía de guía para efectuar una incisión en el cuello de la vejiga a través de una previa practicada en el periné. Lo describe Santo en su libro *Libellus aureus de lapida a vesica per incisionem extraendo*, impreso en Venecia en 1535, pero advertía de sus riesgos:

> Si por casualidad el cuello de la vejiga fuera dañado, cicatrizaría rápida y completamente debido a su tejido muscular, si la incisión se realizase a un nivel más alto podrían dañarse partes nerviosas de la vejiga que podrían no cicatrizar. Por lo tanto, al usar el dilatador hay que tener gran cuidado de no dilatar tanto que se produzca una solu-

ción de continuidad. De hecho, si se llega a este punto, no podremos evitar o bien la muerte del paciente o la micción involuntaria.

Algunos autores atribuyen la invención del *grande aparato* a Bautista de Rapallo, profesor de medicina en Ferrara. Este instrumento permitía abordar una piedra en varones mayores de cuarenta años, porque a partir de esa edad la próstata, que es la glándula que rodea a la vejiga, aumenta de tamaño y obstaculiza la incisión efectuada con el *apparatus minor*. (El término próstata proviene del latín *pro-status*, «la que está delante»).

En España fue el leonés Martín de Castellanos, cirujano del rey Felipe II, uno de los introductores de la «talla a la italiana» y gran virtuoso de su uso. Una cédula firmada por Felipe III en 1612 le permitió desempeñar la primera cátedra de Urología. El documento afirmaba que «su arte le permitía conocer la existencia de litiasis tentándola y en las mujeres conservando la virginidad, curar quebrados sin dejarlos impotentes, extraer cálculos y curar llagas y carnosidades». Los quebrados eran los que tenían una hernia.

Las «carnosidades» se formaban en la uretra por enfermedades de transmisión sexual (ETS), como la sífilis y la gonorrea. Es lo que llamamos estenosis o estrechamiento uretral, y hablaremos de esta patología más adelante.

El cirujano alcalaíno Francisco Díaz practicó la «talla a la italiana», procedimiento que describe en su *Tratado nuevamente impresso de todas las enfermedades de los riñones, vexiga, y carnosidades de la verga y urina*, de 1588. Esta obra es el primer volumen que se publicó en el mundo dedicado a las afecciones del aparato urinario. Por eso su autor está considerado como el padre de la urología. Francisco Díaz inventó una variante de la talla a la española, que consistía en hacer una incisión en el periné lateralizada. Asimismo, diseñó una tenaza para extraer cálculos vesicales por la uretra (*speculum pudendi*) y criticó a los litotomistas itinerantes: «Algunos llegan atrevidamente a hacer esta obra, y en estos se había de poner grande castigo y remediar que no quedase en poder de idiotas y bajos hombres que ni saben ni quieren saber [...], y como los más son viandantes y hoy aquí y mañana allí, no esperan suceso malo, más que coger el dinero y volar».

A su vez, el cirujano Juan Izquierdo está reconocido como el cirujano práctico más importante del Renacimiento. Fue muy estimado por su gran habilidad en la extracción de cálculos vesicales con la «talla de gran aparato» y desarrolló una práctica itinerante por Castilla. Un criado le asistía para sujetar a sus sufridos pacientes, a los que en ocasiones llegaban a atar con fuerza. En las mujeres lograba extraer las piedras por la uretra y en los hombres, con la «talla perineal a la italiana». En 1570 solicitó el título de maestro al servicio de la corona, y su documento para el examen del Real Tribunal del Protomedicato, destaca por sus crudas descripciones:

> He sacado a mujeres piedras grandes y pequeñas sin abrir ni hacer herida, y a las doncellas sin que sea corrompida su virginidad, y a los hombres con menos peligro de muerte y menos dolor que hasta aquí se curaban sacándoles los testículos y quedaban impotentes para la generación, se los curaban de ambos cabos, y hasta ahora yo los curo por nueva cura sin sacárselos, y quedan aptos para la generación, y a los hombres enfermos de piedra con menos peligro de muerte, que hasta ahora no vivía casi ninguno que se abriese, les he sacado muchas piedras muy grandes de una onza, y de a dos onzas, y de a tres onzas y de a cuatro onzas, en hombres y en mujeres, que siendo necesario mostraré las personas mismas y las piedras que saqué, y que también a solo los tocados del mal de piedra sin darles trabajo, con una candelilla de cera delgada, y les digo el mal que tienen.

Considerado por la mayoría de los historiadores un empírico romancista con gran instrucción libresca, Juan Izquierdo usaba candelillas de cera blanca para saber si la causa del «mal de retención de orina» era por «carnosidades» o piedras.

Las candelillas o bujías eran unas estructuras de cera filiformes que se empleaban para mitigar las estrecheces uretrales. Al igual que los tallos de plata, cobre o plomo, ya eran usadas por Pablo de Egina y por Abulcasis para desenclavar cálculos que al obstruir la uretra provocaban retención urinaria.

De las candelillas se sirvió el emperador Carlos V, porque desde la edad de cuarenta años sus problemas obstructivos miccionales necesitaban en ocasiones un sondaje vesical que él mismo se practicaba. Según Francisco Díaz, también le trataba el maese Felipe Vélez (al que me referiré en el siguiente capítulo) mediante «una candelilla de cera delgada con su pabilo adereçada de manera que no se pudiese quebrar, pero que pudiera doblarse y ponerse en la misma figura que la vía de la orina y poner a la redonda de ella un medicamento que es comedor de carne, que es cáustico o cauterio potencial y con esto comenzó la cura».

Andrés Laguna, famoso médico que acompañaba al emperador en sus largos viajes junto a médicos flamencos como Andrés Vesalio, menciona dicho proceder en su libro *Methodus cognoscendi extirpandique excrescentes in vesicae collo carunculas*.

Era tan famosa la afición a comer de Carlos V que el embajador veneciano Sansovino comentaba que el emperador iba *dalla messa alla mensa* («de la misa a la mesa»). Otro embajador veneciano, Federico Badoaro, decía sobre el soberano:

> Tenía la costumbre de tomar, por la mañana, al despertarse una escudilla de jugo de capón con leche, azúcar y especias, después de lo cual volvía a reposar. A mediodía comía una gran variedad de platos; merendaba pocos instantes después de vísperas, y a la una de la noche cenaba, tomando en esas diversas comidas toda clase de cosas propias para engendrar humores espesos y viscosos.

Por sus excesos gastronómicos Carlos V padeció gota debida al depósito de cristales de ácido úrico en sus articulaciones como consecuencia del aumento de su concentración en la sangre (hiperuricemia). Esta afección se ha asociado en algunos casos con hipercalciuria (eliminación excesiva de calcio por la orina), que puede originar la formación de cálculos de calcio en las vías urinarias. Además, era tan devoto de la cerveza, una bebida que eleva el ácido úrico, que se llevó a su retiro del monasterio de Yuste a su cervecero particular de Flandes. Por eso tuvo dificultades en la micción y mal de orina, nombre con el que se conocía a los cálculos renales.

A finales del siglo XVI el médico Francisco Sánchez de Oropesa redactó su libro *Discurso para averiguar qué mal de orina sea el que padece Diego Anríquez León, su compadre y amigo*. La obra, de 1594, era fruto de una consulta «de mal de orina» de Diego Anríquez, que describe sus padecimientos en la carta que le dirigió:

> Cuatro años antes me dio cinco o seis veces dolores de ijada, de reño-nes y de colica, y pasados dos años sentí por casi dos meses, unas alte-raciones del miembro extraordinarias, y a ellas se siguió una frecuen-cia de orinar muy a menudo y poco cada vez, saliendo la orina tan caliente y con un sentimiento tan grande de escocimiento y dolor, y principalmente al dejar de orinar en la punta del miembro que me parece no ser posible sino que pasa la orina por llaga. No es posible que sea piedra, pues yo nunca tuve mal de orina.

El «dolor de ijada» o «colica» renal se refiere tanto al cólico nefrí-tico como a un dolor localizado en la zona renal. Su profilaxis poco ha cambiado y seguimos recomendando a los pacientes la misma pauta que indicaba hace más de 400 años Sánchez de Oropesa: «No solo ha de quitar de la comida lo que le hacía engordar, pero se debe apretar de manera que se enflaquezca y gaste de las demasiadas carnes que tuvie-re», para lo que se muestra firmemente partidario de «hacer sola una comida a la noche y aun que sea moderada la cena».

Sánchez de Oropesa reproduce en su libro la carta que en 1582 el padre Ramírez, un clérigo castellano, le dirigió a un colega con cálcu-los, el padre Rodrigo Álvarez, «persuadiéndole que se abriese», es decir, que se dejase practicar una «talla vesical». Ramírez le describía la ope-ración que él mismo había sufrido, y trataba de tranquilizarlo diciendo que nada debía temer si el que le había de abrir era experto. Para sa-berlo, le insiste que no le crea a él, «sino a los que ha curado, si los deja sanos». Ramírez no omite ningún detalle:

> La cura se hace teniendo al paciente sentado en alto, sobre la frente de un banquillo al que llaman potro […] y tiene unos estribos de made-ra, donde afirma los pies el que primero se asienta […] vestido con

jubón y sayo abrochado […] y así tienen tres [sujetado] al paciente
[…]. Métese luego un hierro largo y hacia el extremo algo combado
por la vía de la orina hasta que llegue a la piedra. Luego con la comba
que tiene el hierro […] y apretando hacia abajo […] un poco antes
de llegar al ano, por donde ha de abrir […], donde ha de entrar la
punta de una navaja que ha de tener dos filos […], y va cortando por
aquella canal […] Hecha esta abertura, saca el hierro que entró por la
vía de la orina, mete otro más delgado por la herida a topar con la piedra y arrimado a él va la tijera con las puntas romas, que han de asir la
piedra […] como ha de salir por el cuello de la vejiga y es angosto, el
que tiene la tijera, como quien barrena, meneando de aquella manera
ensancha el cuello para sacarla. Y sacada una, torna a meter por la
herida el herrezuelo, que sirve de tienta para tentar si hay otra, y si
la hay, sacarla de la misma manera […]. Sacado le desatan y le ponen
en la cama, que ha de estar cerca, donde ha de haber una sábana pues-
ta para recibir la sangre […]. Y no se cose la herida […]; así ya encogiendo las piernas, ya estirándolas, sale la orina por la herida […].
Cuando le diere ganas de orinar, la primera vez duele […], otra vez
no es tanto y así la misma orina va castrando el dolor y pegando la
herida. Y si la sangre dura y no para, se ponen allí encima una o dos
tiras de lienzo mojadas en vinagre muy aguado a los lados de la herida […]. Lo que yo más padecí fue la dureza de las heces […]. Estuve
así 19 días, aunque antes me pude levantar. Lo digo porque ahí en
Sevilla me amedrentaban con que había de estar dos meses con las
piernas atadas […]. Créame y déjese abrir, si el que está ahí ha abierto
a otros y han sanado. Y si el artífice de ahí no es tal, si hay personas de
piedras, llamen al licenciado Izquierdo, que reside en Valladolid y va
donde se lo pagan […], porque de la gran experiencia que tiene cierto que es gran oficial.

El urólogo francés Jean Civiale, siendo estudiante de medicina,
usó en 1817 un nuevo aparato, el *litotritor trilabium*, que permitía efectuar la litotricia transuretral o reducción de los cálculos a fragmentos
dentro de la vejiga sin dañar sus paredes. Para la intervención introducía un tubo por la uretra y pulverizaba las piedras con taladros o fresas.

Célebres litotomistas ambulantes fueron William Cheselden (1688-1752) y Jacques de Beaulieu (1651-1714), más conocido como Frère Jacques (Hermano Jacobo). Este último inició su práctica en la Provenza y efectuó aproximadamente 5.000 operaciones en treinta años en varias regiones de Francia. Decía: «Yo le he extraído la piedra; ahora dejo a Dios que cure al paciente».

En el último cuarto del siglo XIX hubo un gran avance al poder diagnosticar los cálculos renales con rayos X. Como afirman Sevilla, Pascual y Villavicencio,[*] en 1953 el científico y médico John Jutkin construyó un dispositivo para romper los cálculos por ultrasonidos. Tres años antes había observado que las ondas sónicas hacían estallar platos de porcelana, y en la Segunda Guerra Mundial se había constatado el estallido pulmonar de los soldados que estaban cerca de la zona de explosión de cargas de profundidad. En 1963 el ingeniero Claudius Dornier mejoró el aparato, con ondas de choque que atraviesan los tejidos sin lesionarlos, y de este modo surgió la litotricia extracorpórea.

---

[*] Sevilla, C., Pascual, X. y Villavicencio, H., «Breve historia del tratamiento de la litiasis vesical», *Actas Urol Esp.*, vol. 29, n.10, noviembre/diciembre de 2005.

32

EL DOCTOR ROMANO,
EL MAGO DE LA ORINA

El doctor Romano es ejemplo de la actividad itinerante de un cirujano empírico en nuestro país a mediados del siglo XVI. Trataba el «mal de orina» mediante el «arte de sacar piedras de la vejiga y derribar y curar las de los riñones y de curar carnosidades, y todas estas pasiones de orina, así en hombres como en mujeres, sin cortarlas con hierros, niños y niñas, y así otros achaques y enfermedades que los hombres suelen tener en el escroto y partes ocultas».

Romano tenía una sólida formación para tratar el «mal de retención de orina» y conocía un novedoso tratamiento para las «carnosidades y callos de la uretra», consistente en dilatar la estrechez y en la eliminación de las excrecencias y carúnculas del cuello vesical con unas bujías de cera, convenientemente reforzadas y ocasionalmente impregnadas de sustancias cáusticas, que recibían el nombre de candelas o candelillas (como vimos en el anterior capítulo).

Hay poca documentación de la vida y obra de Diego Díaz, que era el verdadero nombre del doctor Romano, y tan escasos son los datos sobre este hombre que en algunos textos se dice que en realidad se llamaba Alfonso. Tampoco se conoce con exactitud la fecha de su nacimiento, pero al menos sí se sabe que murió el 24 de septiembre de 1567. Según el ilustre cirujano Francisco Díaz, Romano era portugués y ejercía como un boticario. A mediados del siglo XVI se encontraba en Roma, de ahí lo de doctor Romano, donde aprendió a usar las candelillas. El procedimiento gozaba de cierto secretismo y no era fácil adquirir formación al respecto. Refiere Francisco Díaz que «el doctor Romano tuvo tal astucia y maña que cogió el orden y la manera de curar y el secreto y sin parar más se vino a España».

Al parecer, Diego Díaz pudo formarse por medio de un antiguo ayudante del maese portugués Felipe Vélez, que se desplazó desde España a Roma y alcanzó buena reputación. Francisco Díaz asegura que el propio Vélez tuvo carnosidades: «Llegaba a suprimirle la orina y dio mediante el sondaje con una candelilla de cera con el diagnóstico de las excrecencias carnosas y con los cáusticos que las corroyeren, usaba cardenillo, piedra de alumbre y caparrosa», y que decidió proceder de manera que «con la candelilla tomaba la medida donde estaba la carnosidad y allí excavaba la candelilla, raspando la cera y todo lo que quitaba de cera, hendía del mismo cáustico y cuando le tenía puesto, usaba la candela con aceite de almendras dulces y metíala hasta dejarla asentada en la carúncula y allí la tenía 24 horas».

El afamado médico segoviano Andrés Laguna decía que el maese Felipe le había revelado la invención a él y a su amigo médico del papa Juan Aguilera, «y después de haberse ido a Palestina lo descubrió a Diego Díaz, boticario portugués, de quien lo aprendió Ginés Fontana, cirujano del Excmo. Sr. D. Pedro de Toledo». Laguna también aprendió de Felipe Vélez la aplicación del ungüento que «corroe y destruye las carúnculas».

Romano divulgó por España el uso de las candelillas y llegó a Valladolid en 1552. Tras superar el examen del Tribunal del Protomedicato, ofreció sus servicios a las Cortes de Castilla para tratar el «mal de retención de orina» y para instruir en el aprendizaje de la técnica. Los procuradores del Reino consideraron extraordinariamente útil el nuevo método propuesto por Romano, por lo que aceptaron sus servicios, nombrándole el 23 de junio de 1556 «cirujano maestro de dificultades de orina». Se acordó con él un contrato, fijando un buen salario, para que se desplazase por distintas ciudades y comarcas con el fin de curar a los afectados e instruir en el nuevo tratamiento a médicos y cirujanos.

Una cédula posterior le concedió una ayuda de costa (un dinero por gastos relacionados con un cargo o comisión) «en consideración a lo que en dicho cargo ha servido y sirve en el trabajo que con él tiene y a la carestía de los tiempos». En los años 1563 y 1566, diversos acuerdos de las Cortes regularon su actividad y prestó sus servicios a la Casa Real desde 1553 hasta 1567, el año que murió. Francisco Díaz decía que la práctica de Romano, tras su fallecimiento, apenas tuvo continuidad: «Curó a muchos, mostrándolo en diversas ciudades en particular a muchos cirujanos, de lo que al presente ha quedado poco fruto, por falta de curiosidad o por poca estimación del recurso, malográndose el buen deseo de las Cortes». Pero su apreciación no es del todo exacta, porque tuvo algunos aprendices, aunque quizás menos de los que pudo haber formado.

Tres años antes, en 1564, el doctor Romano había sido llamado a Valencia:

> Los jurados y el síndico de Valencia, en abril de 1564, acuerdan pagar a don Diego Díaz 300 libras para que resida en la ciudad cuatro meses enseñando públicamente a todas aquellas personas de la ciudad y reino que quieran saber la forma y manera que tiene adoptada tanto por práctica como por teórica en curar las carnosidades que se desarrollan en la orina y leer en el hospital general de la presente ciudad.

El cirujano valenciano Miguel de Leriza, en su libro *Tratado del modo de curar las carnosidades y callos de la vía de la orina*, publicado en 1597, señala que «el doctor Romano enseñó dicha cura y curó a muchos en esta ciudad de Valencia, lo qual nunca dexé yo de seguir por ser una cura tan nueva, y de tanta industria, hasta ir a testificar por él a los jurados de esta ciudad».

Leriza indica los pasos a seguir para introducir la candela: «[Debe estar] el enfermo arrimado a la pared, derecho y con los pies juntos; se tomará el miembro con la mano izquierda, encogiendo para dentro el capullo, para que se descubra la vía de la orina y así con la mano derecha se tomará la candela untada en aceite, y la pondrá por la vía muy poco a poco».

Posiblemente Pedro Bibes también fue discípulo del doctor Romano, del que pudo recibir instrucción durante su visita a Valencia. El

Concejo de Murcia lo contrató como experto en el «tratamiento de las carnosidades y pasión de orina». Con esta última, el médico zamorano Francisco López de Villalobos designaba las alteraciones de la micción en su *Sumario de la Medicina*, publicado en Salamanca en 1498. Denominaba estranguria a «mear a gotas», hablaba de disuria cuando la orina «sale con algún trabajo y nunca libremente», de iscuria cuando había «abolición o supresión de la orina», y hematuria si había «flujo de sangre por la verga».

Según el doctor Alberto Lancina,[*] después de ir a Valencia, el 17 de noviembre de 1565 se presentó Romano en Santiago de Compostela con una carta sobre una resolución de las Cortes en nombre del rey Felipe II, firmada por el doctor Agreda, miembro del consejo de su majestad, y por Gonzalo de Hoces, dirigida al concejo de la ciudad para su recepción adecuada en la misma y otras ciudades de Galicia. El concejo santiagués no regateó esfuerzos para que su estancia fuese placentera y acordó el 29 de enero de 1566 librar la cantidad de setenta y cinco reales como dieta.

En Santiago de Compostela estuvo dos meses y medio, formó a varios discípulos y el Concejo mandó anunciar y pregonar la resolución de las Cortes y transmitirla a La Coruña, Betanzos, a la villa de Noia y demás puertos y lugares de la comarca de Santiago. Acudieron al llamamiento Juan Tomás, licenciado y médico de Santiago; Jerónimo Gutiérrez, licenciado de Noia; Pedro Sánchez de Ayllón, cirujano de Muros; Alonso Romero, maestro de Santiago; Antonio de Nis, licenciado y médico de Pontevedra, y Viana, bachiller y cirujano de Ribadavia. Fueron sus primeros discípulos en Galicia y todos ellos recibieron formación del doctor Romano y se encargaron de formar a las nuevas generaciones de empíricos en el tratamiento del «mal de retención de orina». Una vez concluida su instrucción, la carta dirigida al Concejo de Santiago disponía que cada aprendiz debía prestar «jura-

---

[*] Lancina Martín, J. A., «El doctor Romano. Especialista e instructor real para el tratamiento del *mal de retención de orina* en la Corte de Felipe II. Su visita a Galicia en 1565 y 1566», *Urología e Historia de la Medicina*, 2022. Disponible en: *https:// drlancina.blogspot.com/2022/02/doctor-romano-cirugia-espana-xvi.html*

mento sobre una señal de la cruz que él curará a los pobres de balde, y que después que le enseñare el doctor Romano el dicho arte él lo enseñaría a las personas que los dichos señores les fuere señalado, sin llevar cosa alguna».

Cuatro meses después, el 30 de mayo de 1566, Romano llegó a Mondoñedo donde, para dar la mayor difusión de su presencia en la ciudad, dio un pregón en espacios públicos y se enviaron misivas a las villas más principales de la comarca para procurar la mayor asistencia de pacientes y de interesados en el aprendizaje de la técnica. Se indicaba que los pacientes sin recursos económicos serían atendidos de forma gratuita. Transcurrido el plazo de ocho días fijado para que los interesados en el aprendizaje de la técnica hicieran la debida solicitud, como no se presentó ningún candidato, el Concejo decidió que lo fueran el licenciado Enríquez y el cirujano Rodrigo Fuertes. El alcalde les tomó juramento para que no abandonasen la ciudad y no cobrasen por las intervenciones hasta que el resultado fuese positivo y en caso de malos resultados deberían devolver a los pacientes lo que hubieran cobrado. Después de estar Romano 28 días en la ciudad, el 27 de junio se reunió el Concejo y se expidió un certificado de la instrucción que habían recibido los candidatos asignados.

Otros cirujanos empíricos coetáneos de Romano fueron el licenciado Alonso de Porras, que practicaba la «talla perineal a la castellana»; Francisco de Somovilla, que tenía gran destreza en «talla vesical» y fue autorizado por las Cortes en 1570 a enseñar el método; Andrés de Espinosa, que afirmaba «ser cirujano de sacar piedras y curar quebrados, aunque sean de ambas partes, dejándolos capaces para la generación» y también fue autorizado por la corona para enseñar esos métodos, y César Blancalana, que en 1617 juró como cirujano de cámara de Felipe III «de carnosidades y orina».

33

DEJADME SOLO, YO ME OPERO

Jan de Doot es el protagonista de una pintura de 1655 de Carel van Savoyen o Carel van Savoy, un pintor, dibujante y grabador flamenco que desarrolló su labor en Amberes y Ámsterdam y conocido principalmente por sus pinturas históricas y retratos, como el de la colección del Laboratorio de Patología de la Universidad de Leiden que nos ocupa. En el lienzo, Jan de Doot sostiene con una mano un cálculo vesical con forma de huevo y con la otra, un cuchillo de cocina. De Doot era un herrero holandés que decía haber realizado él mismo la extracción de una piedra que tenía alojada en la vejiga en el año 1651.

La historia en la que se basa la pintura proviene de un libro de Nicolaes Pietersz Tulp, un médico holandés del siglo XVII que en su tiempo fue un reconocido cirujano y anatomista. Su obra *Observationes medicae*, publicada en 1672, contiene 230 casos de la consulta que tenía en Ámsterdam, de la que era alcalde. Tituló uno de sus capítulos «Aeger sibi calculum praecidens» («Un enfermo corta su propia piedra desde delante»).

De Doot debía de ser muy valiente y había sido tratado sin éxito en dos ocasiones por un litotomista, un profesional al que podemos considerar un picapedrero de los cálculos. Seguramente, se pasaría las noches en vela por los terribles dolores.

El libro *El arte del bisturí* (2022), del cirujano Arnold van de Laar, se refiere al *apparatus major* que usaban los litotomistas y al caso de De Doot del siguiente modo:

A menudo, la visión de todas aquellas herramientas de hierro bastaba para que el paciente se desmayara o cambiara de opinión. De Doot no disponía de todo este instrumental, así que no tuvo otro remedio que usar un método más simple: únicamente se valió de un cuchillo y llevó a cabo la operación pequeña practicando una gran incisión transversal. El único que estuvo presente durante su hazaña el 5 de abril de 1651 fue su aprendiz, que le sujetó el escroto. Cabe suponer que no hubo ni mucho dolor ni mucha pérdida de sangre, porque practicó el corte sobre antiguas cicatrices de las intervenciones a las que se había sometido de joven. Apretando fuerte y, según el doctor Tulp, con más suerte que conocimiento, acabó sacando la piedra que cayó al suelo con gran estrépito: era más grande que un huevo de gallina y pesaba cuatro onzas [113 gramos]. La piedra fue inmortalizada en un grabado que se incluyó en *Observationes medicae*. La ilustración muestra claramente una marca longitudinal en la piedra en forma de huevo, a buen seguro provocada por el cuchillo.*

El 31 de mayo de 1651 un notario de Ámsterdam, Pieter de Bary, dio fe de la hazaña del herrero y este escribió un poema para describir su arriesgada acción:

Lo que esta mano ha logrado
tiene al país admirado.
Aun siendo un acto humano
fue Dios guía soberano:
La muerte llamaba a la puerta
y Él trajo a De Doot de vuelta.

Tras la operación, la herida era tan grande que De Doot tuvo que recurrir a la ayuda de un cirujano para que la suturase, y aun así siguió supurando durante años.

A la intervención de De Doot también se refirió el urólogo Leonard J. T. Murphy en un artículo que publicó en la revista *British Journal*

---

* Van de Laar, A., *El arte del bisturí*, Salamandra, Barcelona, 2022.

Urology en 1969 («Operaciones autorrealizadas para cálculos en la vejiga»). En él cuenta que, como a De Doot le habían extraído dos piedras, cree que la que reproduce Carel van Savoyen pudo salir a través de incisiones previas con la ayuda de los dedos del herrero o de su ayudante.

El doctor Tulp ha pasado a la posteridad por uno de los cuadros más famosos de la historia del arte, pintado en enero de 1632 por un joven Rembrandt, que tenía veinticinco años, titulado *La lección de anatomía*. El galeno era el anatomista oficial de Ámsterdam y aparece acompañado por otros colegas del Gremio de Cirujanos de aquella ciudad. En el lienzo muestra los músculos flexores del antebrazo, que con ayuda de una pinza eleva suavemente para tratar de producir una flexión de los dedos y hacer patente la relación entre la morfología y la función. El cadáver es el de un tal Aris Kindt, un ladrón de cuarenta y un años que fue capturado días antes de la demostración anatómica. Había sido sorprendido al intentar robar una capa y algunos textos señalan que, por ser reincidente, fue condenado a morir en la horca el 31 de enero de 1632.

Si De Doot ha pasado a la historia por el coraje de operarse de su propia piedra, también ha quedado constancia para la posteridad del arrojo del quinto conde y segundo duque de Benavente, Alonso Pimentel. Al menos así lo recogió el historiador de la medicina Luis Sánchez Granjel en su monografía «El ejercicio médico y otros capítulos de la Medicina Española»,[*] que hace referencia a la *Miscelánea* de Luis Zapata, donde se afirma que don Alonso padecía unos dolores tan insoportables a consecuencia de las piedras que «se resolvió de hacerse abrir». Y Zapata da cuenta de la valentía que este noble demostró durante la operación a la que se sometió para eliminarlas: «No consintió [hacerse atar] y, puesto como san Andrés aspado, comenzaron a hacer su oficio los piadosos ministros de cruelísimas manos; cruzáronle la piedra, y retorciendo se la sacaron fuera con unas tenazas, y luego acudieron a los cauterios de fuego, y él sin gemir, ni aun decir ay».

---

[*] Sánchez Granjel, L., «El ejercicio médico y otros capítulos de la Medicina Española», *Estudios de Historia de la Medicina Española*, Colección «Monografías IV», Instituto de Historia de la Medicina Española, Salamanca, 1974.

34

CÉLEBRES PERSONAJES
CON EL «MAL DE LA PIEDRA»

Recesvinto

Fue rey de los visigodos entre los años 653 y 672, y se vio aquejado por el «mal de la piedra» cuando regresaba de sofocar una rebelión contra los vascones, tras haber derrotado a su caudillo Fruela. Aconsejado por un médico judío, tomó las aguas de un manantial cercano a la localidad palentina de Baños de Cerrato, donde se detuvo a descansar, en el mismo lugar donde hubo unas termas romanas y sanó.

En agradecimiento mandó construir una iglesia con el nombre de San Juan de Baños de Cerrato. Lo acredita la lápida de mármol que se conserva en su interior, sobre el arco triunfal, con esta inscripción:

> Precursor del señor, Mártir, Bautista Juan, posee el eterno don esta basílica para ti construida; la cual devoto yo, Recesvinto Rey, yo mismo amador de tu nombre, te he dedicado, erigiéndola y dotándola a expensas mías y dentro del territorio de mi propia heredad en la era 699, año décimo tercero de mi glorioso correinato.

Felipe IV

El monarca español falleció el 17 de septiembre de 1665 a los sesenta años y de la causa de su muerte da cuenta el doctor Gaspar Bravo de

Sobremonte, catedrático de la Universidad de Valladolid, en su *Disputatio Apologetica pro Dogmaticae Medicinae praestantia*:

> [Murió] a consecuencia de una nefritis calculosa. En los tres últimos años de su vida, se observó primero un estupor en el brazo y pierna derecha, e que se extendió [sic] después al izquierdo, y finalmente ocupaba ambos lados dejándolos casi paralíticos; de cuyas resultas vino la tabes ó la universal extenuación [sic] de todo el cuerpo. En este estado siguió tres años antes de su muerte, y en ellos se le presentó una disuria periódica, que se hizo continua, y acompañada primeramente de una nefritis, y después de un *mictus cruentus*. Los galenos consultados le prescribieron una curación paliativa, ordenada en primer lugar por la leche de burra tomada por diez días para retardar la gran consunción y tabes; además se le aplicaron tópicos emolientes á los lomos para mitigar los grandes dolores que padecía [...]. Con el motivo de tener que embalsamar el cadáver, como el rey se quejaba del riñón derecho, y había arrojado muchas arenillas; y como después de ver el *mictus cruentus*, se hubiese dudado de si provenía de piedra ó úlcera en el riñón, pasaron a inspeccionar este, y le hallaron muy disminuido con una piedra desigual en partes, como una castaña, que se encerraba en su parénquima, hallándose el resto de este corrompido y hecho pus. El cálculo se parece a una castaña en tamaño y figura, rugoso, y con tres desigualdades o eminencias ceñidas simplemente a su circunferencia, que sobresalían del resto de su sustancia. Los interiores [las vísceras] se sepultaron en el convento de San Gil de la Corte: en los cuales se hizo reparo por cosa notable que el riñón del lado derecho, que era el de la perlesía, se halló la mitad seco, y mal acondicionado, y junto a él una piedra como una castaña, llena de carnosidades en forma de púas: las cuales parece que rompieron alguna cabeza de vena principal, y ocasionaron los flujos de sangre, que su Majestad expelía por ambas vías, y los dolores internos que padecía.

Recurro al *Diccionario de la lengua española* para aclarar que disuria significa «expulsión difícil, dolorosa e incompleta de la orina». Y *mictus cruentus* es una expresión latina que equivale a hematuria (sangre en la orina). Tabes significa «extenuación, enflaquecimiento, consunción», pero hay una segunda acepción de la tabes dorsal: «Enfermedad de los cordones posteriores de la médula espinal, de origen sifilítico, cuyos síntomas principales son la ataxia, la abolición de los reflejos y diversos trastornos de la sensibilidad».

Los cordones posteriores son fibras nerviosas que transmiten estímulos táctiles finos, sensaciones vibratorias e informan de la posición de nuestras articulaciones. La ataxia suele aparecer después de un daño en el cerebelo, que es la parte del cerebro que se encarga de la coordinación muscular.

Y según el *Diccionario de la lengua española* perlesía, en su primera acepción, significa «privación o disminución del movimiento de partes del cuerpo», como propusieron los oftalmólogos Juan Murube del Castillo y María Dolores Cortés Rodrigo.[*]

Es posible que Felipe IV arrastrara secuelas de enfermedades venéreas a consecuencia de su exacerbada libido. Afirma el doctor Gargantilla que «Felipe nunca puso trabas a ninguna mujer, aceptó a guapas y a feas, a cultas e ignorantes, a ricas y pobres, a jóvenes y maduras. Su hipersexualidad no conoció límites».[**]

Relata Emilio Calderón que: «Los frecuentes cólicos nefríticos o biliares, así como sus problemas hemorroidales, habían obligado a Felipe IV a prescindir de sus numerosos devaneos amorosos, pues en 1661 era un anciano de cincuenta y seis años».[***]

Para los doctores Víctor Manuel García Nieto, Justo Hernández González y Matilde Clara Gil Villena la clave estaba en la lesión renal que se halló en la autopsia:

> La descripción de la lesión renal hallada en la autopsia corresponde a una «pielonefritis xantogranulomatosa», que es una forma rara de infección renal que ocurre porque la obstrucción de las vías urinarias

---

[*] Murube del Castillo, J. y Cortés Rodrigo, M. D., «Perlesía: privación (parálisis) o disminución (paresia) del movimiento de partes del cuerpo», *Acta Estrabológica*, vol. 16, 1988, pp. 63-67.

[**] Gargantilla, *Las enfermedades de los Borbones, op. cit.*

[***] Calderón, E., *El rey ha muerto*, Editorial Cirene, Madrid, 1991.

por cálculos provoca una destrucción grave del riñón. Los síntomas más habituales son dolor en el flanco, fiebre, disuria, hematuria, masa palpable y pérdida de peso. Los cuatro primeros los presentó el regio paciente. Ocasionalmente se añaden síntomas derivados de la creación de trayectos fistulosos, que podrían explicar «los flujos de sangre que su Majestad expelía por ambas vías.*

En el papado

Al papa Bonifacio VIII (1235-1303) le curó los cólicos nefríticos el aragonés Arnau de Vilanova, que fue su médico y el de otras personalidades, como los reyes de Aragón Pedro el Grande, Alfonso III y Jaime II, y de otro papa, Clemente V. A Bonifacio VIII lo restableció con recomendaciones dietéticas. Al parecer, también le aplicó en la región lumbar un sello de oro preparado bajo la influencia del zodíaco. Pero este último remedio no lo recogió en su *Tractatus contra calculum*, porque al ser una terapéutica cargada de superstición podría utilizarse en su contra por altos estamentos del clero.

El papa Bonifacio VIII era un sucesor de san Pedro peculiar. Pagado de sí mismo, celebraba los oficios luciendo una corona y empuñando una espada al grito de, «¡soy papa y soy emperador!».

Entre otras malas costumbres, bebía y comía desaforadamente y se decía que en una ocasión había agredido a un cocinero porque le había servido solamente seis platos en un día de ayuno. Probablemente sus transgresiones dietéticas fueron la causa de que en sus vías urinarias se formasen cálculos que le causaban cólicos nefríticos.

Otro papa con el «mal de la piedra» fue Alejandro VII (1599-1667). Gran intelectual aficionado al arte y a la arquitectura, su pontificado estuvo marcado por la hostilidad que mantuvo con el consejero de Luis XIV de Francia, el cardenal Giulio Raimondo Mazarini o

---

* García Nieto, V. M., Hernández González, J. y Gil Villena, M. C., «La litiasis renal en los reyes de la casa de Austria. ¿El primer caso conocido de pielonefritis xantogranulomatosa?», *Nefrología,* 45(2), (carta al director), 2025, pp. 182-188.

Mazarino (1602-1661), con quien curiosamente compartía el mismo «mal de la piedra».

Erasmo de Róterdam

Hijo ilegítimo de un clérigo que murió de peste e hijo adoptivo de otro clérigo que lo adoptó, el filósofo y humanista Erasmo de Róterdam (1469-1536) fue un teólogo católico cuyo pensamiento ha tenido gran influencia en el mundo occidental.

El autor de *Elogio de la locura*, que publicó en 1511, tuvo bastantes achaques, probablemente porque en Lovaina contrajo la sífilis. Crítica acerada de aquellos que ostentan el poder, incluyendo al papado, esta obra se debió a un cólico renal que imposibilitó su salida de casa durante una semana. «[Buscaba] distraerme del dolor que me aquejaba», decía y detallaba así en qué consistió su padecimiento: «Allá por el mes de febrero la litiasis me asistió tan reciamente con vómitos que desde aquella fecha mi cuerpecito ha ido adelgazándose más y más».

Y además padeció Erasmo malas digestiones, el viento le alteraba muchísimo, al igual que el frío, y quizás por eso aparece en todos los retratos cubierto con pieles y un birrete. No podía utilizar las astillas de madera untadas con resina para iluminarse durante sus prolongadas jornadas nocturnas, porque desprendían toxinas que dificultaban su respiración. Prefería las velas de cera, aunque eran más caras. Murió en Basilea la noche del 11 al 12 de julio de 1536.

Michel de Montaigne

Aquejado del «mal de la piedra», el filósofo renacentista francés (1533-1592) tuvo numerosos cólicos nefríticos a lo largo de su vida. El primero lo sufrió en 1578 y le hizo dudar de la cualificación de los médicos que lo trataban y de sus inútiles remedios. Llevaba con resignación su enfermedad, sobre la que escribió en su ensayo *La experiencia*:

Apenas pido consejo a los doctores sobre las alteraciones que siento, porque esta gente se vuelve presuntuosa cuando te tiene a su merced. Te hinchan los oídos con sus pronósticos; y habiéndome sorprendido antaño débil por la enfermedad, me han tratado de una manera injuriosa con sus dogmas y su actitud magistral, amenazándome a veces con grandes dolores, a veces con una muerte inminente. Mi mente se acomoda a este servicio, no le faltan razones plausibles en todo. Dice que tener piedras en el riñón o cálculos es lo que más me conviene; que a los edificios de mi edad les toca por naturaleza sufrir alguna gotera (es tiempo de que empiecen a fallar y a resquebrajarse; forzoso es para todos y no se iba a hacer en mí un nuevo milagro; pago así el salario debido a la vejez; no podríamos haber llegado a mejor trato). Dice que la compañía ha de consolarme, pues he caído en el infortunio más habitual entre los hombres de mi tiempo (por todos lados los veo afligidos por la misma especie de mal, su trato me honra, pues suele atacar más a los grandes: su esencia tiene nobleza y dignidad); que de los hombres que lo padecen, pocos hay que salgan mejor parados. Suelen pagar el precio de soportar un régimen fastidioso, y la enojosa y diaria administración de las drogas medicinales, mientras que yo solo lo debo a mi buena fortuna: pues algunos caldos que dos o tres veces he engullido en honor a las damas, que con gracia mayor a la aspereza de mi mal me ofrecían la mitad del suyo, me han parecido tan fáciles de tomar como inútiles en cuanto a efecto. Ellos se ven obligados a pagarle mil votos a Esculapio, y otros tantos escudos a su médico por la evacuación de arenilla fácil y abundante que yo consigo sacar a menudo gracias al favor de la naturaleza. Ni siquiera el decoro de mi compostura en la compañía usual sufre alteración, y retengo mi orina diez horas, y tanto tiempo como uno sano. El temor a esta dolencia te espantaba mucho más cuando te era desconocida. Mira su tardanza: solo incomoda y ocupa la estación de tu vida que, en cualquier caso, ya está perdida y es estéril, tras haber permitido la licencia y los deleites de tu juventud, como por transacción. El temor y la piedad que el pueblo experimenta hacia esta enfermedad te sirven como motivo de gloria; cualidad, de la que, si bien tienes el juicio purgado y has curado tu razón, tus amigos, no obstante, reconocen aún cierto tinte de ella en tu carácter. Es agradable oír decir de uno: «¡Vaya fuerza, vaya resistencia!». Te ven sudar por el esfuerzo, palidecer, enrojecer, temblar, vomitar hasta la sangre, sufrir contracciones y convulsiones extrañas, a veces derramar gruesas lágrimas de los ojos, verter unas orinas espesas, negras y pavorosas, o tenerlas detenidas por culpa de una piedra espinosa y erizada que te hiere y araña cruelmente el cuello de la verga, mientras charlas con los presentes con una compostura común, a ratos bufoneas con tus criados, defiendes tu punto de vista en una tensa discusión, mientras excusas de palabra a tu dolor y rebajas tu sufrimiento. Permanecieron mis riñones 40 años sin alteración, hace ya 14 que cambiaron de estado. Tienen los males su duración como los bienes, quizá está circunstancia haya llegado a su fin. La edad debilita el calor de mi estómago. Al ser su digestión menos perfecta, remite la materia cruda a mis riñones. ¿Por qué no puede suceder que en alguna revolución se debilite asimismo el calor de mis riñones, y ya no puedan seguir petrificando mi flema, y la naturaleza se encamine a seguir otra vía de purgación? Los años me han hecho, evidentemente, secar algunas fluxiones. ¿Por qué no las excrecencias que proporcionan la materia a los cálculos?

Además, ¿hay algo tan dulce como ese súbito cambio, cuando de un dolor extremo paso, al expulsar la piedra, a recobrar como un relámpago la hermosa luz de la salud, tan libre y tan plena, como ocurre con nuestros súbitos y más duros cólicos? ¿Hay algo en el dolor sufrido que pueda equipararse al placer de tan pronta curación?

Tras mi cólico, me encuentro libre de otras dolencias; más, me parece incluso, de lo que lo estaba antes, y después no he padecido fiebre alguna. Yo argumento que los vómitos extremos y frecuentes que sufro me purgan, y, por otro lado, mis inapetencias y los extraordinarios ayunos que paso digieren mis humores malignos, y la naturaleza evacúa en estas piedras lo que tiene de superfluo y nocivo. Que no me digan que es una medicina vendida demasiado cara. En efecto, ¿qué decir de todos esos brebajes apestosos, cauterios, incisiones, sudores, sedales, dietas, y de todas esas formas de curación que a menudo nos traen la muerte porque no podemos resistir su violencia e importunidad? Así, cuando me ataca, la tomo como una medicina; cuando estoy libre, la tomo como una liberación constante y completa. El ardor de la fiebre golpea el alma, y la epilepsia la abate, y una violenta migraña la descompone, y, en suma, todas las enfermedades que hieren el fondo y las partes más nobles la aturden. Los cálculos no atacan al alma. Si le va mal, ella tiene la culpa; se traiciona a sí misma, se abandona y se desarma. Solo los insensatos se dejan persuadir de que el cuerpo duro y macizo que se cuece en nuestros riñones pueda disolverse por medio de brebajes; por eso, una vez que se pone en movimiento, no queda sino darle paso; en cualquier caso, lo tomará. Observo, además, la especial ventaja de que es una enfermedad en la que hay poco que adivinar. Nos libramos de la agitación a la que nos precipitan las demás dolencias por la incerteza de sus causas y de sus condiciones y procesos (agitación infinitamente penosa). No necesitamos consultas ni interpretaciones doctorales: los sentidos nos muestran lo que es, y dónde está. Es una gran piedra la que me araña y consume la sustancia de los riñones, y mi vida, que evacúo poco a poco, no sin cierta dulzura natural, como un excremento ya superfluo y molesto. Ahora bien, ¿siento que alguna cosa se derrumba? No esperes que me ponga a examinarme el pulso y las orinas para tener alguna previsión fastidiosa. A tiempo estaré de sentir el mal, sin alargarlo con el mal del miedo.

En su *Diario de viaje a Italia por Suiza y Alemania en 1580 y 1581*, Montaigne relata que además de conocer el mundo clásico, buscaba tratar el mal que lo atormentaba con las aguas termales de las zonas alpinas. Su estoicismo para asimilar el dolor y aceptar sus cólicos nefríticos fue clave en su pensamiento. Afirmaba que esta dolencia «es la peor de las enfermedades, la más súbita, la más mortal, la más irremediable, con la que pierde la medicina, la que me reconcilia y familiariza con la muerte».

Un doctor gotoso

Thomas Sydenham (1624-1689), que además de médico fue capitán del ejército de Oliver Cromwell durante la guerra civil inglesa, describió «el mal de la piedra» que él mismo padecía con estas palabras: «El paciente sufre hasta acabar consumido por la edad y la enfermedad, y el pobre hombre desea morir».

Sydenham también padeció gota durante treinta y cuatro años y publicó en 1683 su *Tratado sobre la gota y las hidropesías*. Sostenía que por «abusar de los buenos manjares, del vino, la mayoría [de los que la padecen] tienen una constitución lujuriante [obesos], pero también ataca a flacos y enclenques. Produce la deformación de uno o varios dedos, dándole un parecido a un manojo de raíces de nabo; inmovilizados poco a poco, dando origen, alrededor de los tejidos articulares a concreciones tofáceas que rasgan la delgada piel, poniendo al descubierto tofos muy semejantes al yeso o a los ojos del cangrejo, que deben ser extirpados con un estilete».

Samuel Pepys

Funcionario naval y político londinense (1633-1703), es célebre por el diario privado que escribió entre 1660 y 1669, que se publicó más de cien años después de su muerte, en el que ofrece detalladas observaciones de los acontecimientos más destacados de la Inglaterra de la segunda mitad del siglo XVII.

Desde muy joven Pepys, como les sucedió a otros miembros de su familia, tuvo cálculos en la vejiga urinaria, que le provocaron frecuentes dolores y hematuria. En 1657 tomó la decisión de someterse a una intervención quirúrgica, muy dolorosa y con riesgos, que finalmente se efectuó el 26 de marzo de 1658. La piedra fue eliminada con éxito, por lo que decidió celebrar una fiesta en cada aniversario de la operación, aunque la incisión practicada en la vejiga se abrió de nuevo al final de su vida.

Pepys fue un gran bebedor y comilón, que en *La alegría del exceso* da cuenta de cenas de gala, madrugadas que pasó en las tabernas y del consumo de platos un tanto exóticos, como callos con mostaza, empanada de cisne, lenguas de alondra, y hace mención de sus borracheras, vomitonas y resacas.

«Noto que mi cabeza se resiente cuando bebo vino, así que espero poder dejarlo con la ayuda de Dios», escribió. También hizo un relato de su alcoholismo durante la coronación de Carlos II: «Si alguna vez he estado ebrio ha sido entonces, aunque no puedo asegurarlo, pues me dormí y no desperté hasta la mañana. Solo cuando me levanté vi que estaba cubierto de vómitos. Así terminó el día, con alegría por doquier».

Federico de Madrazo y Kuntz

Este célebre pintor (1815-1894) era hijo de José de Madrazo, pintor de cámara de Carlos IV en el exilio. Autor de cuadros tan famosos como *El Gran Capitán recorriendo el campo de la batalla de Ceriñola* (1835), en 1860 Federico fue nombrado director del Museo del Prado. A lo largo de su vida tuvo infinidad de reconocimientos como gran artista hasta que la Revolución de 1868 dio inicio a su declive profesional porque se lo asociaba a Isabel II, que había que tenido que partir al exilio.

Aun así, el Gobierno de la Primera República le hizo consejero de Instrucción Pública, y fue elegido senador del reino por la suscripción de la Academia de Bellas Artes de San Fernando en 1877.

A partir de 1878 su salud fue en declive, con infecciones en los ojos, las manos y los bronquios. Finalmente, en el verano de 1894 falleció a consecuencia de una operación de litotricia.

35

UROSCOPIA: EL PIS DICE MUCHAS COSAS

Según el diccionario Durvan, la uroscopia (deriva del griego *ouron*, «orina», y *skopein*, «examinar») es «la inspección metódica de la orina para esclarecer el diagnóstico de las enfermedades».

Para Hipócrates de Cos, la orina es el resultado de la cocción con ayuda del calor del cuerpo humano de las sustancias patógenas (*materia peccans*) que surgen por una mezcla inapropiada de los humores o *dyskrasía*. Si había un exceso o un déficit de alguno de los cuatro humores (sangre, flema, bilis negra y bilis amarilla), se produciría un cambio en el color, el olor o la turbulencia de la orina. El sobrante de los humores se eliminaba a través de la orina. Señala también Hipócrates en sus libros *Prognosis* y *Aforismos* la influencia de las comidas y bebidas sobre las características de la orina. Sostenía que la transparente no era buena señal y que la espumosa indicaba que el paciente padecía una afección renal.

A su vez, Galeno valoraba la consistencia del sedimento y las variaciones del color de la orina, y sostenía que el sobrante que se acumula en los vasos sanguíneos es eliminado por los riñones a través de la vejiga.

En el Bajo Medievo el uroscopista o médico que efectuaba una observación directa de la orina era una figura tan destacada que era obligado a permanecer en su casa por las mañanas para recibir a los pacientes y las muestras de orina que le traían. Por aquel entonces el examen de la orina era el principal método diagnóstico con que contaban los médicos.

El médico bizantino Joannes Actuarius (1275-1328), uroscopista de la corte de Bizancio, en su libro titulado *De Urinis diferentis* o *De Urinis libri septum*, que abarca siete volúmenes, describe la «mátula», un envase en forma de vejiga, que era una redoma de vidrio transparente de forma esférica en la parte inferior y con un cuello de grosor variable, ideado para estudiar la orina. Debía tener una embocadura estrecha y un depósito grande y redondeado, pues un recipiente demasiado estrecho y alargado no permitía almacenar cantidad suficiente de orina para apreciar sus sedimentos. El médico la examinaba a contraluz y al agitar el matraz se formaba espuma, que podía alcanzar un nivel más o menos alto y podría indicar si el paciente sufría una enfermedad craneal, torácica, abdominal o urogenital. Dividía Actuarius el recipiente en 11 niveles: el sedimento o precipitado ocupaba los cuatro inferiores, la nube, los tres siguientes y la espuma, los dos últimos. Algunos médicos establecían diferencias en función de que los contenidos de la orina se depositasen en la parte inferior del vaso (*hypostasin* o precipitado), en la zona intermedia (*sublimia*) o en la superior (*nubes*). Actuarius realizaba la siguiente interpretación:

> Vemos que cada parte en la extensión de la orina designa aquella parte en la extensión del cuerpo en la que se produce la actividad defectuosa. No todas las orinas negras han de ser malas, pues también pueden ser saludables [...]. En determinados males que salen con el jugo negro, o sea, la bilis negra. Tanto la melancolía como la fiebre cuartana desaparecen con rapidez tras la salida de la orina negra.

La observación directa de la orina en la «mátula» permitía a los médicos diagnosticar las enfermedades al apreciar su color, olor y la presencia de sedimentos o nubéculas, es decir, «cosas que oscurecen o encubren otra», según el *Diccionario de la lengua española*.

En el arte medieval hay representaciones asociadas a la uroscopia, de las cuales la más frecuente es la del médico ataviado dignamente, sosteniendo el matraz de orina y mirándolo al trasluz. Una variante iconográfica menos frecuente muestra al médico que deja caer el recipiente de orina al suelo, como un signo de mal pronóstico, pues el paciente está a punto de morir.

También existía la «rueda de las orinas» o «tábula de las orinas», que mostraba distintos recipientes que cubrían toda la gama cromática posible y que se disponían a modo de rueda con las posibles enfermedades que se asociaban a un determinado color de la orina.

Theophilos Protospator, un autor de varias obras médicas griegas, posiblemente del siglo VII, que firmaba como Filareto o Filoteo, escribió un libro traducido al latín como *De urinis. The Chilandar Medical Codex* en el que dedica 33 páginas a la uroscopia:

> Si el color de la orina asemeja al color de la leche y en la parte superior hay un sedimento que luce como guijarros podremos afirmar que el paciente tiene cálculos renales o vesicales. Durante la micción esta persona sentirá dolor en el canal urinario como si lo cortaran con un cuchillo lo cual podría originar un corte en el acto urinario o podría orinar por gotas. Podrían sentir dolor en las gónadas y si hay arenilla esto podría indicar que la persona ha estado sufriendo de los riñones por largo tiempo.

La uroscopia se practicó en la medicina árabe, aunque el Corán ponía trabas para manipular la orina y un musulmán manchado con ella no podía establecer relaciones con otras personas ni acudir a las mezquitas. Avicena decía que la primera orina del día era la indicada para su examen, pero el recipiente debía permanecer alejado del sol y del viento. Además, estableció diferencias entre la orina del día y la noche, así como la influencia de la edad, las comidas y los medicamentos. En su obra *Canon de medicina*, habla de orina roja, negra, amarillenta, turbia, purulenta y de la que se presenta en forma de gotas con fiebre y sudoración.

Abd al-Malik Ibn Habib habla en su libro *Mujtasar fil-tibb* (*Compendio de medicina*) de la uroscopia: «He visto la orina en un frasco de cristal en el momento que el médico la estaba observando».

Ismael el Guriani, un médico persa del siglo XII, aseguraba que «la mejor orina para observar es la primera de la mañana, después de un buen sueño. El médico es tan sagrado que no debe tocar el recipiente con la orina, otra persona debe tomar la botella con la mano derecha y mostrársela al médico contra la luz para que no afecte los colores».

Por su parte, Maimónides recomienda en su tratado sobre higiene y normas dietéticas *Kitab fi tabdir al-sihha* (*Régimen sanitatis*) que los hombres orinen por la mañana en un recipiente transparente para observar el aspecto de la orina, pues les daría información sobre su estado de salud.

El médico judío Juan de Aviñón, que residió en Sevilla a partir de 1391, cita en su libro *Sevillana medicinae* la uroscopia: «La color, la sustancia, en ser clara o turbia, ser mucha o poca, en el olor, la sabor, el tacto y la espuma. Dependiendo de estas propiedades de la orina se puede saber si existe enfermedad y tratala con «melecinas»». La obra la publicó en 1545 el médico sevillano Nicolás de Monardes.

La «tábula de las orinas» la siguieron manejando los médicos durante el Renacimiento, porque la uroscopia continuaba teniendo un papel central para el diagnóstico de las enfermedades.

Así, el médico y alquimista Leonardo Thurneysserzum Thurn vertía la orina de sus pacientes en un matraz de vidrio con forma de hombrecillo, destilándola y deduciendo a partir de los precipitados que se formaban la zona del organismo afectada por la enfermedad. En sus propias palabras, «pues donde en el vidrio se tinte con nubes, depósitos como heces, humos, sudor y similar […] lo mismo indicará sobre la naturaleza del cuerpo humano, de lo que puede deducirse con claridad la enfermedad que le aqueja».

A partir de la uroscopia se pasó posteriormente de la mera observación semiológica a la fase de pronóstico o uromancia.

El médico Pieter van Foreest, también llamado Petrus Forestus, al que por sus grandes conocimientos se le conocía como el Hipócrates holandés, en 1558 fue nombrado médico de la ciudad de Delft, cargo que ocupó durante más de treinta y siete años. Mostró una gran aversión por los curanderos y los «observadores de orina». Publicó en 1581 *De Incerto, fallaci, Urinarum Ivudicio*, donde denostaba a la uroscopia. En 1703 el editor Timotheus ten Hoorn publicó en Ámsterdam *The discovery of the tricks of the vicious Urine Watchers* (*El descubrimiento de los engaños de los buscadores de orina comunes*) y otro trabajo similar fue publicado en Basilea bajo el título *De uromantico usu et abusu* por Staegerus. Los tres autores acusaban a los urománticos de estafar con patrañas a sus clientes. A pesar del descrédito, todavía en el siglo XVIII el «uromantista» Michel Schüppack contaba entre su clientela con personas distinguidas, como el duque de Sajonia, el emperador de Austria José II y el escritor Johan Wolfgang von Goethe. Voltaire escribió: «La ridícula charlatanería de adivinar las enfermedades por las orinas, es la deshonra de la medicina y de la razón».

La uroscopia tuvo un gran predicamento en la época medieval como método diagnóstico, que se conservó hasta el siglo XVII. La ventaja residía en su inocuidad y podía utilizarse sin que el enfermo se desplazara si algún criado o pariente llevaba la orina al médico. Pero esta pérdida del contacto médico-paciente favorecía irregularidades y por eso el Royal College of Physicians de Londres prohibió su práctica a través de un mensajero.

La uroscopia ha sido muy representada por miniaturistas de libros medievales y por pintores holandeses del Barroco. En el caso de estos últimos se desconoce por qué desarrollaron ese tipo de temática. Por ejemplo, el primer ayudante de Rembrandt, Gerrit Dou, que fue el mejor pintor de Leiden, se representa a sí mismo como un galeno que examina orina en su cuadro *El médico* (1653), que se conserva en el Kunsthistorisches Museum de Viena. Y uno de sus lienzos más conocidos, *La mujer hidrópica*, que se expone en el Museo del Louvre, tiene como protagonista a una enferma mayor, sentada en un sillón, ayudada por una mujer que intenta darle de comer. El médico, que permanece de pie junto a la enferma, está examinando su orina. La misma temática la aborda en su cuadro *El examen de orina*, que se expone en el Museo de Bellas Artes de Orleans, Joos van Craesbeeck, que, además de panadero, era pintor del Barroco especializado en pintura de género y plasmaba asuntos plebeyos y retratos caricaturescos de las clases populares flamencas.

El también pintor Gabriel Metsu, que se formó con Gerrit Dou, nos presenta en *La visita del médico* a una mujer que está sentada en una silla, parece pálida, enferma y está cubierta con una rica túnica marrón rojiza con ribete de piel blanca. Es atendida por una mujer mayor, posiblemente una sirvienta o familiar, que se encuentra de pie detrás de ella. Un hombre, que presumiblemente es el médico, se encuentra a la izquierda, sosteniendo lo que parece ser una pequeña botella o frasco de color oscuro. Metsu, que falleció con tan solo treinta y ocho años, probablemente a consecuencia de una operación de la vejiga, podría haber titulado dicha obra *El mal de amor*, ya que muestra a una dama de clase acomodada que languidece por algún tipo de carencia amorosa que le provoca melancolía, falta de apetito o cambios bruscos de humor. Este tema estuvo de moda durante gran parte del siglo XVII en los Países Bajos, y por eso otros pintores, como Samuel van Hoogstraten y Jan Steen, también pintaron mujeres, casi siempre adolescentes y jóvenes, aquejadas de esa romántica dolencia. Incluso se sabe que durante la segunda mitad del siglo se dieron en las universidades de Leiden y Utrecht hasta 17 disertaciones sobre el tema.

Uroscopia es el título de un lienzo de David Teniers el Joven que se exhibe en el Museo de Bellas Artes de Bélgica. Un médico examina a contraluz un frasco de orina. A su lado se ve a la persona que ha traído la orina, que pudiera ser la enferma o una sirvienta.

Había médicos que, además de observar las características de la orina, llegaban a probar su sabor para establecer un diagnóstico. La primera referencia al sabor dulce de la orina de los diabéticos la hallamos en un viejo texto de la medicina hindú, el *Sushruta Samhita* (siglo III o IV d. C.), cuya redacción se atribuye a un médico indio llamado Súsruta. El médico persa medieval Al-Razi, Rhazes en latín, también conocía el sabor dulce de la orina en la diabetes. Y Avicena evaporó la orina de un diabético y observó que dejaba unos residuos con sabor a miel, observaciones que consignó en su célebre *Canon de medicina*. Pero el apellido mellitus o el genitivo latino *melliti*, que significa «azucarada» o «de azúcar», que lleva consigo la palabra diabetes se atribuye a sir Thomas Willis, médico del rey Carlos II de Inglaterra, que en 1674 probó la orina de un diabético y erróneamente atribuyó su sabor característico no al azúcar, sino a que la sangre se descomponía y aparecía un contraste entre la sal y los ácidos azufrados.

El hallazgo de este galeno, que fue apodado por su sapiencia el Hipócrates inglés, tuvo lugar una tarde fría de abril del año 1674 cuando salió de su domicilio para visitar a un paciente. Después de examinarlo, cuando estaba a punto de abandonar el dormitorio del enfermo, le llamó la atención un par de moscas que estaban revoloteando en torno a la copa de orina del encamado. Tomó el recipiente con las manos, lo observó al trasluz y bebió una pequeña cantidad del líquido que contenía, comprobando que era su dulzor el que había atraído a los dípteros. En los meses que siguieron al evento Willis se dedicó a probar la orina de sus clientes —debía de tener un buen estómago— y llegó a la conclusión de que solo percibía un sabor dulce en los diabéticos. Estas palabras de Willis describen cómo actuar para confirmar una diabetes y ofrecen su pronóstico: «Es necesario probar la orina del paciente. Es tan dulce como la miel. El paciente se debilitará, se dormirá y morirá».

En la localidad salmantina de Ciudad Rodrigo está el Museo del Orinal, que fundó José María del Arco Ortiz, conocido como Pesetos, porque en carnaval se vestía con trajes de pesetas. Su colección abarca más de 1.300 piezas de más de 27 países y se exhibe en el antiguo Seminario de San Cayetano.

Cuando había reunido aproximadamente 700 hizo una exposición en Málaga, que visitó Camilo José Cela. El premio Nobel tenía una colección más pequeña de orinales y en 1996 escribió un artículo en el diario *ABC* haciendo referencia a la de Pesetos. Esta muestra peculiar también contiene orinales del tipo botella, conocidos como tibor o jarrillo, que podrían haberse empleado para recoger la orina y practicar la uroscopia.

36

LAS VENÉREAS SIEMPRE HAN ESTADO ENTRE NOSOTROS

Las enfermedades venéreas, hoy denominadas enfermedades de transmisión sexual (ETS), son conocidas desde la Antigüedad y han acompañado a la humanidad a lo largo de los siglos. Prueba de ello son los esqueletos con lesiones características de sífilis congénita descubiertos en la ciudad romana de Pompeya. También un estudio publicado en 1999 por los Departamentos de Arqueología y Paleopatología de la Universidad inglesa de Bradford, basado en excavaciones de un cementerio de una abadía agustiniana en el puerto de Kingston upon Hull al noreste de Inglaterra, que alojó enterramientos entre 1119 y 1539, mediante la prueba del carbono 14 evidenció que algunos varones fallecidos entre 1300 y 1450 tenían signos evidentes de sífilis.

Ya el médico y filósofo Avicena en su obra *Canon de medicina* aconsejaba, «mantenerse alejado de las mujeres que dejan caer líquidos de la vulva».

Para prevenir las ETS Guillermo de Saliceto, de la Escuela de Medicina de Bolonia, en su obra *Cyrurgia*, escrita a finales del siglo XIII, recomendaba lavarse los genitales después del coito. Su discípulo Lanfranco de Milán en su libro *Chirurgia Magna* aconsejaba el lavado de los genitales con agua y vinagre a partes iguales después de un coito sospechoso y en caso de no disponer de esos ingredientes se debía «lavar el miembro con la propia orina».

A finales del siglo XIV, el cirujano italiano Pietro d'Argellata describió las úlceras peneanas, probablemente de origen sifilítico, y recomendaba lavar el miembro viril con agua en verano y en invierno con orina tras el coito.

Para combatir las ETS en el pasado se empleaban sales de cloruro de mercurio (calomelano) o yoduro de mercurio en un ambiente caliente y seco, un método que se denominó el «martirio del mercurio» y que disponía extender el preparado en los genitales como un bálsamo o ingerirlo para seguidamente someter al enfermo a baños de vapor o cubrirlo con mantas gruesas. Por este remedio se acuñó un famoso dicho: «Una noche con Venus y toda la vida con Mercurio».

Esta fórmula de curación se basaba en la teoría de los humores, según la cual los venenos causantes de la enfermedad debían evaporarse. Por ejemplo, uno de los tratados atribuidos a Hipócrates, *Sobre la naturaleza del hombre*, describe así los estados de salud y enfermedad en el ser humano:

> El cuerpo humano contiene sangre, flema, bilis amarilla y bilis negra. Estas son las cosas que componen su constitución y causan sus dolores y salud. La salud es principalmente aquel estado en el que estas sustancias constituyentes están en la proporción correcta entre sí, tanto en fuerza como en cantidad, y están bien mezcladas. El dolor ocurre cuando una de las sustancias presenta deficiencia o exceso, o se separa en el cuerpo y no se mezcla con otras.

Giovanni da Vigo era el médico del cardenal Giuliano della Rovere, que luego sería el papa Julio II, famoso por sus disputas con el gran artista Miguel Ángel por los trabajos de la Capilla Sixtina. El pontífice había adquirido el «mal francés», del que Vigo afirmaba en su libro *De practica copiosa in arte chirurgica* publicado en 1514 que afectaba *in vulva in mulieribus et in virga in hominibus* («en la vulva en las mujeres y en el pene en los hombres»). Julio II prohibía a los fieles que le besaran los pies, una práctica muy común en la época, porque tenía una *podagra tuberosa e ulcerata* que el médico le curaba con un *emplastrum de Vigo cum mercurio*.

En la instauración de la terapia mercurial a pacientes con el *morbus gallicus* o «mal francés» fue esencial el libro *De arte mingendi cum instrumentis* de Jacopo Berengario da Carpi.

Los derivados del mercurio se usaron durante más de 400 años hasta el descubrimiento por el bacteriólogo alemán Paul Ehrlich en 1901 de la arsfenamina, Salvarsán® o «606», un preparado a base de arsénico, fruto de la realización de 606 experimentos.

El médico veronés Girolamo Fracastoro fue el primero en la historia de la medicina que habló de la existencia de diminutas semillas como causantes de enfermedades transmisibles en el libro III de su obra *De contagione et contagiosis morbis et eorum curatione libri tres* (*Los tres libros sobre el contagio, las enfermedades contagiosas y su curación*), que publicó en 1546. En el apartado VII del primer capítulo del libro afirma que los corpúsculos de las enfermedades (*seminaria*) se mueven en el aire y las afecciones son transportadas no solo de un lugar a otro, sino también de un enfermo a otro.

Pero si traemos a colación a Fracastoro es porque con anterioridad, en 1530, había publicado el poema *Syphilidis sive de morbo gallico libri tres*, del que al parecer en 1525 envió un borrador tras haber completado parte de la obra a un reconocido humanista, el cardenal Pietro Bembo, probablemente debido a su interés por la calidad literaria del mismo. Se cree que Bembo era amante de Lucrecia Borgia, la hija del papa Alejandro VI y que posiblemente se había contagiado de sífilis. Según la leyenda, dicho término tiene su origen en el nombre de un joven pastor, Syphilus, que había ofendido a Apolo al negarse a adorar al dios Sol (Helios) y aquel le castigó con un terrible mal que le producía ulceras en todo el cuerpo.

A diferencia de otras enfermedades transmisibles, en el caso de la sífilis, Fracastoro, que la describió en 1.300 hexámetros en latín, explicaba que sus semillas se difundían a través del contacto directo entre dos individuos sin la mediación del aire y recomendaba para su tratamiento mercurio y también palo de guayaco.

El *Guaiacum officinale* es un árbol llamado comúnmente guayaco o guayacán, que posee una resina en su corteza que contiene un principio activo llamado guayacol, con supuestas propiedades para tratar las ETS. Lo menciona en su *Tesoro de medicinas* el madrileño Gregorio López, del que no se sabe si era médico, como afirman algunas fuentes, o quizás un místico que a partir de 1578 cuidaba enfermos en el Hospital de la Santa Cruz de Oaxtepec, que eran tratados con plantas medicinales y el agua de sus manantiales.

Afirma López sobre el guayaco lo siguiente: «Se usa para la lepra, aprovecha para todo género de llagas, contra bubas, expele enfermedades frías, mal francés, hidropesía, quartana, opilaciones, gota coral, asma, mal de bexiga y riñones, corrige anhelito hediondo y sirve para los tísicos».

La denominación de «mal francés» o «morbo gálico» se originó por la llegada en 1495 de 30.000 soldados del ejército del rey de Francia Carlos VIII a Nápoles, con aproximadamente 50.000 mercenarios y con 800 «hembras de coito impuro» para combatir a las tropas aragonesas enviadas por Fernando el Católico. Tras finalizar la contienda los soldados que sobrevivieron regresaron a sus casas portando la enfermedad.

En cuanto a la fecha de aparición de la enfermedad en América, no existe acuerdo entre los estudiosos. Así, mientras que la llamada «teoría precolombina» asegura que en el Nuevo Mundo la sífilis existía antes del descubrimiento de América, la «teoría colombina» propugna que fue llevada en 1492 por los navegantes que acompañaron a Colón.

El historiador norteamericano Alfred W. Crosby sugiere en su libro *The Columbian Exchange* (1972) que las epidemias llegaron a América con los españoles y facilitaron la conquista por la mortalidad que generaron, pues epidemias como las de la viruela, el sarampión, la malaria, el tifus y la varicela eran desconocidas allí. Sobre el origen de la sífilis, afirma el historiador de la medicina José Luis Peset:

> Se dijo que la causa eran los excesos y profanaciones de las tropas del rey francés que había llegado a Nápoles. Desde luego, en su camino de vuelta propagaron la enfermedad, que vino a llamarse «mal francés» o *morbo gallico*. Pero también se dijo que el origen era América y que la trajeron los conquistadores, a la vez que producían allá terribles contagios, como la gripe o la viruela, o bien la fiebre amarilla. Podríamos pensar en una reactivación por esos movimientos de población que fueron la conquista americana y las guerras europeas que se acompañaron con cambios sociales, sobre todo higiénicos.

Seguramente Gregorio López supo de la existencia del guayaco al conocer la obra de Francisco Hernández por medio de los hermanos hospitalarios de Guadalupe. Francisco Hernández había ejercido la medicina en el monasterio de Guadalupe y había recorrido las sierras extremeñas en busca de plantas medicinales para el huerto de dicho cenobio. De 1571 a 1577 viajó por México y escribió su monumental *Historia natural de Nueva España*, con descripciones de más de 3.000 plantas medicinales.

También se refirió al guayaco el médico y botánico sevillano Nicolás Bautista Monardes Alfaro, que publicó en 1565 la *Historia medicinal de las cosas que se traen de nuestras Indias Occidentales*, tras estudiar y experimentar con productos y medicinas del Nuevo Mundo y cultivar en su huerto diversas plantas:

> Es usado para bubas comunes, llamado sarampión de las Indias. Maravilloso remedio para curar el mal de bubas, de los cuales y de cada uno de ellos se hace el agua que se toma. Sana muchas enfermedades incurables en que la medicina no pudo hacer su efecto, para hidropesía, asma, gota coral, males de vejiga, riñones, dolores de coyunturas [articulaciones], para todo mal causado de humores fríos, ventosidades, y es un buen sudorífico.

El guayaco llegaba a Sevilla a través de la Casa de Contratación. Era el *Guaiacum sanctum* o palo santo. La importación a Europa de dicha variedad la monopolizaron los Függer, unos banqueros alemanes de Augsburgo, a los que Carlos V concedió tal privilegio en pago de un cuantioso préstamo que le habían concedido para sobornar a los príncipes electores y asegurarse su nombramiento como emperador del Sacro Imperio Romano Germánico.

Las supuestas virtudes curativas del guayaco fueron loadas en el libro *De guaiaci medicina et morbo Gallico*, del humanista alemán Ulrich von Hutten, publicado en 1519, en el que describe su modo de empleo y que pormenoriza David Sucunza en su libro:[*]

---

[*] Sucunza, D., *Drogas, fármacos y venenos*, Editorial Guadalmazán, Córdoba, 2022.

La cura comenzaba con la elaboración de una infusión a partir de una libra de leño troceado y ocho de agua, que se calentaba sin llegar a ebullición hasta que el volumen se reducía a la mitad. Posteriormente, el preparado obtenido era administrado a lo largo de un mes al enfermo, que además debía mantener un duro régimen que incluía su encierro en una habitación a alta temperatura y alimentarse lo menos posible. Con ello, se perseguía que el paciente purgase su mal a través del sudor, de acuerdo a la teoría de los humores que prevalecía en la época [...]. El propio Hutten acabaría muriendo en 1523 por la misma enfermedad que creyó vencer [...]. En la Europa de la primera mitad del siglo XVI, ninguna medicina del Nuevo Mundo gozó de mayor prestigio, pues hasta de los techos de las iglesias colgaron leños de guayaco. Ante ellos se postraban los afectados más menesterosos del «mal de bubas», en la creencia de que sus plegarias les librarían de la enfermedad. Única esperanza para aquellos que no podían permitirse este costoso remedio [...]. Como consecuencia, pocas mercancías generaron más beneficios en los inicios del comercio transatlántico, aunque aún menos se demostrarían tan inútiles.

Sucunza califica el guayaco como «el primer fraude médico de la Edad Moderna». En la farmacopea, el guayacol se ha usado en forma de jarabe como expectorante.

El cirujano francés Ambroise Paré en el volumen titulado *Diez libros de Cirugía* editado en 1575 hablaba de la sífilis en estos términos:

Enfermedad generada por contacto sexual a través de una cópula con mala higiene y contagiados usualmente por una úlcera de los genitales y ulteriormente manifestada por pústulas de la cabeza u otras partes externas del cuerpo y finalmente infectando partes internas ocasionando dolores nocturnos crueles y tormentosos.

En el capítulo XVI de su tratado Paré explicaba la gonorrea:

Es una efusión involuntaria de esperma, originada de todo el cuerpo hacia los órganos genitales, debido a la pérdida de retención de estas estructuras. Esta enfermedad ocurre cuando una suave y pura parte de la sangre viscosa pero clara y sin olores indeseables toma su curso al tracto genital con una sensación agradable especialmente hacia la parte final del pene.

Y la diferenciaba de otra afección similar:

La estranguria virulenta es una descarga maloliente, amarilla, en ocasiones verdosa, o con pus hemorrágico como una materia no bien cocida, a menudo erosionando la uretra y causando erecciones dolorosas. La causa era un grueso y flatulento espíritu llenando y distendiendo la completa sustancia porosa del pene.

Para tratar la gonorrea Paré recomendaba una «dieta exenta de alimentos que traigan más sangre al cuerpo», como vino, especias, ejercicio físico diario y nadar en agua fría, dormir poco y colocarse ungüentos en los genitales y en el lomo y alejarse de las mujeres hasta estar curado. Y para las «excrecencias callosas» indicaba una decocción de palo de guayaco.

A finales del siglo XVI el médico francés Jacques de Béthencourt llamó «enfermedades venéreas» (*morbus venereus*) a las ETS, cuyo desarrollo atribuía erróneamente a practicar el coito en un momento inoportuno o al orgasmo. En 1527 publicó un libro titulado *Nouveau Carême de pénitence* (*Nueva Cuaresma de penitencia*) en el que hace juicios morales sobre las ETS y argumenta que si el mercurio o el guayaco son la mejor cura, el sufrimiento que ocasionan al paciente podría servirle para recibir una necesaria lección. Se alineaba así con la opinión de la Iglesia, que en el pasado estigmatizaba a los enfermos que padecían sífilis al considerar que se trataba de una «enfermedad merecida» por haber tenido relaciones con mujeres impuras.

El abordaje científico de las enfermedades infecciosas dio un gran giro a partir del siglo XIX, cuando el químico francés Louis Pasteur propuso que los gérmenes eran sus causantes. El alemán Robert Koch perfeccionó los métodos de su cultivo y en 1882 aisló el bacilo tuberculoso. Pasteur, un año más tarde, obtuvo un gran éxito en el tratamiento de la rabia. En el caso de la sífilis, fue el 3 de marzo de 1905 cuando en el hospital berlinés de La Charité el zoólogo prusiano Fritz Schaudinn y el médico militar berlinés Erich Hoffmann descubrieron que la causaba una bacteria, *Treponema pallidum*. Identificarla fue muy difícil: era casi transparente y solo visible al microscopio con contraste de fase, que aprovecha las pequeñas diferencias de los índices de refracción en las distintas partes de una célula y en diferentes zonas de una muestra de tejido.

A la sífilis también se la denomina lúes, palabra que, según el *Diccionario de la lengua española*, procede del latín *luĕre*, que significa «sufrir un castigo» o «expiar». Y otro término en desuso es avariosis, que se empleó a partir de 1901 para evitar el de sífilis, que suponía el estigma social para los diagnosticados con ese mal. Tiene su origen en un vocablo francés, *avariose*, que el dramaturgo Eugène Brieux introdujo en su obra teatral *Les Avariés* para referirse de forma velada al mal venéreo-sifilítico.

Además de la sífilis, también causaba estragos la llamada gonorrea o blenorragia, como apuntaba el referido Ambroise Paré. Sin embargo, costó diferenciar una afección de otra. Y eso que la gonorrea fue descrita por primera vez por Galeno en el año 130 d. C., que le puso ese nombre.

La palabra gonorrea proviene de flujo seminal «gono Rhein» y blenorragia, que es sinónimo de dicha infección, significa «flujo mucoso». Se describe ya en los tratados médicos escritos durante el reinado del emperador chino Ho-Ang-Ti, hace aproximadamente 4.500 años. Y el papiro Ebers da cuenta de los síntomas de una uretritis aguda y su tratamiento por instilación intrauretral. Y también hay referencias en la Biblia (Levítico, 15): «Hablad a los hijos de Israel y decidles:"Cualquier hombre que padece flujo seminal es impuro a causa del flujo". En esto consistirá la impureza causada por su flujo: sea que su cuerpo deje destilar el flujo, o lo retenga, es impuro. Todo lecho en que duerma el que padece flujo será impuro».

Estrecheces de la uretra

Andrés Laguna fue el primer médico que escribió sobre las «carnosidades uretrales», término que hace alusión a las cicatrices que pueden desarrollarse en la uretra a consecuencia de la gonorrea y que pueden dificultar la micción. Laguna dio a conocer sus observaciones anatómicas en 1535 con su *Anatomica Methodus seu de Sectione Humani Comtemplatio* y se adelantaba al *De Humanis Corpore Fabrica* (1543) de Andrés Vesalio.

Laguna afirma en su libro *Methodus cognoscendi extirpandique excrescentes in vesicae collo carunculas* lo siguiente: «Hay excrecencias o carnosidades que asientan en la uretra cerca del cuello vesical, que dificultan la micción y hasta llegan a suprimirla, produciendo retención». Tanto Laguna como Ambroise Paré (1510-1590) trataron «las carnosidades uretrales» mediante la introducción de una sonda en la uretra, dotada de un extremo cortante protegido por un mandril. Leemos en el *Diccionario de la lengua española* que este último es un «vástago de madera, metal, etc., que, introducido en ciertos instrumentos huecos, sirve para facilitar la penetración de estos en determinadas cavidades».

El urólogo Mariano Pérez Albacete afirma lo siguiente sobre las observaciones del médico del emperador Carlos V:

> Andrés Laguna realiza el análisis de las estrecheces uretrales, que denomina carúnculas, y señala su origen gonocócico; la causa de la obstrucción intuimos que debió observarla como anatómico en sus estudios de los cadáveres de los fallecidos por retención de orina, en los que apreció la presencia de cicatrices fibrosas y endurecidas producidas por las estenosis uretrales, además de algún pólipo, tumor o adenoma prostático; englobado todo ello en un origen común que define como carúncula, carnosidades o excrecencia.[*]

También atribuía a un origen venéreo las «carnosidades de la uretra» el médico alcalaíno Francisco Díaz (1527-1590), autor del primer

---

[*] Pérez Albacete, M., «La Urología en el Renacimiento y Barroco», *Historia biográfica y bibliográfica de la urología española*, Editorial Edicomplet, Madrid, 2000.

manual de urología, *Tratado nuevamente impreso de las enfermedades de riñones, vejiga y carnosidades de la verga y uretra*. Consta de 405 páginas divididas en tres libros y en el tercero es en el que aborda la cuestión y habla de su tratamiento mediante las «candelillas», unas bujías filiformes de cuero o cera para realizar una dilatación uretral progresiva. Cuando se llegaba a la zona más estrecha, se destruía con sustancias cáusticas. Su tratado se basa en observaciones clínicas y en datos de autopsias y analiza las técnicas quirúrgicas usadas hasta entonces.

Díaz consideraba que las «carnosidades uretrales» son «una excrecencia de carne […] a modo de una herida que crece más de lo necesario en el canal de la uretra […] y se viene a endurecer de manera que callo duro incurable». Asimismo, creía que tenían un origen gonocócico por un contagio durante el coito y recomendaba que se diferenciasen de las piedras mediante el uso de la candelilla, el junco, el plomo o la algalia: «Con estos instrumentos es menester la experiencia de artífice, para conocer si es piedra o materia gruesa, o arena inculcada en el caño, o carnosidad o callosidad, que en esto suele aver confusión y engaño».

Defendía Díaz el uso de las candelillas con este argumento: «Ha permanecido, y permanecerá, como el más útil y cómodo de todos y a más de veynte y ocho años que he usado dél en muchas necesidades».Y aconsejaba que la dilatación uretral se hiciera de forma progresiva, usando candelillas de menor a mayor calibre: «Se debe comenzar a abrir camino usando una candelilla fina bien untada en aceite de almendras dulces para que entre con mayor facilidad, y se vaya haciendo poco a poco, tomando cada día una ventaja».

Además, hacía alusión Díaz al tratamiento de las almorranas y la «*ninphea* o crecimiento de carne en el pudendo de la mujer». Posiblemente se refiriera a verrugas genitales, que hoy sabemos que las causa el virus del papiloma humano.

Para tratar las estrecheces uretrales que no se podían sobrepasar describía la uretrotomía interna, que consiste en la incisión de la estenosis mediante un aparato de su invención, el «instrumento cisorio», considerado como el primer uretrotomo. Era similar a un catéter dentro del cual se introducía una «verga fina de plata»: «Hase de usar de esta manera: meter este instrumento hasta donde estuviere la carnosidad o callo, y luego apretar como he dicho, y cortar con mucho espacio, con el mayor tino que se pudiere, y desta manera proseguir hasta acabar de romper la callosidad».

También Andrés Laguna sondaba con «candelillas» y, si no era suficiente, usaba un catéter de plomo, pero si fallaba recurría a los de plata o a los de oro.

La patología de las carúnculas despertó un gran interés entre los médicos del Renacimiento, por lo que varios autores se disputaron su descubrimiento. El italiano Alonso Ferri publicó en Leiden en 1553 *De caruncula sive callo qua cervici vesicae innascitur*, en el que trata las estenosis uretrales con una sonda provista de un dispositivo de corte. El portugués Amato Lusitano, en su obra *Curationun medicinalium centuriae septem*, publicada en Venecia en 1557, afirma que fue su maestro Lorenzo de Alderete, titular de la cátedra de Prima de Avicena de la Facultad de Medicina de Salamanca, el inventor del emplasto corrosivo que se aplicaba a las candelillas. Pero el doctor Víctor Escribano García, en su estudio de 1937 *La cirugía y los cirujanos españoles del siglo* XVI, duda que Alderete conociese las candelillas.

Los cirujanos latinos eran los que, a pesar de no estar licenciados en medicina, habían seguido algún tipo de cursos en las universidades. Se dedicaban a realizar operaciones quirúrgicas y estaban autorizados a prescribir medicamentos de uso externo. Uno de ellos, Juan Calvo, profesor de Cirugía en Montpellier y posteriormente en Valencia, en su libro *Cirugía universal y particular del cuerpo humano*, editado en 1580, no se manifiesta partidario del uso de candelillas ni del «instrumento cisorio» de Francisco Díaz o del propuesto por Ambroise Paré por las posibles complicaciones.

Otro cirujano latino, Bartolomé Hidalgo de Agüero, en su libro *Avisos particulares de cirugía contra la común opinión*, editado en 1584, propone tratar las carnosidades con baños locales que favorezcan su ablandamiento y que permitan introducir por la uretra un junco verde o una candelilla portadora de ungüento no cáustico porque «las carnosidades de la vía de la orina no se han de romper con plomo ni gastar con el cáustico común cuando las quieren extirpar».

La existencia de «carúnculas uretrales» la descartó el anatomista italiano Giovanni Battista Morgagni, que en 1761 en su tratado *De sedibus et causis morborum per anatomem indagatis* distingue entre estenosis de uretra, hipertrofia prostática y tumores de la vejiga. Los términos «carúncula» y «carnosidad» equivalen a lo que hoy llamamos estenosis de uretra, pero en aquella época también solían incluir todas las enfermedades de la próstata y del cuello de la vejiga.

A vueltas con la sífilis y la gonorrea

El eminente cirujano inglés John Hunter del siglo XVIII describió la lesión genital que causaba la sífilis, el chancro duro o «chancro hunteriano». Para sus investigaciones, se inoculó pus de un paciente gonorreico del que ignoraba que también era sifilítico y de este modo adquirió las dos enfermedades, determinando que ambas tenían un origen venéreo.

En 1793 el cirujano escocés Benjamin Bell observó que el tratamiento que curaba la gonorrea no sanaba la sífilis, circunstancia que confirmó en 1812 el francés Jean-François Hernandez mediante experimentos con presos. Pedro Laín Entralgo, médico y gran historiador de la medicina española, afirma que, «en el campo de la sífilis, Philip Ricord desacreditó la creencia de Hunter de que la gonorrea y la sífilis eran la misma enfermedad, cuando inoculó pus gonorreico a 2.500 pacientes, sin que ninguno contrajera la sífilis».

Se refiere Laín al gran cirujano francés, que fue director del Hôpital du Midi, médico de Napoleón III y autor de un *Tratado práctico de las enfermedades venéreas*. Hasta entonces la gonorrea o *lux venerea* se confundía con la sífilis. Para tratarla se recomendaba reposo en cama, excluir de la dieta vinos, especias, cebollas y carne y evitar la excitación sexual o cualquier cosa que «inflamara la fantasía y la imaginación».

Sobre la gonorrea, el médico militar Enrique Suender, que fue un pionero de la urología de Madrid, en su monografía titulada *La gota militar* que publicó en 1876, afirma:

Es una afección, no más frecuente en los militares que en los que ejercen otras profesiones, caracterizada objetivamente por una secreción uretral, purulenta o moco-purulenta de un líquido turbio, de color amarillento ú opalino, de índole crónica, en ocasiones contagiosa, que unas veces constituye una hipersecreción continua siempre poco abundante, otras se presenta en forma de filamentos que arrastra el chorro urinario y son visibles en vaso de cristal, y otras se limita a una sola gota, que aglutinando los bordes del meato urinario, opone momentánea resistencia á la emisión de orina.

El bacteriólogo polaco Albert Ludwig Sigesmund Neisser descubrió el germen causal de la gonorrea, que en su honor se llama bacilo de Neisser y que también se conoce como *Neisseria gonorrhoeae* o gonococo. Comenzó a trabajar como ayudante de un dermatólogo, el doctor Oskar Simon, y se inició en el estudio de las ETS y de la lepra. Fue Gerhard Armauer Hansen, que en 1873 descubrió un germen en los pacientes con lepra que no identificó con una bacteria, el que le suministró muestras de tejidos infectados a Neisser, que en 1880 observó que sí se trataba de un bacilo (bacteria con forma de bastón, a diferencia de los cocos, que tienen un aspecto redondeado), el *Mycobacterium leprae*. Neisser fue catedrático en la Clínica de Enfermedades de la Piel de Breslau, pero la parte oscura de su biografía es que para sus investigaciones se valió de prostitutas, a las que inyectaba sin su consentimiento suero de pacientes infectados de sífilis. De este modo, si alguna desarrollaba la enfermedad, argumentaba que se habría contagiado durante sus prácticas sexuales.

Para tratar la blenorragia, Alfonso Chirino, que fue médico personal del rey Juan II de Castilla, en su libro *Menor daño de la Medicina*, describe una jeringa de su invención para instilar sustancias en la vejiga a través de un canutillo de papel. A finales de siglo XIX y comienzos del siglo XX las instilaciones uretrales para el tratamiento de las ETS se hacían con permanganato potásico y con nitrato de plata. Y se practicaban expresiones uretrales, provocando uretritis crónicas con estenosis y abscesos periuretrales y/o cálculos vesicales que al tratar de ser expulsados se atascaban en la uretra. Se condenaba al paciente a efectuar de forma perenne dilataciones uretrales con sondas metálicas.

También se ocupó de la gonorrea el médico español Julián Gutiérrez, que describía como una «enfermedad sórdida y enfadosa por la cual el paciente se desmaya y pierde la virtud y llega a tanta la flaqueza que no es posible restaurarla».

En 1906 el psicólogo y neurólogo francés Pierre Janet refería que la gonorrea infectaba más fácilmente a las mujeres que a los hombres y lo razonaba así:

> [El gonococo] podía permanecer en lugares recónditos de los genitales femeninos, sin ser notado y sin producir síntomas. La naturaleza ha creado los órganos genitales de la mujer para mayor alegría de los gonococos. Las mujeres, por su disposición anatómica, ignoran casi todo lo que pasa en sus órganos genitales y a menos que exista un estado inflamatorio y doloroso grave no sospechan la infección.

El sufrimiento de Rossini

En la era preantibiótica, la cronicidad de la gonorrea provocaba a los pacientes un estrechamiento de la uretra con dificultad para orinar. Es lo que le sucedió a Gioachino Rossini (1792-1868), el famoso compositor italiano de óperas que probó de todo para aliviar sus molestias uretrales, desde reposo en balnearios y dietas alimenticias, que por su fama de glotón debió llevar muy mal, hasta alguna pseudoterapia, como «curas magnéticas».

En París, donde se había instalado en 1855, solicitó una consulta con Jean Civiale, el urólogo más prestigioso de su época en Europa y pionero de dicha especialidad, que ejercía en el Hospital Necker. Podía tratar la estenosis de su uretra con la introducción de sondas *beniqués* metálicas y curvadas con diferentes grosores y al parecer fueron efectivas. En junio de 1855 la segunda esposa de Rossini, Olympe Pélissier, manifestaba: «Todo marcha bien: la introducción de bujías va gradualmente y después de diez días nada nos recuerda el estado de la enfermedad, todo va caminando progresivamente».

Muchos amigos que visitaron a Rossini en su casa de París describieron que entre la anodina decoración de su habitación se hallaba una sonda, que el músico les presentó como «el mejor instrumento para sus males».

Las brillantes tardes musicales que Rossini celebraba en su domicilio, a las que asistían políticos y grandes artistas de la época, como Alejandro Dumas hijo, Eugène Delacroix, Franz Liszt y Giuseppe Verdi, supusieron el estreno de muchas pequeñas obras para entretener a los invitados a sus famosos y exagerados banquetes. Pero detrás de esa vida de lujo y fama estaban los padecimientos de su penosa enfermedad. Las cartas de Rossini y las de Olympe Pélissier dan cuenta de dolorosas complicaciones. Sobre su estado de salud, en 1954 el profesor Bruno Riboli publicó en la revista *La Rassegna Musicale* un artículo titulado «Profilo medico-psicologico di G. Rossini», en el que decía:

Como consecuencia de su constitución pícnico-ciclotímica, sufrió depresión durante un largo período de su vida, alcanzando aspectos de verdadera psicosis melancólica de 1848 a 1857 con crisis de ansiedad y llanto, angustia, insomnio, delirio de ruina, ilusiones e ideas suicidas y con notable pérdida de peso y decadencia orgánica, tanto que el misterio de su silencio musical, después de haber compuesto 38 obras, incluidas las magistrales *El barbero de Sevilla*, *La Cenicienta* o *Guillermo Tell*, podría explicarse con tan tristes condiciones de salud, maldiciendo la cobardía que le impidió cortarse el cuello con un cuchillo. La fase psicopatológica depresiva-melancólica, sin embargo, estuvo precedida por una enfermedad orgánica que comenzó alrededor de los 38-40 años como uretritis blenorrágica crónica y fue empeorando progresivamente. Parece que el gran Rossini ya no quiso probar suerte con composiciones más exigentes, amargado por el recuerdo de los largos años perdidos en sufrimiento y en el tormento de la enfermedad. Debemos expresar el amargo pesar de que los poderes terapéuticos de Esculapio no fueran, en la época de Rossini, tan capaces como lo son hoy de erradicar fácilmente tanto la infección gonocócica como la psicosis depresiva. Rossini sufrió una estenosis uretral que le obstruía el flujo normal de la orina. Para disminuir esta complicación, Rossini lo mitigaba introduciendo por la uretra, todos los días, durante un período de 15 a 20 minutos, un catéter que permitía su dilatación y por consiguiente el vaciado de la vejiga y evitaba la temida obstrucción al flujo urinario. Este tratamiento se complementaba con lavados con soluciones de almendra dulce, malva, goma, flor de azufre mezclada con crema de tártaro.

En 1832 Rossini había sufrido un ataque de lumbago, del que no se sabe si era real o imaginario y que le obligó a dejar su *Stabat Mater* en manos de Giovanni Tadolini. En 1835 atravesó un período de falta de energía y actividad que le llevó a manifestar: «Estoy en la cama medio muerto». En 1838 volvió a caer en otro de sus ciclos depresivos, que, según él, eran «cada vez más frecuentes». La muerte de su padre, Giuseppe Rossini, en 1839 supuso un gran golpe anímico para el compositor. Los médicos le diagnosticaron «problemas glandulares» y le recomendaron ir a un balneario de Nápoles para tomar «baños de lodo, baños de mar y otras curas medicamentosas». En 1839 Rossini manifiesta que no puede dormir ni comer. A partir de 1848 y hasta 1855, padeció múltiples períodos de excitación y depresión con crisis ilusorias.

El comienzo de los síntomas de la gonorrea se desconoce, pero sus biógrafos lo fijan en 1816, después de estrenar *El barbero de Sevilla*. Podría haberla contraído tras yacer con una prostituta y, en opinión de su médico personal, como consecuencia de la enfermedad llevó a partir de los cuarenta y cuatro años una vida de estricto celibato, además de reducir el consumo de alcohol. Riboli atribuye su origen a que «desde su juventud ha abusado de Venus».

La obesidad de Rossini le dificultaba caminar y le producía un gran cansancio. En 1856 sufrió una trombosis cerebral que dificultó más su deambulación. Además, era fumador, tenía síntomas de bronquitis crónica y enfisema y los catarros fueron frecuentes en los últimos años. Los escasos retratos de la época nos muestran que al final de su vida tenía las manos hinchadas y doloridas, las piernas débiles y torpes cuando caminaba debido a la falta de riego por una enfermedad vascular periférica, consecuencia posiblemente de las transgresiones alimentarias y del tabaco, porque la nicotina estrecha el calibre de las arterias.

En 1868 sufrió una pérdida de sangre y dolor en el recto y el 26 de septiembre le diagnosticaron una fístula rectal. En una visita posterior se corrigió el diagnóstico: era un carcinoma. Tan solo una intervención quirúrgica podría salvarle y para hacérsela contactó con Auguste Nelaton, el cirujano francés de moda, que la llevó a cabo el 3 de noviembre. Cuando este tipo de tumores invaden la vejiga, el paciente se queja de síntomas urinarios, que manifestaba de manera habitual Rossini, lo que pudo haber retrasado el diagnóstico. Además, tuvo episodios de diarrea en 1841, que persistieron unos meses y no cedían con los tratamientos habituales. Y las hemorroides también le producían dolor anal.

Como padecía bronquitis crónica y problemas cardiovasculares, se incrementaba el riesgo que suponía una operación así, y se optó por anestesiarlo con cloroformo durante un período breve de tiempo para lograr resecar con rapidez la mayor superficie de tejido tumoral.

El 5 de noviembre Nelaton, alarmado por el aspecto de la herida, practicó una segunda intervención. Apareció una infección, probablemente por el uso de un bisturí no estéril, que se extendió con rapidez a la pared abdominal. Rossini comenzó a delirar con fiebre intensa, dolor y entró en coma. Murió el 13 de noviembre de 1868.

Por esas ironías del destino, un año antes Joseph Lister describió los fundamentos de su técnica antiséptica en un artículo publicado en la revista *The Lancet*, pero deberían pasar muchos años para que la clase médica la adoptase.

Nada como una buena sonda

Para conseguir sondas urinarias adecuadas, como las que empleó Rossini, cirujanos y médicos hubieron de recorrer un largo camino. Sobre esta cuestión afirmaba el urólogo Norberto Fredotovich, del Hospital bonaerense Carlos Gustavo Durand, en una publicación del año 2003 en la *Revista Argentina de Urología*:

Hoy cuando una enfermera en el consultorio le alcanza al urólogo un *pack* con un par de guantes, una jeringa con anestésico y lubricante de la uretra y un catéter de silicona, bien empaquetado y esterilizado, para realizar un cateterismo vesical en un paciente con una retención aguda de orina, es difícil imaginar cuán confortable resulta entonces la maniobra tanto para el paciente como para el médico. Es bueno entonces conocer y saber apreciar lo difícil, prolongado y doloroso que ha sido el camino de la evolución del cateterismo vesical a través de su historia.

La palabra sonda proviene del latín y significa «explorar». Algunos catéteres revestidos de laca y lubricados con manteca fueron descritos por Súsruta, el padre de la medicina india. Y en el año 100 a. C. los chinos usaban tallos de cebolla huecos, tubos de caña seca, juncos y hojas de palma enrolladas tratadas con aceite de linaza secadas al sol y barnizadas con laca para los sondajes urinarios. Y los médicos babilonios instilaban en la uretra a través de un tubo sustancias vegetales o minerales.

En las excavaciones de Pompeya se encontraron en una casa de cirujanos dos catéteres curvados de bronce que datan del año 79 d. C. Para los sondajes de la vejiga, Galeno empleaba una «algalia» o «fístula enea» metálica.

El *Diccionario de la lengua española* considera que algalia es un término médico en desuso y se refiere a una «especie de tienta algo encorvada, hueca, abierta por una punta y agujereada por uno o por dos lados del otro extremo, usada para las operaciones de la vejiga, para la dilatación de la uretra y especialmente para dar curso y salida a la orina». La palabra algalia deriva del árabe y hace alusión a catéteres rígidos de plata.

La medicina islámica hizo un gran avance en esta cuestión con el uso de catéteres flexibles más maleables. En el año 1036 Avicena fue el primero en aconsejar que el cateterismo debía efectuarse sin hacer fuerza y como medida previa recomendaba aplicar una chinche o un piojo en el meato urinario, ya que al producir picor provocaba la micción de forma espontánea. El catéter podía ser elaborado con piel de animales o de pescado y tratado con un ungüento a base de clara de huevo y sangre de buey para hacerlo más firme, que se podía lubricar con crema de leche.

Las sondas de varios tamaños diseñadas por Ambroise Paré eran curvas en una considerable parte de su extensión y, según sus propias palabras, «para facilitar su introducción a la vejiga se les colocaba una guía de plata que se retiraba al llegar a la vejiga para que saliera libremente la orina».

El cirujano y anatomista italiano Girolamo Fabrizi d'Acquapendente diseñó sondas de plata, cobre, bronce y de cuerno o asta, así como un catéter flexible hecho con tela, que estaba impregnado de cera y modelado sobre una sonda de plata. Con posterioridad, el químico, físico y médico bruselense Jan Baptiste van Helmont usaba una sonda de gamuza de piel, cuyo extremo trataba con clara de huevo y aceite de semilla de lino, que introducía por la uretra con la ayuda de un estilete hecho de hueso de ballena. Más tarde se fabricaron sondas con tiras de piel trenzada, que se remojaban en aceite de lino y una vez secadas se barnizaban para impermeabilizarlas y luego se rellenaban sus orificios con manteca para evitar la entrada de sangre durante su introducción por la uretra y su posterior obstrucción por coágulos.

En 1752 Benjamin Franklin diseñó un catéter de espiral de plata para ayudar a su hermano, que tenía retención de la orina por cálculos vesicales: «Lo realicé flexible, pero debí cubrirlo con intestino de pescado o sebo».

La introducción de sondas de caucho o goma elástica representó un importante avance. Un platero de París llamado Bernard tuvo la idea de recubrir con goma la superficie de una sonda trenzada de plata. Pero las primeras sondas de caucho que se fabricaron eran de mala calidad y con la temperatura corporal se volvían débiles y friables, además de quebradizas al contacto con el aire. Muchos de sus fragmentos permanecían en la vejiga, la mayoría con incrustaciones cálcicas. El problema se solucionó a partir del 30 de enero de 1844, cuando el inventor estadounidense Charles Goodyear descubrió la vulcanización del caucho, un proceso mediante el cual se calienta en presencia de azufre con el objeto de hacerlo más firme, flexible y resistente al frío. Patentó su hallazgo el 15 de junio de 1844, pero hubo quien se aprovechó de él sin pagar nada a cambio, a pesar de que Goodyear había dedicado cinco años a su investigación, durante la cual llegó a endeudarse para no tener que abandonarla. Gracias a su hallazgo los artículos de caucho se podían fabricar con un bajo costo en grandes cantidades.

Casualmente tan solo ocho semanas antes, el 21 de noviembre de 1843, el ingeniero británico Thomas Hancock registró una patente de la vulcanización con el mismo método que Goodyear, por lo que la autoría del descubrimiento suscitó discusión.

Por su parte, el cirujano Auguste Nélaton, que trabajaba en el parisino Hospital Saint-Louis, aprovechó aquel hallazgo para elaborar la que se conoce como sonda de Nélaton, con una punta roma y un orificio lateral, que aún se emplea. Como posee una luz estrecha, no puede utilizarse durante un tiempo prolongado porque se vuelve dura y friable.

En 1936 el urólogo estadounidense Frederic Eugene Basil Foley encargó la fabricación de un catéter con un balón inflable adosado que al hincharse en el interior de la vejiga mediante la inyección de aire a través de una jeringa permitía su retención. Con ello se lograba evitar el sangrado después de una extirpación de la próstata a través de la uretra. Mientras Foley estaba desarrollando su catéter, se le concedió una patente a Paul Raiche, de la Davol Rubber Company de Providence, en Rhode Island. Cuatro meses después, en octubre de 1936, Foley solicitó la patente y se la concedieron tras comparecer ante la Junta de Apelaciones de la Oficina de patentes. Raiche apeló la decisión en los tribunales, que fue revocada y le devolvieron la patente. Como además Foley rechazó otra solicitud de audiencia, la patente permaneció en manos de Raiche. La sonda de Foley es el sondaje vesical permanente más empleado en la actualidad.

37

LA CURIOSA HISTORIA DEL PRESERVATIVO

La leyenda atribuye al rey Minos de Creta el uso del preservativo. Se lo mostró una compañera de cama cuando se introdujo en la vagina una vejiga de cabra para protegerse de las serpientes, escorpiones y escolopendras que el monarca eyaculaba por un conjuro.

Lo cierto es que a lo largo de la historia se han elaborado preservativos con diversos materiales, como calabaza, cuero, seda, papel aceitado o la vejiga natatoria que poseen algunos peces óseos, un órgano de flotación que consiste en una bolsa de paredes flexibles llena de gas y que estos animales tienen bajo la columna vertebral. Por ejemplo, las investigaciones sobre el antiguo Egipto han constatado que ya entonces se utilizaban fundas para cubrir el pene y que eran de lienzo.

Los expertos creen que en el pasado los preservativos no se empleaban principalmente como anticonceptivos, sino para evitar enfermedades de transmisión sexual (ETS), y estaban destinados sobre todo a hombres que frecuentaban casas de lenocinio. Los romanos denominaban a las ETS, también conocidas como enfermedades venéreas, *morbus incidens* y durante sus campañas conquistadoras usaban unos preservativos hechos de tripa de carnero para evitar el contagio.

A los preservativos los denominó profilácticos Gabriele Falloppio, un cirujano y anatomista italiano que es famoso por haber descrito en el aparato genital femenino las trompas que llevan su nombre. En su libro *De preservatione a carie gallica* del año 1555 habla de una protección individual frente al «mal francés» (véase el capítulo anterior) consistente en una pieza de lino en forma de saco, a la medida del glande (*ad mensuram glandis*), impregnado de mercurio, que se fijaba al pene con un lazo de color rosado para evitar la transmisión de la sífilis. Falloppio creía que si el pene del hombre no era lo suficientemente grande la mujer no podía gozar, por lo que aconsejaba a los padres que aplicaran ungüentos en el miembro de sus hijos para aumentar su tamaño.

El origen de la palabra condón es desconocido. Algunos estudiosos evocan la etimología latina *condus*, que para los romanos significa «receptáculo». Pero otros atribuyen el término al señor Condón, Conton, Condom o Cundum, un cortesano o quizás médico personal de Carlos II de Inglaterra, que lo habría inventado para frenar el número de hijos bastardos que el monarca iba engendrando por el reino. Se ha dicho que usaba intestinos secos de carnero, que engrasaba para que fueran más flexibles. Aunque el sociólogo y economista estadounidense Norman Edwin Himes, conocido por su trabajo sobre la historia de la anticoncepción, concluyó que lo de Condom era una leyenda.

El médico inglés Daniel Turner escribió en 1717: «El condón es el mejor si no el único preservativo que nuestros libertinos han descubierto hasta el presente, pero tengo entendido que algunos de ellos por el hecho de disminuir la sensación prefieren el riesgo de coger unas purgaciones».

Recoge Carlos Fisas esta anécdota: «Casanova robó una provisión de condones a una monja con la que tuvo relaciones y dejó en su lugar un poema, compensación, desde luego no muy justa».[*]

El papa León XII prohibía el uso de los preservativos porque, «obstaculizaban las disposiciones divinas, según las cuales la criatura infectada debía ser castigada en el mismo miembro con el cual había pecado».

En el año 2000 el Museo Británico de Londres expuso por primera vez los preservativos más antiguos del mundo que se conservan. Se encontraron en unas excavaciones efectuadas en los años ochenta del siglo pasado en el castillo de Dudley, situado en el centro de Inglaterra. Eran de los siglos XVI, XVII y XVIII y estaban elaborados con tripas

---

[*] Fisas, *op. cit.*

de pescado. Se supone que algunos pertenecieron a los soldados de Oliver Cromwell y del rey Carlos I y que fueron empleados durante la guerra civil inglesa, que duró de 1642 a 1646, para prevenir ETS. Los denominaron «gorras inglesas».

A su vez, en la ciudad sueca de Lund se halló un preservativo en buen estado de conservación que data del año 1640, está fabricado con tripa de cerdo y tiene una especie de cinturón para ajustarlo al cuerpo del usuario. Podía usarse varias veces y para su empleo adecuado se acompaña de un manual de instrucciones escrito en latín, que reco-mienda al usuario sumergirlo en leche hirviendo antes de utilizarlo para disminuir su aspereza. Además, para evitar el contagio de ETS, una vez usados este tipo de preservativos se desinfectaban con agua tibia y luego se llenaban con un polvo de tipo talco para su conservación.

En 1861 apareció en *The New York Times* la primera propaganda de un preservativo, promocionaba «Condones franceses del Dr. Power». Pocos años después, en 1870, surgió el primer preservativo de caucho, que, aunque era de una calidad mediocre y poco práctico, hacía su labor. Sin embargo, el hábito de usar condones en Estados Unidos como protector de la salud y método anticonceptivo sufrió un frena-zo en 1873 por una medida legal aprobada por el Congreso de Esta-dos Unidos, la Ley Comstock. La norma, que lleva el nombre de Anthony Comstock, un agente especial del Servicio Postal de Estados Unidos y activista contra el vicio, prohibía enviar por correo artículos «diseñados, adaptados o destinados a producir abortos, o a cualquier uso indecente o inmoral» y limitaba la disponibilidad de condones. Aunque la fabricación y venta de preservativos siguieron siendo lega-les, la decisión fue muy negativa desde el punto de vista epidemioló-gico, por ejemplo, para las tropas norteamericanas que participaron en la Primera Guerra Mundial por el aumento de ETS. Precisamen-te, durante la contienda el ejército alemán fue el primero en promo-ver su uso.

En 1930 comenzó la producción masiva de preservativos de látex en Estados Unidos y el presidente Franklin Delano Roosevelt permi-tió, durante la Segunda Guerra Mundial, la entrega a las tropas de pa-quetes con ungüentos antisépticos y condones para prevenir ETS.

Además del preservativo masculino, hay una versión femenina, que se emplea como método barrera de anticoncepción y prevención de ETS. Fue diseñado en 1985 por el matrimonio danés Erik y Bente Gregersen, médico y enfermera, para contribuir a evitar el incremento de casos de sida. Tras efectuar los primeros ensayos y estudios, en 1992 Suiza se convirtió en el primer país que lo comercializó. Está fabricado con un plástico delgado y resistente llamado poliuretano, aunque también los hay de nitrilo. Se ajusta a las paredes vaginales, consta de dos anillos, uno interior y cerrado, que permite su colocación dentro de la vagina y otro con un diámetro más grande, para recubrir los labios mayores y el clítoris. La mujer lo puede llevar puesto hasta un máximo de ocho horas. Para retirarlo una vez acabada la relación sexual se le da un par de vueltas al anillo externo para que no se salga el semen.

VII

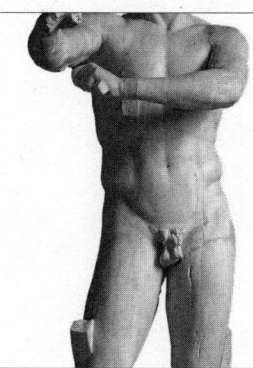

PELIGRO: AFRODISÍACOS

38

LA AFICIÓN DE DOÑA GERMANA POR LA CANTARIDINA

Germana de Foix fue la segunda esposa de Fernando el Católico, con la que se desposó el rey aragonés al enviudar de Isabel de Castilla. La muerte en 1504 de la Reina Católica no le otorgaba los territorios castellanos, y ambas coronas solo se unirían con su nieto, el futuro emperador Carlos V.

Pero hasta que eso ocurriera se fueron multiplicando las inquietudes políticas de Fernando, que a sus cincuenta y tres años decidió casarse con la sobrina del rey francés Luis XII, una joven de dieciocho años con la que ampliaría sus ambiciones territoriales si tenía descendencia y además neutralizaba el apoyo de Francia a sus enemigos.

Germana era una joven nada atractiva y obesa por sus excesos gastronómicos. Fray Prudencio de Sandoval la retrató como «poco hermosa, algo coja, gran amiga de holgarse en banquetes, huertas, jardines y fiestas».

De Germana corrió por la corte este hiriente comentario: «Una vez la reina se cayó de la cama y en su caída hundió el suelo de la habitación y aplastó a dos pajes que dormían en la recámara de abajo».

Para garantizar la sucesión al trono aragonés con su segundo matrimonio, Fernando le pidió a un boticario un buen afrodisíaco. Por la diferencia de edad y la voluntad de Fernando y Germana de tener hijos, el rey decidió tomar todo tipo de vigorizantes, que al final surtieron efecto. Y de este modo, el 3 de mayo de 1509 Germana dio a Fernando un varón, al que llamaron Juan de Aragón y Foix, pero no le

acompañó la suerte porque «en acabándose de bautizar murió luego».
Su fallecimiento impedía que el reino de Aragón se desvinculara de
Castilla. Fray Prudencio de Sandoval responsabilizó a Germana de darle
a su esposo afrodisíacos «porque la reina, su mujer, con codicia de tener
hijos, le dio no sé qué potaje ordenado por unas mujeres».

Jerónimo Zurita, historiador y cronista mayor del reino de Aragón, consignó en sus escritos que el monarca enfermó tras «holgar con
la reina» debido a «un feo potaje que la reina le hizo dar para más habilitarle y que pudiese tener hijos. Esta enfermedad se fue agravando
cada día, confirmándose en hidropesía con muchos desmayos, y mal de
corazón: de donde creyeron algunos que le fueron dadas yerbas».

Otros cronistas también refirieron que la noche anterior a su
muerte el rey había ingerido una dosis muy elevada del «feo potaje»
que refería Zurita.

Al parecer, Germana ordenó a doña Isabel de Velasco que diese a
su esposo «turmas de toro». Este vocablo hace referencia a las criadillas
o testículos de los animales y también a unas raíces redondas desprovistas de hojas y tallos. Y quizás se añadió cantaridina, el principio activo del ácido cantarídico, presente en los cantáridos o moscas españolas (*Lytta vesicatoria*), con una acción irritante sobre la mucosa
genitourinaria.

Se ha afirmado que el rey falleció probablemente a consecuencia
de sus letales efectos el 23 de enero de 1516 en la localidad cacereña de
Madrigalejo tras estar en cama más de tres meses. Antes de expirar
le confesó el fraile Tomás de Matienzo, que, siguiendo las instrucciones
del monarca, solicitó 10.000 misas por su alma. Aunque tenía sesentaiún años, su aspecto era el de un anciano, apenas podía caminar, era
transportado en una silla de mano y sufría las consecuencias de una
excesiva actividad sexual no acorde con su edad.

Toda su vida había sido propenso a la tristeza y a la hipocondría y
en sus años postreros desarrolló una insuficiencia cardíaca crónica que
desembocó en una hidropesía o anasarca (acúmulo generalizado de
líquido), que se manifestaba sobre todo en las piernas. Afirma al respecto el historiador Bartolomé de Argensola: «El rey enflaqueció […],
el dolor del corazón con la hidropesía le apretó de suerte que los mé-

dicos perdieron el tino y la esperanza. Luego, se disolvió la hinchazón y se le cayó de la quijada un trozo, accidente achacado a un veneno».

Según Lorenzo Galíndez de Carvajal, un jurista y consejero muy cercano a Fernando el Católico, que viajaba constantemente con él, hubo quien dijo que la causa de su muerte estaba vinculada a unas hierbas o potaje que le suministraban dos cortesanas a través de Germana de Foix para aumentar su potencia sexual y que ella pudiera quedarse embarazada. Lo cuenta en su *Memorial o registro breve de los Reyes Católicos*:

> A la verdad su enfermedad era hidropesía con mal de corazón, aunque algunos quisieron decir que habían sido yerbas, porque se le cayó parte de una quijada; pero de esto ninguna cosa de cierto se puede saber más de cuanto muchos creyeron que de un potaje que le fue dado en Carrioncillo, cerca de Medina, para ejercitar su potencia, le había venido aquel mal; porque luego en llegando a Medina en viernes se sintió mal dispuesto, en lo cual afirman haber sido doña María de Velasco, mujer de Juan Velasco, contador mayor, y doña Isabel Cabra, camarera de la reina, con sabiduría de la reina Germana su segunda muger, porque deseaba mucho parir del rey por haber sucesión de los reinos de Aragón.

Desde luego, sus coetáneos no tenían dudas de que un cóctel de afrodisíacos había empeorado la salud del Rey Católico. Sobre esta cuestión el biólogo Albert Masó afirma:

> Si Fernando el Católico tomó vigorizantes durante una década o parte de ella, lo que casi se puede asegurar por la imperativa «razón de Estado» de tener un heredero, es muy probable que probara la cantárida, muy utilizada en el siglo XVI con esta finalidad. ¿Y qué es? Todo viene de la *spanish fly* (la mosca española), científicamente denominada *Lytta vesicatoria* y vulgarmente cantárida. ¡Pero no es ninguna mosca ni tampoco española! Es un insecto coleóptero de la familia *Meloidae*. O sea, un escarabajo pequeño de brillantes colores —verde y dorado— premonitorios de su toxicidad. Posee cantaridina, una sus-

tancia que otros coleópteros utilizan como feromona. Sin embargo, nuestro protagonista lo utiliza como medio de defensa: si un depredador lo ingiere se intoxicará. De ahí su coloración llamativa (aposemática) para advertir claramente de su peligrosidad y así ahorrarse el ataque de los que ya han recibido el aviso.

En la Edad Media se desecaban unos cuantos escarabajos y después se pulverizaban, obteniendo una «materia mágica» con supuestas cualidades afrodisíacas.

Desde la Antigüedad se ha usado el polvo de cantáridas como afrodisíaco por causar congestión vascular e inflamación del tracto genitourinario. En dosis elevadas provoca priapismo (erección mantenida en el varón porque causa un incremento de la entrada de sangre en los cuerpos cavernosos del pene) y congestión pélvica en la mujer. En el pasado también se empleó como abortivo. Aparece descrito en el papiro Ebers, un texto egipcio del 1550 a. C., considerado como la primera farmacopea de la historia y en el *Corpus Hippocraticum* se describe su empleo para tratar ulceraciones de la piel y para la retención de líquidos en el organismo (hidropesía). Plinio el Viejo en su *Historia natural* reconoce su propiedad de quemar la carne. Dioscórides le atribuye propiedades afrodisíacas y litontrípticas (capaz de disolver los cálculos de ácido úrico) y afirma que «hace orinar sangre y corroe la vejiga y los riñones».

El polvo de cantáridas se lo administraban subrepticiamente en la comida a Luis XIV para que no cejara en su pasión por madame de Montespan. Según el *Manual de la práctica farmacéutica* (*Handbuch der Pharmazeutischen Praxis*) publicado en 1875 por Hermann Hager, «antes se utilizaba de manera interna con fama de afrodisíaco y diurético; ahora ha caído en desuso, pues sus efectos aparentemente afrodisíacos no son más que síntomas de severas enfermedades en las vías urinarias».

Los textos farmacológicos modernos consideran que su efecto es doloroso y señalan como síntomas habituales tras su contacto con la piel irritación y formación de ampollas y, si se toma por vía oral, insomnio, agitación nerviosa, malestar, dolor abdominal, sangrado gastrointestinal, inflamación de las vías urinarias y retención de orina. Ni la ingestión ni la digestión acaban con su poder irritante y, según va siendo expulsado del organismo, el polvo de cantárida genera una inflamación del epitelio intestinal y de la uretra.

Las cantáridas pueden ser también tóxicas para el ganado que coma hierba o beba agua donde estén esos pequeños coleópteros. Los animales más comúnmente afectados son caballos y vacas.

El tratamiento de su intoxicación es complejo por el daño que provoca en los sistemas gastrointestinal y renal. La cantaridina es muy tóxica y se estima que la dosis letal para adultos oscila entre 10 y 80 miligramos. La mayoría de las intoxicaciones se han producido como consecuencia de la ingesta por sus propiedades afrodisíacas, siendo administrada la mayoría de las veces por la pareja, aunque también han sido descritas intoxicaciones por exposición cutánea, inoculación accidental o ingesta de *Lytta vesicatoria*, en particular en niños.

Al ser ingerida, lo más frecuente es que provoque ardor y formación de ampollas en la boca, la lengua y la faringe, dificultad para tragar, dolor abdominal de tipo retortijón y vómitos, que pueden contener sangre. En algunos casos puede afectar al hígado y como la cantaridina se excreta por el riñón la intoxicación suele ocasionar dolor lumbar, aumento del número de micciones, sensación de ardor al orinar y presencia de sangre en la orina (hematuria). Estos síntomas se acompañan con mucha frecuencia de un deterioro de la función renal, que puede conducir a la muerte. El pulmón se afecta con menos frecuencia, pero se han dado casos de edema pulmonar. A nivel del sistema nervioso se han descrito convulsiones y alteraciones del equilibrio (ataxia).

Los excesos de Fernando el Católico

La literatura científica recoge que los efectos tóxicos de la cantaridina se manifiestan entre dos y diez horas después de su ingesta. En el caso de Fernando el Católico, el sacerdote lombardo Pedro Mártir de Anglería, que fue cronista de Indias, capellán de Isabel la Católica y de

Juana la Loca, dejó escrito que cuando el monarca aragonés tuvo vómitos había sido porque le habían administrado la mezcla afrodisíaca y que «nunca más volvió a sentirse en salud».

Sin embargo, pasaron unos ocho meses, entre marzo y noviembre, hasta que el referido humanista apuntó la aparición de dificultad respiratoria (disnea) y transcurrió más de un año y medio hasta que se manifestaron los edemas. La intoxicación por cantaridina podría haber causado disnea y edemas, pero se habrían hecho patentes de forma más precoz. Tampoco podemos desechar la hipótesis de una intoxicación crónica por el elixir elaborado con la «mosca española». Abogan por que la cantaridina no influyó en la muerte del Rey Católico el historiador Jaime Elipe y la médica Beatriz Villagrasa.* En opinión de Elipe, «lo que se sabía es que había muerto por tomar un brebaje que le había arruinado la salud. Nadie se había parado a ver si era cierto o no. Es bastante más jugoso que muriera de afrodisíacos; siempre las explicaciones más pasajeras son un poco lo que permanece en el ideario popular y, en este caso, ha sucedido lo mismo. Nosotros hemos visto que no se sostiene».

Elipe y Villagrasa estudiaron las cartas de Pedro Mártir de Anglería, que estuvo en la corte de Felipe el Hermoso apoyándole frente al aragonés, pero a la muerte de aquel y tras el regreso de Fernando a Castilla como gobernador en el verano de 1507, siguió en la corte castellana. Pedro Mártir escribía cada día cartas a sus allegados, por lo general de asuntos políticos europeos y de la corte, y conservó copias de las misivas que escribió a personajes influyentes, como los cardenales Ascanio Sforza, Bernardino de Carvajal y Rodrigo Borgia o el humanista Pomponio Leto. Algunas fueron publicadas en 1530, tras su muerte, en Alcalá de Henares con el título de *Opus Epistolarum*. Cuenta en marzo de 1515: «Nuestro Rey Católico se encuentra algo enfermo y ha vomitado todo lo que ha comido; la causa es un feo potaje que doña Germana le hizo administrar por mediación de María de Velasco para más habilitarle y que pudiese tener hijos».

---

* Elipe, J. y Villagrasa, B., «El fin de un mito: causas clínicas de la muerte de Fernando el Católico», *Studium. Revista de Humanidades*, 24, 2018, pp. 41-60.

Y añade después: «El señor de tantos reinos, el adornado de tantas palmas, el propagador de la religión católica y el vencedor de tantos enemigos murió en una miserable casa rústica y, contra la opinión de la gente, pobre».

Otra fuente son las obras de los historiadores Lorenzo Galíndez de Carvajal, Jerónimo Zurita y fray Prudencio de Sandoval, pero tendieron a copiar las cartas de Pedro Mártir, así que es innecesario acudir a ellos para obtener información adicional.

El cronista de Indias da cuenta del estado de salud del rey aragonés en los últimos tres años de su vida, entre enero de 1513 y enero de 1516. A principios de marzo de 1513 se suponía que el monarca habría ingerido una mezcla afrodisíaca suministrada por la reina Germana de Foix para mejorar su potencia sexual. Informaba Pedro Mártir que el día 10 de marzo de 1513 el rey no se encontraba bien y un par de días más tarde vomitó todo lo que había ingerido. El 20 de abril su estado empeoró al comenzar con una «fiebre desconocida», por lo cual tuvo que tomar «una medicina y tuvo delirios». La fiebre lo mantuvo apartado de la vida pública y de sus actividades cotidianas hasta el mes de mayo.

Al parecer, en el otoño de ese año, el monarca se encontraba entristecido por su delicada salud. Según Pedro Mártir, en octubre no tenía ni «el mismo semblante, ni la misma atención para escuchar ni la misma amabilidad». Un mes más tarde, en noviembre, refiere la aparición de dificultad respiratoria. En el nuevo año se añadieron molestias gástricas («callos en el estómago»). Se sumó a sus padecimientos la muerte del secretario Miguel Pérez de Almazán, que había sido su fiel servidor durante casi toda su vida.

Pedro Mártir también refiere que el rey abusaba de sus dos grandes pasiones: la caza y la reina, hasta tal punto de hacer una advertencia: «Si no se desprende de [estos] dos apetitos, muy pronto entregará su alma a Dios y su cuerpo, a la tierra».

En noviembre de 1514 la disnea volvió a ser motivo de preocupación y aparecieron edemas: «Empeora su asma y el humor que lo va hinchando». Un mes más tarde afirma Mártir: «Progresa la hidropesía, y ni con el movimiento ni con el reposo disminuye el mal, que poco a poco se va extendiendo». Cuando la insuficiencia cardíaca se cronifica, los edemas no se reabsorben. De ahí la observación de Pedro Mártir de que el rey no mejoraba ni en reposo ni en movimiento. Sus cartas no vuelven a mencionar el tema de la salud del Rey Católico en unos meses, por lo que no debió experimentar cambios sustanciales hasta el 18 de julio de 1515: aquella noche el rey padeció un episodio de disnea aguda que Pedro Mártir describe así:

> Casi quedó ahogado mientras dormía. Un síncope y el catarro le obstruyeron las fibras del corazón [...]. [El hombre que hacía guardia] sintió al soberano atragantarse y dar unos horribles ronquidos [...]. Acudió al estrépito que formaba el rey, casi a punto de expirar. Entró en el aposento y lo encontró medio muerto, con la cabeza colgando fuera de la cama [...]. [Los servidores] friccionan sus miembros y sacuden todo su cuerpo. Traspuesto con el habla perdida, torcía los ojos. Le rociaban el rostro con agua fría. Por fin volvió en sí.

El hombre que se dio cuenta de lo que le ocurría al monarca era un montero de Espinosa, un cuerpo de la Guardia Real española encargado de la guardia nocturna de la alcoba de los reyes de Castilla. Con esa información la doctora Villagrasa interpretó el episodio del siguiente modo:

> La dificultad respiratoria (disnea) es lo primero que aparece, y año y medio más tarde, los edemas. Con esos dos síntomas guías y la evolución que había tenido, cuadraba con un fallo cardíaco más que con el renal o el hepático, que fueron los tres orígenes que uno se plantea. Pienso que empezaría a fallarle el corazón y, cuando eso ocurre, aparecen esos síntomas. Las causas de por qué falla pueden ser miles: una anemia, que tuviera un problema de válvulas [...]. Los monarcas tenían unas dietas muy ricas en carne y podría tener colesterol y ser hipertenso.

Desde luego, la alimentación de Fernando el Católico era rica en carne, lo que incrementaba las posibilidades de sufrir una afección cardiovascular.

Un mes después del óbito, el cortesano lombardo comentaba las sospechas hacia la reina consorte y el vicecanciller de Aragón sobre el estado de salud del soberano.

Elipe y Villagrasa subrayan que la intoxicación por cantaridina no es muy frecuente y la mayor parte de sus efectos «están relacionados con su propiedad vesicante al producir ampollas en la piel y mucosas con las que entra en contacto».

Un estimulante venenoso

Se cree que el polvo de cantáridas formaba parte, junto con el arsénico, la belladona y la cimbalaria, de uno de los más famosos venenos de la historia, el *acqua toffana*, considerada como el arma letal de los Médici. El nombre proviene del de su inventora, una tal Giulia Toffana, que vivía en Palermo y que ayudó a numerosas mujeres a enviudar antes de tiempo. Bastaban unas pocas gotas mezcladas en agua o en vino para que la víctima notara que le ardía la boca, sufriera disfagia, náuseas, vómitos de sangre, problemas cardíacos y respiratorios, fallo renal, orinase sangre, tuviera convulsiones o entrase en coma y muriera pocas horas después.

La leyenda de que Mozart murió envenenado con agua tofana carece de fundamento y al parecer el responsable de la difusión de este rumor fue el propio entorno del músico, pues su viuda, Constanza, declaró que «seis meses antes de morir» el famoso compositor «tenía la horrenda impresión» de que unos desconocidos le habían envenenado con el referido tóxico.

El agua tofana se usaba, además, para ejecuciones y los forenses, cuando debían comprobar si la causa de la muerte había sido el uso de este veneno, hacían una prueba de vesicación. Para ello extraían un órgano del difunto, lo machacaban en aceite y frotaban la solución en la piel afeitada de un conejo. Si aparecían ampollas en el animal, era porque el polvo de las cantáridas había sido la causa.

La tercera esposa de César Augusto, Livia Drusila, mezclaba el polvo de cantáridas con la comida y el vino que ofrecía a los enemigos políticos de su marido porque sus propiedades afrodisíacas alentaban las tendencias libidinosas de estos hombres y así luego podía chantajearlos.

Se cree que el filósofo y poeta Lucrecio murió por una sobredosis de cantáridas. En la Italia renacentista este fue el producto predilecto de envenenadores y conspiradores. Volvió a ponerse de moda en el siglo XVII en Francia por las «pastillas de Richelieu», así llamadas como sátira contra el cardenal y primer ministro inmortalizado por Dumas en *Los tres mosqueteros*, que se usaban como un afrodisíaco y veneno indetectable.

Después del siglo XVII el polvo de cantáridas como afrodisíaco cayó en desuso por el gran número de envenenamientos que provocó, pero recuperó su prestigio en el lujurioso siglo XVIII. Por ejemplo, dos célebres usuarios de esta sustancia fueron Giacomo Casanova y el marqués de Sade. Este último celebró una orgía en Marsella en el verano de 1772 y en la cena empleó unas pastillas anisadas que la contenían para aumentar la libido de sus participantes, pero se le fue la mano y causó la muerte de varias mujeres, además de producir lesiones en otras. Cuando fue juzgado, alegó en su defensa que el problema surgió porque aquellas mujeres eran unas viciosas que habían abusado de la sustancia. Sade fue condenado a la pena de muerte por sodomía y envenenamiento, pero se salvó por contar con grandes influencias políticas.

Mucho tiempo después el escritor colombiano Gabriel García Márquez, en su novela *El general en su laberinto*, comenta que la muerte de Simón Bolívar fue consecuencia de la aplicación de un emplasto vesicante de cantáridas para tratar un catarro, con cinco parches en la nuca y uno en la pantorrilla, que le prescribió el doctor Réverend para «reducir los excesos de humores».

Por su parte, el escritor galés Roald Dahl llega a describir su uso como estimulante sexual en su novela *Mi tío Oswald*: «Una de estas píldoras en tan solo nueve minutos puede convertir a cualquier hombre, incluso a un anciano, en una máquina sexual increíblemente efectiva, que está en disposición de satisfacer a su pareja durante seis horas ininterrumpidas. Sin excepción».

Como estimulantes de la libido también se han utilizado infusiones elaboradas con escarabajos sanjuaneros, con las pinzas del ciervo volante (*Lucanus cervus*) o los cuernos del escarabajo rinoceronte (*Oryctes nasicornis*). Otras opciones han sido una babosa de mar de Malasia llamada dugu-dugu, la piel de algunos sapos, un veneno que se extrae de escorpiones amarillos, unas especies de arañas brasileñas, el ámbar gris de los cachalotes y una proteína de la secreción vaginal del hámster.

Asimismo, se han atribuido propiedades afrodisíacas a moluscos (ostras y caracoles), crustáceos, víboras, lagartijas y huevos de tortuga o cocodrilo. La avutarda, que en su cortejo se olvida de todo lo demás hasta tal punto que los cazadores pueden acercarse mucho a ellas y matarlas, es de los pocos animales que ingieren algunas especies de escarabajos (*Berberomeloe majalis* y *Physomeloe corallifer*) que, sin embargo, otras aves evitan por su alto contenido en cantaridina. Las avutardas macho comen de uno a tres de estos insectos, según se cree para combatir los parásitos, pero no más, porque podría causarles la muerte.

Remito a los interesados en el tema a mi libro, publicado en esta misma editorial en 2023: *Puro veneno. Tóxicos, ponzoñas y otras maneras de matar.*

39

ALIMENTOS EXCITANTES

Los afrodisíacos supuestamente estimulan la libido. El término procede del griego a *aiphrodisiakos* y del latín *aphrodisiacus*, y hace alusión a Afrodita, la diosa griega del amor y la belleza que los romanos equipararon con Venus.

Hay referencias a los afrodisíacos ya en papiros egipcios del año 2.000 al 1.700 a. C., en la Biblia, en textos de la antigua Grecia y en libros indios y árabes.

Las aceitunas, las trufas, el eneldo o las alcachofas fueron calificados en el pasado de impúdicos, seguramente por su forma. Las ostras son las reinas de la cocina afrodisíaca o las almejas por su similitud con la vagina. Lo mismo sucede con alimentos que por su morfología recuerdan al órgano viril, como la berenjena, el espárrago, el pepino, el puerro, la zanahoria y el plátano. Este último se ha considerado el símbolo fálico por excelencia. También los testículos de animales, las llamadas criadillas, han tenido fama de afrodisíacos.

Los garbanzos no faltan en los textos médicos medievales cuando se citan alimentos que favorecen el coito por la creencia de que podían generar semen y «neuma» (*ventositatem*), necesarios para la erección. Lo recoge en *Las Centurias* el portugués Amato Lusitano, una monumental obra que tardó quince años en acabar que, como afirma la investigadora Ana Isabel Martín Ferreira sobre su trabajo, «constituye un testimonio de primera mano acerca de cómo se enfermaba, cómo se curaba, cómo se vivía y cómo se moría en la Europa de mediados del siglo XVI».[*]

San Jerónimo de Estridón (ca. 340-420), padre de la Iglesia, fue administrador del archivo pontificio y de su biblioteca, así como secretario privado del papa Dámaso I, pero su fama proviene sobre todo de que el pontífice le encargó la traducción de la Biblia del hebreo y del griego al latín, conocida como *Vulgata* (de *vulgata editio*, «edición para el pueblo»), y es el texto que ha seguido vigente en la Iglesia.

San Jerónimo prohibía a las monjas comer habas, pues, según decía, provocaban titileos en las partes pudendas (*quia in partibus genitalibus titilaciones producent*) y «excitaban los genitales de las mujeres». Y sentenciaba lo siguiente: «Y si he de decir lo que siento, nada inflama tanto los cuerpos y excita los miembros de la generación como la comida indigesta y el eructo convulso».

Las habas tienen mucha historia a sus espaldas. Los antiguos egipcios las consideraban impuras porque escondían las almas de los difuntos. También los griegos pensaban que tenían conexiones con los muertos y del célebre filósofo, matemático y polímata griego Pitágoras de Samos se decía que no las comía, aunque era vegetariano, y que a sus discípulos de la escuela de Crotona les prohibió su ingesta. El filósofo sirio Porfirio asegura que estando Pitágoras en Tarento vio a un buey comer habas y pidió al pastor que dejara de hacerlo. Este le contestó riendo que no conocía la lengua de los bueyes, por lo que el sabio susurró al oído del animal sus motivos.

La evidencia sobre el lugar y el año de la muerte de Pitágoras es incierta, pero, según algunas fuentes, en el año 508 a. C. la Sociedad Pitagórica de Crotona fue violentamente atacada y Pitágoras escapó al municipio italiano de Metaponto. Murió cuando era perseguido por sus enemigos por negarse a atravesar un campo de habas debido al temor a aplastar las almas de los difuntos y se paró diciendo: «Mejor es ser cogido que pisar estas habas». Otras fuentes, sin embargo, sostienen que se dejó morir de hambre. Aristóteles creía que la repulsa

---

[*] Martín Ferreira, A. I., «Consideraciones alimentarias en Amato Lusitano: de Ceres, Baco y Venus», *eHumanista*, 51, 2022, pp. 156-177.

por las habas de Pitágoras se debía a la similitud de su forma con los testículos.

Por su parte, el filósofo y músico griego Aristóxeno de Tarento (354-300 a. C.) que escribió a partir de las experiencias de su maestro, el filósofo pitagórico y músico Xenófilo o Jenófilo, sostenía que no era cierto que los griegos no comiesen habas. En su opinión, era un error por la mala interpretación de un verso del poema del filósofo pitagórico Empédocles: «Miserables, del todo miserables, mantened las manos apartadas de las habas». Por lo visto, se habría entendido el término *kýamos* (*Vicia faba*) como haba en vez de testículo.

Los romanos, a su vez, creían que cualquier alimento que produjera gases era afrodisíaco, pero las habas no se podían tocar ni nombrar, porque lémures (sombras vagabundas impías) arrojaban por las noches puñados de habas dentro de las casas para acarrear el infortunio y traer la desgracia a sus moradores.*

En parte de Grecia y el sur de Italia se describió por primera vez en el siglo XIX una enfermedad hereditaria denominada fabismo o favismo, que de ambas formas puede escribirse. Es una grave enfermedad que ocurre en personas que tienen déficit de una enzima, la glucosa 6-fosfato deshidrogenasa (G6PDH), al comer habas y se produce una rotura de los glóbulos rojos o hematíes (hemólisis) que genera anemia.

Anafrodisíacos

En el pasado también tuvieron su predicamento los alimentos que quitaban las ganas de mantener relaciones sexuales, los llamados anafrodisíacos. Uno de ellos es la raíz de lirio, que consumían monjes y monjas durante la Edad Media porque les ayudaba a mantener sus votos de castidad. Otro ejemplo es el nenúfar blanco, del que se afirmó que ermitaños y anacoretas lo utilizaban para sobrellevar el celibato.

---

* Perucho, J., *Botánica oculta o el falso Paracelso,* Plaza y Janés, Barcelona, 1974.

El profesor de Medicina y Oftalmología en la Universidad de Siena Petrus Hispanus, que vivió en el siglo XIII, sostenía que la excesiva apetencia de placer sexual podía curarse atando los testículos con un tallo de cicuta o tomando un baño en aceite de alcanfor.

Los egipcios creían que la lechuga favorecía la fertilidad femenina y también tuvo fama de aplacar el deseo sexual, porque al cortarla rezuma un líquido blanquecino parecido al semen. El médico y botánico griego Dioscórides, que ejerció en la Roma de Nerón, declaró que «ataja los sueños y reprime el desordenado apetito de fornicar». Y se contaba que Venus, al morir Adonis, «apagó sus frustraciones en un tálamo de lechuga».

Agnus castus es el nombre que se dio a una planta por una antigua creencia de que podía suprimir la libido. En latín *castitas* significa «castidad» y las esposas romanas, cuyos maridos luchaban en las legiones, extendían sus hojas sobre la cama para evitar tentaciones. La Iglesia recomendaba colocar ramitas de la planta en la ropa de los novicios para suprimir el deseo.

40

REPULSIVOS AFRODISÍACOS

La preocupación por el rendimiento sexual propio o de los amantes ha llevado al ser humano a tratar de remediarlo por todos los medios que se le han ocurrido, incluyendo preparaciones exóticas y algunas nauseabundas.

Plinio, por ejemplo, recoge fórmulas afrodisíacas en su *Historia natural*, donde proporciona varias recetas macerando algunas partes del escinco, un tipo de reptil del Nilo: «Su hocico y patas bebidos en vino blanco son afrodisíacos, especialmente con satirión y semillas de jaramago [*Eruca sativa*], mezclando una dracma de cada ingrediente con dos de pimienta; las pastillas así obtenidas, de una dracma cada una, deben ser ingeridas».

Y en el exterior de los circos de la antigua Roma se vendían frasquitos con el sudor de los gladiadores, que se disputaban las mujeres por considerarlo un potente afrodisíaco.

El médico toledano Abu al-Mutarrif Abd al-Rahman ibn Mahammad ibn Wafid, que estudió medicina con Abulcasis en Córdoba, describe en su manual *Kitab al-Wisad fi l-tibb* (*Libro de la almohada, sobre medicina*) una receta para fortalecer la uretra que se ha interpretado como remedio para la impotencia: «Se toma la verga de un toro, se quema, se pulveriza después y se amasa con grasa de musgaño o grasa de hiena. Resulta útil. Si quiere Dios, ¡ensalzado sea!».

Desde la Antigüedad, plantas y alimentos cuya forma recuerda a los órganos sexuales se han considerado afrodisíacos. El médico del siglo x

Ibn al-Jazzār, en su libro *Zād al-musāfir*, que se mantuvo como uno de los más prestigiosos manuales de medicina durante toda la Edad Media, recomendaba los «testículos de zorro» como un remedio contra la impotencia. Pero Al-Jazzār no se refería a la parte anatómica de un animal, sino a la planta llamada satirión. La confusión deriva del parecido de la raíz de esa orquídea (*Orchis morio*) con las gónadas masculinas del raposo.

Además, *Orchis* significa «testículo», lo que permitió que se le atribuyeran propiedades afrodisíacas, y para más inri el aspecto de algunas flores de orquídea recuerda a la vulva de la mujer.

Ya Homero hablaba de un líquido que se extraía de los tubérculos de las orquídeas, que llamaba satirión, del que decía que era tan potente que «Hércules, al recibir la bebida de Tespios, desfloró a las 15 hijas de su anfitrión en una sola noche».

En efecto, algunas variedades de orquídeas tienen dos tubérculos redondos y simétricos que se parecen a los órganos de reproducción masculinos. El botánico belga Paul Émile de Puydt dedicó su libro sobre las orquídeas a la reina María Enriqueta de Bélgica en 1880, pero evitó darle explicaciones sobre la etimología del nombre para no ofender sus castos oídos.

También era muy popular en la Edad Media un bebedizo que se elaboraba siguiendo las siguientes instrucciones:

> Tómese el corazón de una paloma, el hígado de un gorrión, la matriz de una golondrina y el riñón de una liebre, a esta mezcla se añadía sangre seca de quien conjuraba el hechizo. Con la luna bajo el signo de Tauro o de Libra (los dos signos del Zodiaco regidos por Venus) el filtro debía mezclarse con la comida del ser deseado, y esperar que hiciese efecto.

En el *Libro de amor de las mujeres*, un compendio judío de mediados del siglo XIII que recopila saberes sobre el cuidado de la salud y la belleza del cuerpo femenino, leemos:

> Para fortalecer el coito y copular bien, con ardor, toma la cantidad de cuatro onzas de hormigas grandes que tienen alas y deposítalas en un

recipiente de cristal claro y limpio. Cierra la vasija inmediatamente y ponla al sol y cuando mueran las hormigas agrega cinco onzas de aceite de musco o aceite de castor. Mantenlo treinta días al sol en verano, y en invierno hierve el recipiente en una olla llena de agua hasta que mengüe la cuarta parte. Después de esto, unta el resultado sobre los riñones o aplica al miembro viril y obrará grandes prodigiosas propiedades.

Durante la Edad Media y el Renacimiento se creyó que la sangre menstrual era afrodisíaca. El médico, escritor, alquimista y nigromante alemán Heinrich Cornelius Agrippa von Nettesheim, también conocido como Agrippa de Nettesheim, en su tratado de magia y ocultismo que fue prohibido por la Inquisición, *De occulta philosophia libri tres* (*Los tres libros de la filosofía oculta*), habla de la propiedad de la sangre menstrual para estimular el deseo sexual. Y en el libro *De poenitentia decretorum* el obispo Burcardo de Worms (siglo XIII) preguntaba: «¿Has hecho ya aquello que algunas mujeres acostumbran hacer? Guardan su sangre menstrual y la mezclan en los alimentos y la bebida que les sirven a sus esposos con objeto de que estos las quieran con más ardor».

En los prostíbulos de la Venecia renacentista se consumían testículos de toro, especias que los mercaderes traían de Oriente y vino con polvo desecado de cantárida. Como ya hemos visto, el principio activo que se obtiene de este coleóptero, la cantaridina, tiene acción vasodilatadora que favorece la erección, pero puede ser letal en dosis de 2 gramos. De ella refiere el doctor Raymond Stark en *El libro de los afrodisíacos*:

> Tomada por vía interna, irrita los genitales y los riñones, y a veces produce heces sanguinolentas. Frecuentemente, los genitales son estimulados por la irritación, y en consecuencia aumentan los deseos sexuales. Sin embargo, la cantaridina es impredecible, y es posible que no produzca resultado alguno. Una sobredosis de cantaridina puede ocasionar la muerte.

En la formulación de los filtros de amor o bebedizos con los que se pretendía conciliar el amor de otra persona se usaban sustancias repulsivas, como el hipómanes o hiponiano. Se elaboraba con una bolita de carne que está en la frente de los potros recién nacidos, se reducía a un fino polvo y se mezclaba con sangre de la persona a la que se quería conquistar. El padre Benito Jerónimo Feijoo menciona el siguiente preparado en su *Teatro crítico universal*: «El más activo debe ser aquel humor que rezuma de la vulva de la yegua encelada, que, por enardecer en tan alto grado a los caballos, se creyó apropiado para filtros».

En Colombia, para estimular la libido comen hormigas cortadoras de hojas, de los géneros *Atta* y *Acromyrmex*. En Cataluña, al llamado falo apestoso o hediondo (*Phallus impudicus*), un tipo de hongo con mal olor, se le atribuían poderes afrodisíacos y lo usaban los payeses para favorecer el apareamiento del ganado.

Los pueblos andinos han considerado también afrodisíaco el pene del oso de anteojos (*Tremarctos ornatus*), que posee un miembro viril de gran tamaño que se deshidrata y se convierte en polvo para poder utilizarlo. Por ejemplo, en ocasiones se macera en aguardiente.

En China, Taiwán y Corea del Sur se añade pene de tigre (*Panthera tigris*) a una sopa por su supuesto poder afrodisíaco. Los chinos, además, consideran afrodisíaca la sopa de nido de golondrina, que se prepara con las del género *Aerodramus*. Un emperador de la dinastía Tang tuvo 2.000 mujeres y procreó cerca de 500 hijos. Sus cocineros se esforzaban en ofrecerle sopa de nidos de golondrina, pero si no hacía el efecto esperado eran decapitados.

41

EN BUSCA DE LA VIRILIDAD PERDIDA

La búsqueda de la fuente de la eterna juventud o de la inmortalidad ha motivado investigaciones de todo tipo en la historia. En particular, el siglo XIX fue prolífico en experimentaciones que impulsaron el conocimiento, pero no solo; también lo fue en extravagancias inclasificables.

El médico que se inyectaba extractos testiculares de cobayas

El neurólogo Charles-Édouard Brown-Séquard pensó que podía existir una relación entre el envejecimiento y el déficit de testosterona, que no se aisló hasta 1935, y empezó a experimentar con animales para averiguar si su hipótesis era acertada. Finalmente, en 1869 propugnó el empleo de inyecciones de esperma intravenosas en personas de edad para estimular su actividad física y psíquica.

A los setenta y dos años él mismo comenzó a inyectarse por vía subcutánea extractos de una mezcla acuosa de jugo de testículo y de sangre de los vasos espermáticos de perros y de cobayas. Los buenos resultados que decía haber apreciado los comunicó a un expectante auditorio de la Sociedad de Biología de París en 1889. Brown-Séquard notificó que tras diez inyecciones había mejorado su capacidad miccional, su «poder de defecación» y su potencia sexual. Aunque sus afirmaciones dieron lugar a opiniones dispares sobre su credibilidad, muchos médicos siguieron sus recomendaciones.

Fernando Giménez Escribano* menciona que el efecto de dichas inyecciones quizás no le duró mucho, porque su esposa lo abandonó por un hombre más joven al poco tiempo de dar su conferencia. En la actualidad se piensa que probablemente el efecto experimentado por Brown-Séquard fue de tipo placebo, debido al bajo nivel de andrógenos que se pudo haber inyectado con la formulación descrita.

El cirujano que trasplantaba testículos de mono

El cirujano de origen ruso Serge Abrahamovitch Voronoff fue uno de los primeros que trasplantó tejido testicular de monos a humanos. Fue alumno de Alexis Carrel, un cirujano, biólogo y eugenicista francés que mereció el Premio Nobel de Medicina y del que aprendió técnicas de trasplante de órganos.

Entre 1896 y 1910 Voronoff trabajó en Egipto, estudiando los supuestos efectos retardantes del envejecimiento que la castración tenía en los eunucos, que lo conducirían a llevar a cabo sus trabajos posteriores sobre rejuvenecimiento. En 1919 pronunció su conferencia más famosa en el gran anfiteatro de la Facultad de Medicina de París con motivo del XXVIII Congreso Francés de Cirugía. Allí afirmó: «He descubierto un remedio contra la vejez. Llevo ya rejuvenecidos cierto número de animales».

Hizo el trasplante de tejido testicular de mono a un testículo humano el 12 de junio de 1920. Tres años después, en el Laboratorio de Fisiología Experimental del Colegio de Francia, ante un público asombrado, presentó la historia de uno de sus primeros pacientes rejuvenecidos, un tal sir Arthur Liardet. Su trabajo fue aplaudido por más de 700 científicos en el Congreso Internacional de Cirujanos en Londres. Este era el argumento que esgrimía Voronoff:

---

* Giménez Escribano, F., *Hitos, mitos y ritos de la impotencia*, Grupo Europubli, Madrid, 2005.

Los hombres dotados de glándulas genitales muy bien constituidas, ricas en secreciones internas, prolongan su juventud más allá del término habitual y consiguen edades muy avanzadas. Mientras aquellas sigan vertiendo en la sangre el preciado producto por ellas elaborado, el vigor corporal se mantendrá en toda su plenitud […]. Tan solo alcanzan estas edades los hombres dados al amor, y esto es fácil de comprender. Si estos hombres de tanta edad conservan todavía tal poder, ¿no sería ello la mejor prueba de su vigorosidad?

Entre 1917 y 1926 Voronoff realizó trasplantes de testículo en más de 500 cabras, carneros y toros, afirmando que la implantación de órganos extraídos de especímenes jóvenes en animales más viejos conseguía un efecto revitalizador en estos últimos. Dedujo que los testículos podían generar una hormona capaz de frenar el envejecimiento o incluso conseguir rejuvenecer el organismo, y que se podía administrar mediante ingesta, inyección o a través de un injerto de tejido testicular joven.

La divulgación de los resultados obtenidos sobre el popular dramaturgo francés Anatole France contribuyó a popularizar dicha terapia. Solo trasplantó segmentos del testículo donante para disminuir las posibilidades de rechazo que había observado en los trasplantes realizados en animales.

Como resultado de sus experimentos, informó que la secreción hormonal se mantenía de uno a dos años y que disminuía lentamente por la fibrosis progresiva del tejido implantado. Propuso que lo ideal era trasplantar testículos procedentes de otros hombres en vez de recurrir a simios. Puso anuncios en la prensa, pero no consiguió que aparecieran los voluntarios esperados.

En cierto modo, a Voronoff se le puede considerar un pionero de los trasplantes y durante décadas su trabajo fue considerado revolucionario. Otros médicos le siguieron y efectuaron trasplantes testiculares de personas fallecidas. Por ejemplo, se cuenta que el médico Leo Stanley, para tratar la disfunción eréctil de sus adinerados pacientes les trasplantaba testículos procedentes de presos ejecutados en la prisión de San Quintín. Cuando la demanda fue demasiado grande, tuvo que abrir una instalación para la cría de monos en la Riviera italiana. Con el paso del tiempo, la escasez de órganos humanos y la notificación de que los de simios podían transmitir la sífilis hicieron que la técnica cayera en desuso.

Voronoff estaba convencido de que había descubierto un método para retrasar el envejecimiento. Millonarios de todo el mundo solicitaron que les practicase su operación y a principios de la década de 1930 miles de personas habían pasado por el quirófano del médico. El éxito de Voronoff lo llevó a una vida de lujo y extravagancia. Ocupaba todo un piso de uno de los hoteles más caros de París y tenía un séquito personal de chóferes, ayudantes, secretarias y amantes. Su trabajo había sido financiado desde 1917 por una adinerada mujer estadounidense, Evelyn Bostwick, que pasó de ser su ayudante de laboratorio en París a convertirse en su esposa en 1920.

La demanda de su procedimiento siguió aumentando y también su ambición. Se compró un castillo en la localidad italiana de Grimaldi en 1925, construyó un recinto para albergar primates en el jardín y contrató a un exdomador de circo para administrar su nueva granja, a la que llamó Castle Voronoff, equipada con un pequeño hospital donde este visionario podía realizar los injertos.

Voronoff dejó de realizar sus intervenciones hacia 1930, pero siguió haciendo proselitismo de los beneficios de sus injertos. Se trasplantaron más de 2.000 testículos de monos a hombres en todo el mundo. Posteriormente cayó en desgracia, porque más allá del efecto placebo sus prácticas no proporcionaban ningún beneficio.

Cuando estalló la Segunda Guerra Mundial, Voronoff, de familia judía, huyó de los nazis a Estados Unidos. Al finalizar el conflicto, volvió a su castillo, que había sido diezmado por los bombardeos, decidido a reconstruirlo. Murió en 1951, rico y desacreditado, sin haber rejuvenecido. Comentaba en su libro *Las fuentes renovadas de la vida*, publicado en 1943, cuando su estrella caía en picado, que la idea del trasplante testicular se le había ocurrido durante un viaje a Egipto:

> Realicé personalmente un gran número de observaciones en los hombres castrados. Los eunucos no quedan privados, de modo terminante,

de ninguna función como no sean las dependientes de las glándulas genitales [...]. Sin embargo, la actividad de todas las glándulas está debilitada, como lo está igualmente el funcionamiento de la totalidad de los órganos. Es una vida lánguida. Por no recibir el estímulo determinado por la secreción de las glándulas genitales, las células de todo el cuerpo han perdido su vigor, su energía. El pensamiento de los eunucos es perezoso y su memoria, muy débil [...]. El decaimiento físico alcanza a todos los órganos; como consecuencia, son seres de vitalidad lenta, amortiguada y además envejecen prematuramente. De los cuarenta a cuarenta y cinco años, su piel pierde la tersura, se arruga y se hace escamosa. Después de los cincuenta, es en ellos frecuente la aparición del arco senil de la córnea, al paso que en los hombres normales es raro verlo antes de los setenta años. Poseen menos resistencia para las infecciones. Alcanzan rara vez edades avanzadas, y de modo prematuro se dibujan ya en ellos los rasgos de la vejez. A ninguno le vi rebasar los sesenta años. Mucho antes de su fin, y por su lamentable aspecto, se caería fácilmente en el error de atribuirles una edad provecta. Dan efectivamente la impresión de viejos.

En 1999 hubo especulaciones que atribuyeron el paso a los seres humanos del virus del sida, descubierto en los años ochenta, a las transferencias testiculares de monos realizadas por el cirujano en la década de 1920.

Vasectomías rejuvenecedoras

La posibilidad de recuperar la virilidad perdida volvió a ser noticia en las primeras décadas del siglo xx por Eugen Steinach. Este fisiólogo austriaco desarrolló a comienzos de los años veinte una serie de experimentos en cobayas que dieron origen a la llamada operación de Steinach, consistente en la sección del conducto deferente de uno de los testículos para favorecer el rejuvenecimiento del organismo.

La hipótesis que defendía se basaba en que, al realizar una vasectomía unilateral, el testículo interrumpía su producción de espermatozoides debido a la degeneración del epitelio germinal y provocaba que, de modo compensatorio, el parénquima testicular restante aumentase la producción de testosterona debido a la hipertrofia de las células de Leydig, que son responsables de la producción testicular de testosterona. La idea le surgió al observar que los ratones de su laboratorio prolongaban su vida y parecían presentar un vigor físico mayor después de seccionar sus conductos deferentes.

La publicación de estos hallazgos en su obra *Rejuvenecimiento a través de la revitalización experimental de la glándula puberal envejecida* (1920), con el informe de que la intervención en un hombre de cuarenta y tres años había sido un clamoroso éxito, le reportaron fama mundial. Miles de operaciones de Steinach se llevaron a cabo en Estados Unidos y en el resto del mundo. Hasta Sigmund Freud se sometió al procedimiento con la esperanza de recuperar su vigor sexual y la salud perdida por el cáncer de paladar que padecía debido a su adicción al tabaco.

Las vasectomías con fines rejuvenecedores se siguieron practicando hasta finales de los años cuarenta y Steinach amasó una gran fortuna. Entre algunos célebres cirujanos que trabajaron con él en los años 1920 y 1930 estaba Norman Haire, que practicó a William Butler Yeats la vasoligadura de Steinach el 6 de abril de 1934. Tras haber sido intervenido, el poeta irlandés aseguró haber vivido un arrebato de poesía lírica y una «segunda pubertad».

Steinach logró seis nominaciones para el Premio Nobel en Fisiología y Medicina entre 1921 y 1938, pero Morris Fishbein, editor del *Journal of the American Medical Association* (*JAMA*), se opuso por carecer de estudios controlados. Al final no recibió el galardón. Murió en 1944 en Suiza y en su obituario el endocrinólogo de origen alemán Harry Benjamin atribuyó la melancolía de sus últimos años a su exilio forzado por el nazismo, a la «crítica injusta» y enfatizó el «enorme impulso» que dio al estudio de las glándulas endocrinas.

VIII

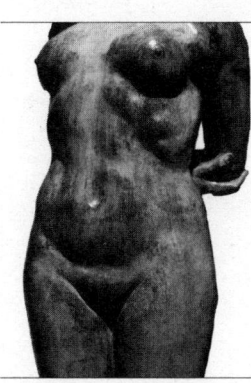

CURIOSIDADES GINECOLÓGICAS

42

PRIMERAS DESCRIPCIONES ANATÓMICAS DE LA VULVA

Vulva es un término de origen latino que designa los genitales externos femeninos e incluye los labios mayores y menores de la vagina, el clítoris, la abertura vaginal o introito, el orificio de la uretra y el monte de Venus (situado delante de los huesos del pubis, que se cubre de vello en la pubertad).

El significado de las representaciones de la figura humana en el Paleolítico ha generado controversias, porque en muchas se mezclan elementos antropomorfos y zoomorfos. Y en las de carácter antropomorfo abundan más las femeninas y muchas veces es difícil discriminar el género. Algunas muestran vulvas y senos, pero también se han hallado esculturas de cuerpo entero, donde se acentúan los perfiles de las nalgas, las caderas y las mamas.

De la vulva y del pubis hay numerosas representaciones en la península ibérica y en Francia con formas variadas: triangular, troncocónica (cuando hay cierto grado de obesidad), circular o elipsoidal (si son mujeres que acumulan menos grasa en el vientre y en los muslos). Algunos autores creen que las representaciones abiertas del contorno inferior de la región pubiana son vulvas de mujeres con una mayor adiposidad, pero si son delgadas suelen ser cerradas. Muestran a veces un trazo vertical para remarcar la vulva y en algunas se observa el vello púbico con pequeños trazos. Otros expertos creen que la representación de vulvas abiertas podría deberse a su dilatación para expresar la excitación que precede a la cópula.

Se conservan estatuillas femeninas del Paleolítico superior, como la Venus de Willendorf, que se halló en un yacimiento en Austria en 1908. Todas siguen el mismo patrón, con grandes volúmenes en pechos y caderas, el sexo acentuado y el rostro apenas esbozado.

La Venus de Hohle Fels, con al menos 35.000 años de antigüedad, es uno de los ejemplos más ancestrales de la representación de la vulva en el arte. Fue hallada en una de las cuevas de Hohle Fels, en el valle del río Ach en el Jura de Suabia, cerca de Schelklingen (Alemania). Está rota en seis fragmentos, tiene un tamaño de unos 6 centímetros de altura, 3,5 de anchura y 3 de profundidad, y fue esculpida en marfil de una hembra de mamut, que es el núcleo interior de un colmillo. Pertenece a la cultura auriñaciense, cuyo nombre procede de la localidad occitana de Aurignac. Ese tipo de figurillas fueron talladas también en roca blanca caliza y en hueso.

En España hay representaciones de vulvas de la cultura magdaleniense, una de las últimas del Paleolítico superior en Europa occidental, que recibe su nombre de la Madeleine, una cueva francesa de la Dordoña. Están pintadas en rojo en el Camarín de las Vulvas de la cueva de Tito Bustillo, en Ribadesella (Asturias), un espacio ubicado en una pequeña cámara de la pared de la galería. Y hay una representación de vulvas campaniformes en la cueva de El Castillo, en la localidad cántabra de Puente Viesgo. En ocasiones, los artistas aprovechaban concavidades naturales excavadas en la roca con forma de vulva, que algunos han interpretado como un lugar de paso de los espíritus de ultratumba y los chamanes a través de visiones y ritos los harían penetrar en el mundo real.

El color rojo u ocre está muy vinculado con las representaciones de la vulva por su simbolismo con el ciclo menstrual y su relación con la reproducción, pero probablemente el hombre prehistórico desconocía la relación que hay entre fecundidad y menstruación. Podemos ver esas imágenes en la cueva de Chufín, en la localidad cántabra de Riclones.

Los genitales externos femeninos también se mostraron en figuras esculpidas de la época de la antigua Babilonia y del Próximo Oriente.

De la Edad Media la *Enciclopedia Británica* hace referencia a una figura tallada en piedra que partir del siglo XII adornaba las paredes de las iglesias cristianas en Europa, llamada Sheela Na Gig: «De significado incierto, que representa a una mujer desnuda haciendo gestos o mostrando de otra manera flagrante los genitales exagerados».

Estas representaciones están en iglesias románicas y en torres medievales de Irlanda, en algunas regiones de Inglaterra, del norte y el noroeste de Francia y del norte de España. Datan aproximadamente del año 1000 a 1200 d. C. y con menos frecuencia se hallan en edificios seculares. En ocasiones aparecen junto a figuras masculinas y a menudo se ubicaban sobre puertas y ventanas para alejar a los espíritus malignos.

En el libro *Images of Lust*,[*] Anthony Weir y James Jerman argumentan que su localización en iglesias y el aspecto grotesco de las figuras simboliza la lujuria femenina. En cambio, Joanne McMahon y Jack Roberts sostienen que son restos de una representación de la fertilidad precristiana.[**]

En el Renacimiento surgió el interés por la anatomía. El médico y humanista Benedetti da Legnano fue el primero en hablar de cérvix, perineo y procidencia (prolapso del cuello uterino o cérvix en la vagina). Su coetáneo Luigi Bonacciuoli hizo descripciones del monte de Venus, del clítoris y del himen. Las primeras ilustraciones de la vulva se imprimieron en 1491 en la obra *Fasciculus medicinae*, del profesor de la Universidad de Viena Johannes von Kirchheim. Y efectuó ilustraciones de la vulva Leonardo da Vinci, que trabajó con el profesor de anatomía de la Universidad de Pavía Marcantonio della Torre. Gracias a él pudo diseccionar cadáveres humanos e inventó los cortes anatómicos. También hizo ilustraciones de la vulva el anatomista Severinus Pinaeus.

En el Renacimiento italiano, entre los siglos XIV y XVII, volvieron a representarse en el arte cuerpos desnudos que mostraban el monte de Venus, pero omitían detalles de la vulva. Hubo excepciones en las obras de algunos pintores, como en las de los flamencos Jan van Eyck

---

[*] Weir, A. y Jerman, J., *Images of Lust: Sexual Carvings on Medieval Churches*, Editorial Batsford, Londres, 1986.

[**] McMahon, J. y Roberts, J., *The Sheela-na-Gigs of Ireland and Britain*, Editorial Mercier Press, Cork, 2023.

y Jan Gossaert o el alemán Alberto Durero, que exhibían desnudos con el vello pubiano y la apertura que hay entre los labios de la vulva.

En 1866 el pintor francés Gustave Courbet escandalizó a los moralistas con su óleo *El origen del mundo*, que se expone en el Museo de Orsay de París. Fue el encargo de un rico coleccionista turco y muestra el vientre de una mujer, con la vulva levemente abierta y con vello púbico oscuro, el monte de Venus, la entrada vaginal, los senos insinuados tras una prenda blanca y los fuertes muslos extendidos. En el año 2012 un profesor francés publicó en Facebook la imagen. La red social consideró que era pornográfica y suspendió su cuenta por violar los términos de usuario. Mark Stern, de la revista *Slate*, calificó el cuadro como, «una piedra angular del movimiento realista francés». El profesor denunció a Facebook, por atentar contra su libertad de expresión.

En el siglo XVIII las representaciones de desnudos con vello púbico se aceptaron solo en el arte, como fue el caso de Francisco de Goya cuando pintó *La maja desnuda*.

El mundo de las artes plásticas sufrió una gran revolución en el siglo XX, en gran parte por la Primera Guerra Mundial, que sumió a la humanidad en el pesimismo. Las formas y el academicismo fueron postergados al primar el mensaje que el autor quería transmitir, como ocurre con el pintor simbolista austriaco Gustav Klimt, que en sus lienzos y murales hace gala de un estilo muy ornamentado. Su cuadro *La verdad desnuda*, que representa a una mujer sin ropa que sostiene una especie de espejo alegórico de la verdad, fue muy criticado en su época por grupos conservadores.

El pintor catalán Salvador Dalí, que se definió como «perverso polimorfo, rezagado y anarquizante, blando, débil y repulsivo», en su cuadro *Desnudo femenino sentado*, pintado en 1960, muestra la desnudez de Gala, su musa y compañera y destaca la voluptuosidad de la vulva en primer plano.

43

LA IMPOTENCIA FEMENINA

En el pasado las mujeres que eran incapaces de consumar el matrimonio por un impedimento en su aparato genital («mujeres cerradas») tenían dos posibilidades: ingresar en un convento y renunciar a tener vida sexual o tratar de abrir sus zonas íntimas mediante una intervención quirúrgica.

El médico griego Sorano de Éfeso, considerado el padre de la ginecología y de la obstetricia, en su *Gynaikeia* («Sobre lo femenino»), negaba la existencia del himen, pero consideraba la posibilidad de que las mujeres no pudieran mantener relaciones sexuales debido a una membrana indeterminada. En cambio, el traductor de esta obra al latín (*Genecia*), llamado Muscio, hablaba de una *clausio matricis* y especificaba que su diagnóstico lo realizaría una partera, que usaría la vista cuando la membrana creciera en la parte externa, el tacto si estuviese en medio de la vagina y el espéculo cuando se situase en el orificio interno de la matriz.

Fue Gabriele Falloppio, célebre anatomista del siglo XVI, el primero que en sus *Observationes anatomicae* confirmó la existencia del himen, hizo la primera descripción del clítoris y acuñó el término vagina. Canónigo de la catedral de Módena, Falloppio describió las tubas uterinas (trompas que llevan su nombre) y diseñó un precursor del preservativo, que consistía en un objeto hecho de tripa de animal y lino que se fijaba al pene con una cinta.

El himen es un tabique membranoso algo rígido, que en la mujer virgen oculta parcialmente el orificio vaginal. Está situado transversalmente en el cuello del útero, en el llamado orificio vaginal o introito. Entre las dos superficies mucosas del himen hay un tejido denso con abundantes vasos sanguíneos. Frecuentemente tiene forma anular o semilunar, pero puede ser de aspecto cribiforme y posee un orificio que permite la salida de la sangre menstrual. Los antiguos anatómicos afirmaban que el himen, también llamado eugión, se podía desgarrar por la «práctica de fricciones deshonestas».

En la Edad Media inspeccionar e intervenir en los genitales femeninos planteó un dilema moral. La *obstetrix* era la responsable de tocar las partes pudendas, porque las mujeres no querían exponer sus zonas íntimas a un varón desconocido. El *Canon de medicina* de Avicena hizo explícita la necesidad de que fuera el *medicus* quien ejecutara las intervenciones.

La operación para «mujeres cerradas» debió de ser infrecuente, pero aun así aparecía en los manuales de cirugía más prestigiosos de la Edad Media. Para su tratamiento, el médico occitano del siglo XIII Bernardo de Gordonio propuso baños y pesarios que se colocaban en la vagina y que siguen usándose cuando hay un descenso del útero (prolapso).

El médico y cirujano italiano Ugo Lanfranco, conocido también como Guido Lanfranchi, es autor de los primeros tratados de cirugía aparecidos en Francia. En sus obras incluyó datos de la cirugía ginecológica practicada por Avicena y Abulcasis, pero prescindió de sus recomendaciones para la intervención de mujeres con *clausio matricis*. La idea de la existencia de un tejido que proporcionaba la prueba física de la virginidad fue introducida en la medicina europea por Rhazes y Avicena. Las mujeres «podían abrirse» manteniendo relaciones sexuales con otro hombre que no fuera su esposo, recuperando la capacidad de facilitar el débito conyugal.

Aunque la medicina y la cirugía desarrollaron procedimientos para resolver la *clausio matricis*, la Iglesia daba al matrimonio la opción de separarse sin obligar a la mujer a operarse. La anulación eclesiástica del matrimonio podía solicitarse si una de las partes no era capaz de satisfacer la deuda carnal por existir algún impedimento, pero la Iglesia puso como condiciones la convivencia continuada durante tres años, que siete testigos dieran fe de que el matrimonio no se había consumado y que se efectuase un examen pericial por mujeres buenas, honestas y sabias que demostrara la integridad del aparato genital femenino. Afirmaba al respecto santo Tomás de Aquino:

> No puede ser perpetuo el impedimento natural del varón cuando es respecto de una mujer, pero no lo es respecto de otra. Por tanto, si no puede verificar el coito con una virgen, y, sin embargo, puede con una desflorada, sería cuestión de romper el himen [*claustra pudoris*] con algún instrumento quirúrgico para que se pueda realizar el coito. Y eso no sería antinatural, pues no se practicaría con vistas al deleite, sino por motivo de medicina.

Vaginismo hasta los cuarenta

En 1793, a la edad de quince años, Jeanne Françoise Julie Adélaïde Bernard, más conocida como Juliette, se casó con Jacques-Rose Récamier. Era un reputado banquero casi treinta años mayor que ella que, al parecer, había sido amante de su madre. En ese momento no podía sospecharse que aquella jovencita se convertiría en la célebre amante del escritor François-René de Chateaubriand, pionero del Romanticismo francés y autor de la famosa autobiografía *Memorias de ultratumba*.

Se cree que el matrimonio de Juliette Récamier con Jacques-Rose no se llegó a consumar y que ella permaneció virgen al menos hasta los cuarenta años. El escritor Prosper Mérimée difundió el rumor de que Juliette padecía una afección física que hacía doloroso el acto sexual. Dos médicos, el doctor Cabanes y César Fernández Ruiz, la catalogaron de vaginismo, que es una contracción involuntaria de los músculos que rodean la vagina y causan dolor durante el coito (dispareunia). Debido al estrechamiento de la cavidad vaginal se dificulta la penetración.

44

LAS REMENDADORAS DE HIMEN

Las «remiendavirgos» o zurcidoras de virginidades se encargaban de «reedificar doncellas». Eran alcahuetas o celestinas, cuya labor efectuaban en secreto reconstruyendo el himen con sustancias que provocaban hemorragia y estrechamiento vaginal. Entre sus clientas había mujeres que querían casarse y prostitutas, porque en los burdeles la virginidad era muy apreciada. En muchos casos eran las féminas que regentaban los lupanares las que remendaban el himen de sus pupilas.

Hay referencias a las «remiendavirgos» en obras de autores del Siglo de Oro, como Francisco Delicado, Miguel de Cervantes, Francisco de Quevedo o Juan del Encina. La más conocida es *La Celestina*, nombre con el que se ha popularizado la *Tragicomedia de Calisto y Melibea*, publicada en 1500, de Fernando de Rojas.

La obra comienza cuando Calisto ve casualmente a Melibea en el huerto de su casa, donde ha entrado a buscar un halcón que intentaba cazar. Al quedar prendado por su belleza reclama su amor, pero ella lo rechaza. Por consejo de su criado Sempronio, Calisto recurre a una vieja prostituta y alcahueta profesional llamada Celestina que podía hacer de casamentera o concertar citas de amantes. Regentaba un prostíbulo con dos pupilas, Areúsa y Elicia, y además era maestra en «facer virgos»:

> Esto de los virgos, unos
> hacía de vejiga y otros

curaba de punto. Tenía
en un tabladillo, en una
cajuela pintada, unas
agujas delgadas de
pelijeros, y hilos de
seda encerados y
colgadas allí raíces de
hojaplasma y fuste
sanguino, cebolla
albarrana y
cepacaballo. Hacía con
esto maravillas; que,
cuando vino por aquí el
embajador francés, tres
veces vendió por virgen
una criada que tenía.

En *La tía fingida*, un relato anónimo del siglo XVII que después fue atribuido a Miguel de Cervantes, hay una descripción de lo dolorosa que podía ser la desfloración si la sufrida mujer había pasado antes por las manos de una «remiendavirgos»:

> Tres flores he dado ya, y otras tantas las ha usted vendido, y tres veces he pasado insufrible martirio. ¿Soy yo por ventura de bronce? ¿No tienen sensibilidad mis carnes? ¿No hay mas sino dar puntadas en ellas como ropa descosida? (…) y si todavía está determinada que mi jardin se venda por entero y jamas tocado, busque otro modo mas suave de cerradura para su postigo; porque el del sirgo y aguja no hay pensar que llegue mas á mis carnes.

Leemos en *La tía fingida*: «No vale nada el zumaque y vidrio molido; vale mucho menos la sanguijuela». Se refiere a la costumbre de las mujeres que, para hacer gala de su virginidad en su noche de bodas y que apareciese el sangrado tras la penetración, recurrían al zumaque venenoso, una planta con acción irritativa, al vidrio molido o a las sanguijuelas, que colocaban en la entrada de la vagina o en la propia cavidad vaginal. Al separar la sanguijuela dos o tres días antes del enlace, quedaba una costra que se rompía por fricción durante el coito y causaba hemorragia. En ocasiones, se aplicaban en sus partes alumbre, una sustancia corrosiva que producía el sangrado.

Andrés Laguna menciona en su *Pedacio Dioscorides Anazarbeo, acerca de la materia medicinal y de los venenos mortíferos* otras sustancias irritantes de la mucosa vaginal por su efecto constringente y alude a la «gran virtud constrictiva» de la agalla de roble, que se usaba en forma de cocimiento para lavar úlceras o como irrigaciones y baños para tratar fisuras anales, sabañones, diarreas, etc.

Según Laguna, se aplicaban astringentes «las mozas que perdieron lo que no cobrarán jamás», porque querían pasar por vírgenes sin serlo.

El uso de este tipo de sustancias se prolongó en el tiempo y, de hecho, hasta en el siglo xix se empleaba la llamada «pomada de la condesa o pomada virginal», un poderoso astringente que servía «para comprimir el esfínter que se halle muy dilatado».[*]

Otro método al que se recurría en el Siglo de Oro era colocarse en la vagina una esponja o vejiga (por ejemplo, una vejiga natatoria de pez), como describe Rojas en *La Celestina*, llena de sangre de pichón o gallina para que se rompiera durante el coito.

Las «remiendavirgos» empleaban agujas de pellejero, que se usaban para coser la piel de animales, y como se desconocía la antisepsia probablemente no las lavaban, por lo que las mujeres sometidas a la intervención, en muchos casos, sufrían extensas y graves infecciones, en ocasiones mortales. Fernando de Rojas dice que la piel del área vaginal se juntaba con hilos de seda encerados, pero dichas suturas no se reabsorbían, por lo que el fraude sería fácil de descubrir.

No sabemos si las «remiendavirgos» tenían acceso al láudano para la operación. Al parecer lo que sí aplicaban en la vulva eran pomadas con un efecto analgésico, porque de lo contrario era difícil que la paciente estuviese quieta.

---

[*] Font Quer, P., *Plantas medicinales. El Dioscórides renovado*, Península, Barcelona, 1999.

Da cuenta de los honorarios de aquellas mujeres en un artículo el ginecólogo austriaco Kurt Kriz:

> [...] comadrona Mariana Francisca Ramírez que encontré en los archivos de la Inquisición. La comadrona cobraba 12 reales por remendar el virgo y «hazer que pareciera doncella la que no lo hera». Constatar el valor exacto de una moneda de este tiempo es muy difícil porque hay que considerar muchos factores. Para hacerse una idea aproximada: en 1605, en Castilla la Nueva, una docena de huevos costaba unos 63 maravedís, y una de naranjas, 54; un pollo, 55, y una gallina, 127; un real equivalía a 34 maravedís.[*]

El rey castellano Alfonso X el Sabio se refiere en la cuarta *Partida* a las «mujeres estrechas» y reconoce la posibilidad de que un hombre distinto al marido devolviera a la esposa la capacidad de mantener relaciones sexuales.

---

[*] Kriz, K., «Las Remiendavirgos en el Siglo de Oro», *Avisos de Viena*, 2, 2021.

EPISIOTOMÍA Y ABLACIÓN,
TORTURAS EN FEMENINO

La gran mayoría de los partos en el pasado eran atendidos por parteras, sobre todo entre las clases más desfavorecidas, y hacían del
empirismo su principal herramienta. Durante los siglos XVII y XVIII, en
las ciudades de los países industrializados las mujeres trabajadoras se
vieron obligadas a recurrir a la atención médica proporcionada en
hospitales de beneficencia con malas condiciones higiénicas, por lo
que las tasas de mortalidad por septicemia eran elevadas.

La práctica de las parteras y comadronas entre el siglo XVIII y mediados del XX coexistió con la de médicos contratados por las clases
privilegiadas.

En la segunda mitad del siglo XIX hubo un cambio trascendental
gracias al descubrimiento de la asepsia por el doctor Ignaz Philipp Semmelweis (véase el capítulo 52, «Ciencia en femenino»), lo que puso fin a
siglos de mortalidad epidémica por fiebre puerperal.

Los avances médicos aumentaron la supervivencia de las mujeres
que daban a luz. Sin embargo, ciertas prácticas ideadas para facilitar el
trabajo de parto terminaron por asentarse como costumbres innecesa-
rias y en ocasiones hasta perjudiciales.

Así, mientras las parteras siguieron valiéndose durante años únicamente de sus manos para ayudar a las parturientas, los médicos comenzaron a ayudarse de nuevos aparatos. Este fue el caso, por ejemplo,
del fórceps, que en muchos casos se usó de forma abusiva. Se atribuye al francés Peter Chamberlen el Viejo la invención del fórceps a
finales del siglo XVI, que mantuvo en secreto. Solamente él, su hermano,

sus hijos y nietos médicos disponían de él y cuando lo usaban en un parto para que nadie supiera de su existencia exigían que todos salieran de la habitación donde estaba la parturienta, a la que además vendaban los ojos.

También se ideó una pequeña cirugía que facilitaba la salida del feto para evitar las complicaciones derivadas de un parto prolongado en exceso. Se llama episiotomía (del griego *episeion*, que significa «vulva» o «pubis», y de *tomi* o *tome*, «sección» o «cortar») y su objetivo es ensanchar la abertura de la vagina con una incisión en el periné.

En el pasado hubo una especial preocupación de los médicos para proteger el periné durante el parto con el fin de prevenir laceraciones y desgarros, que antes del desarrollo de la sutura se trataban con reposo prolongado y a veces atando las piernas juntas con firmeza. Se cree que el primer médico que suturaba el periné fue Ambroise Paré, el célebre cirujano francés del siglo XVI que contribuyó al desarrolló de la obstetricia al observar que era posible dar la vuelta al feto antes del parto cuando surgían complicaciones por su posición.

Afirma John R. Scott en su artículo «Episiotomy and vaginal trauma» que «la primera mención en la literatura de una incisión en el periné para facilitar un parto dificultoso fue realizada por un comadrón de Dublín, sir Fielding Ould (1710-1789) en 1742».* El término episiotomía para referirse a una incisión de los genitales externos se acuñó más tarde, en 1857, y se debió al obstetra austriaco Carl Braun.

La episiotomía inicialmente se aplicó para tratar emergencias obstétricas, pero en los años veinte del siglo XX empezó a practicarse como «medida profiláctica» en Occidente. Se impuso en los años cincuenta en Estados Unidos, a finales de los setenta, en los demás países anglosajones (Canadá, Gran Bretaña y Australia) y desde mediados de los años ochenta se extendió a los que faltaban. Sin embargo, Stephen Thacker y David Banta, tras efectuar una revisión de estudios clínicos, demostraron los daños derivados de su práctica.**

---

* Scott, J. R., «Episiotomy and vaginal trauma», *Obstet Gynecol Clin North Am*, 32(2), 2005, pp. 307-321.

** Thacker, S. y Banta, D., «Benefits and Risks of Episiotomy. An Interpretative Review of the English Language Literature, 1860-1980», *Obstetrical & Gynecological Survey*, 38(6), 1983, pp. 322-338.

Más de una década después, en 1996, la Organización Mundial de la Salud (OMS) declaró que «no existe ninguna evidencia de que el uso indiscriminado de la episiotomía tenga efectos beneficiosos».

Mutilación genital femenina

En 2019 Marsden Wagner, director del área de Salud Materna e Infantil de la OMS, consideró la episiotomía una forma de mutilación genital femenina (MGF). Lo que la diferencia es la finalidad médica de la que las MGF carecen.

La ablación genital como costumbre pudo nacer en Egipto hace unos 4.000 años, porque se han encontrado algunas momias de esa época con dicha intervención. Posteriormente, esta resección total o parcial de los genitales externos se habría ido introduciendo en las sociedades tribales de diferentes países africanos.

Estas prácticas se siguen llevando a cabo en algunas comunidades musulmanas y entre los cristianos coptos de Egipto, Etiopía y Sudán, así como en la comunidad judía falasha de Etiopía.

Existen varios tipos de MGF, que van desde la escisión circular (escindir significa dividirse o abrirse) del prepucio o capuchón clitoroideo, que es un pliegue de piel que cubre el glande del clítoris, la parte más sensible y visible de este órgano; hasta la extirpación parcial o total del clítoris (clitoridectomía). La infibulación, un término procedente del latín *fibula*, que significa pinza, alude a la incisión y recolocación de los labios mayores, con sutura de los mismos, para estrechar el orificio vaginal, dejando una pequeña abertura para la salida de la orina y de la sangre menstrual. Recuerda al pasador utilizado para mantener cerrada la toga romana y para «cerrar» los genitales de los esclavos e impedirles mantener relaciones sexuales. En el momento del parto se practica una desinfibulación y después del mismo una reinfibulación. También se suele realizar una desinfibulación el día de la boda, a veces por el propio marido con la ayuda de un cuchillo.

46

INSACIABLES REALES

A lo largo de la historia ha habido mujeres y hombres con un deseo sexual exacerbado. De los segundos he dado cuenta en el apartado titulado «Morir por practicar sexo», pero veamos ahora el caso de algunas célebres soberanas.

Cleopatra

En el antiguo Egipto el sexo no se medía por los mismos parámetros morales que rigen hoy en Occidente. La prostitución no solo es que fuera era legal, sino que las meretrices eran sagradas. De hecho, las familias a menudo solían entregar a sus hijas más bellas a los sacerdotes de los templos. Muchas ejercían la prostitución hasta que se casaban, y había «felatrices», especialistas en sexo oral, a las que los ciudadanos podían identificar porque llevaban sus labios pintados de un color rojo intenso.

Quizás por eso sobre la propia Cleopatra se creó la leyenda de que era muy diestra en la práctica del sexo oral. Los griegos la apodaron «la boca de los 10.000 hombres». Algunos historiadores aseguran que en sus fiestas corría el vino y se organizaban orgías. Se llegó a contar que la bacanal más famosa de la reina de Egipto tuvo lugar a bordo de una embarcación a la que invitó a cien generales romanos y supuestamente a todos les practicó una felación. Es probable que la historia sea falsa, porque Plutarco, quien más profundizó en su biografía, no menciona nada parecido.

Desde luego su atractivo debía de ser innegable, y ella lo aprovechó en su beneficio para conservar el trono frente a la pujante Roma. Se dice que supo encandilar al mismo Julio César una noche por sorpresa, cuando el legendario militar recibió como regalo en sus aposentos una alfombra en la que iba envuelta la bella Cleopatra desnuda.

Tras el asesinato de César, la soberana volvió a recurrir a sus dotes de seducción para asegurarse la protección de otro líder romano, el militar y político Marco Antonio. Sin embargo, la derrota de la pareja en la batalla de Accio ante Octavio Augusto destruía sus proyectos políticos, esta vez ya para siempre.

Luisa Isabel de Orleans

Nació el 9 de diciembre de 1709 como fruto del matrimonio entre Felipe, duque de Orleans y regente de Francia durante la minoría de edad de Luis XV, y de Francisca María de Borbón, hija bastarda de *madame* de Montespan, amante oficial de Luis XIV. La decepción de la familia fue tan grande porque Luisa Isabel de Orleans no era un varón que ni tan siquiera la bautizaron y la gente la llamaba *mademoiselle* de Montpensier. A los cuatro años de edad fue ingresada en un convento de monjas de París del que fue expulsada a los pocos meses por mal comportamiento.

En 1722, cuando tenía apenas doce años, se casó con el príncipe de Asturias, el futuro rey Luis I de España, de quince años. Fue reina consorte al abdicar su suegro, el rey Felipe V, el 15 de enero de 1724. Un embajador inglés en la corte española escribió así sobre la inadecuada conducta de la soberana: «No hay disculpa para la conducta inconveniente de la reina. A sus extravagancias, como jugar desnuda en los jardines de palacio; a su pereza, desaseo y afición al mosto; a sus demostraciones de ignorar al joven monarca responde el alejamiento cada vez más patente de Luis hacia ella».[*]

---

[*] Eslava Galán, J., *La familia del Prado*, Planeta, Barcelona, 2018.

En un informe dirigido al rey de Francia por el mariscal Tessé se recoge esta anécdota: «Estaba subida en lo alto de una escalera de mano que encontró apoyada en un manzano y nos mostraba su trasero, por no decir otra cosa. Creyó caerse y pidió ayuda; Magny [el mayordomo] la ayudó a bajar, pero, a menos de estar ciego, es evidente que vio lo que no buscaba ver y que ella tiene por costumbre mostrar libremente».

Por los jardines del Palacio de La Granja de San Ildefonso, donde se habían retirado Felipe V y su segunda esposa Isabel de Farnesio tras abdicar, solía corretear Luisa Isabel desnuda. Se entregaba a los placeres de la carne con sus criadas, sobre todo con una llamada La Quadra. En los banquetes solía eructar sonoramente y emitir flatulencias. Se emborrachaba con frecuencia y evitaba bañarse.

Sobre Luisa Isabel de Orleans relata la periodista y escritora Mari Pau Domínguez:

La pillaron encerrada en su alcoba, medio desnuda, junto a varias de sus damas azotándose entre ellas sus traseros.

El desconcierto cundió en la familia real. Desesperado, el jovencísimo rey Luis pidió ayuda a su padre, que ordenó que la encerraran en el vetusto Alcázar de Madrid. Hacía tiempo que la familia se había trasladado al palacio del Buen Retiro y descuidaba la inhóspita y vieja residencia de gruesos muros.

Luisa Isabel imploró, suplicó y lloró durante las dos semanas de encierro. No existía maldad en ella. Se trataba de una adolescente frívola y estúpida a la que no habían educado. Su frágil y pusilánime esposo murió de viruela a los diecisiete años, solo siete meses después de su coronación. La madre, la reina Isabel de Farnesio, vio la ocasión de quitársela de encima humillándola. «¡Ni como criada la querría!», bramó.

El duque de Saint-Simon, embajador especial de Francia encargado de su matrimonio, fue quien la condujo hasta la frontera para que regresara a su país. En el momento de la despedida la agasajó con halagos y cumplidos que tuvieron como respuesta, por parte de Luisa Isabel, tres ordinarios y atronadores eructos que resonaron como true-

nos amargos mientras iba dejando atrás la España que no había llegado a amar.[*]

Murió con treinta y dos años y fue enterrada en la parisina iglesia
de Saint-Sulpice. La orden de Felipe V para trasladar su cadáver al monasterio de El Escorial y ser inhumado en el Panteón Real, como
correspondía a la mujer de un rey, nunca llegó.

María Luisa de Borbón-Parma

Como afirma Hans Roger Madol, la esposa de Carlos IV ha sido cali-
ficada de ninfómana, prostituta, Mesalina y «buscadora incansable de
las sensaciones viriles de cuantos apuestos cortesanos la rodeaban y
de los más granados guardias de Corps».[**]

Cuenta la leyenda que el futuro Carlos IV, cuando era un joven
príncipe de Asturias, le dijo a su padre, Carlos III, mientras hablaban
sobre su prometida que «jamás cometería adulterio», porque él «era
diferente de todos los hombres, que no pueden casarse con princesas,
sino con mujeres corrientes que les engañan». El padre le respondió:
«¡Hijo mío, pero qué imbécil eres! ¡Las princesas también pueden ser
putas!».

María Luisa nació en 1751. Era hija de los duques de Parma Felipe y Luisa Isabel, que a su vez era nieta por parte paterna de Felipe V
de España e Isabel de Farnesio, y por la materna de Luis XV de Francia y María Leszczynska. María Luisa era prima, por tanto, del que
sería su marido, Carlos IV. En 1765, a los catorce años, contrajo matrimonio con el entonces príncipe de Asturias, un jovencito desgarbado,
retraído y de escasas luces, según algunos estudiosos. La corte española
entonces era un tanto espartana, no brillaba por las fiestas, mascaradas

---

[*] Domínguez, M. P., «Luisa Isabel de Orleans, de escándalo en escándalo»,
ABC, 11 de agosto de 2018.

[**] Madol, H. R., «Godoy, el fin de la vieja España», *Revista de Occidente*,
Madrid, 1935.

o serenatas de que disfrutaba la de Parma, que imitaba el estilo versallesco.

Alejada, como su marido, de las cuestiones de Estado por deseo de su suegro Carlos III (que recelaba de las posibles intrigas de algún bando nobiliario escudado en su hijo y en su nuera), María Luisa se aburría y decidió organizar el típico salón dieciochesco de moda en Europa, que reunía a aristócratas y a cortesanos, donde las damas podían acceder a múltiples distracciones amparadas en el cortejo, costumbre de la alta nobleza francesa e italiana que permitía a una dama casada tener como acompañantes a enamorados que la asistían, regalaban y entretenían con la anuencia del marido. En esas veladas conoció a Diego Godoy, un apuesto guardia de Corps que tocaba la guitarra.

El escándalo recorrió Madrid por la intimidad entre María Luisa de Parma y el guitarrista y los anónimos llegaron a Carlos III. La reina adujo en su defensa que aquellas habladurías solo eran «el infundio de algún malnacido». El rey resolvió la cuestión alejando al tal Godoy de Madrid y el conde de Floridablanca, su valido, dio carpetazo a un asunto «imposible de demostrar».

María Luisa influyó en su esposo y tuvo un indiscutible papel en la política. Se le atribuyeron otros amantes, como Juan Pignatelli, también guardia de Corps, Eugenio Portocarrero y Palafox, conde de Teba, y Agustín de Lancaster, hijo del duque de Abrantes. Algunos biógrafos decían que «se distraía» con otro guardia de Corps también apellidado Godoy y llamado Manuel. La «Trinidad en la tierra» llamaba ella a la «amistad» que duró toda la vida de los reyes con este acompañante.

Entre el pueblo circulaban pasquines, canciones y burlas, como esta:

¿Pero qué admiración le doy
si la reina por su lujuria
le enamoró: ¡oh, qué furia!,
y le sacó del cuartel,
para joderse con él,
señor duque de la Alcudia? [Godoy].

Para algunos historiadores es impensable que no hubiera trato carnal entre María Luisa y Manuel Godoy, pero para otros no se puede demostrar. Los más atrevidos insinúan una relación homosexual entre el rey y el favorito. Lo cierto es que Godoy se convirtió en un hombre muy rico, duque y grande de España, generalísimo, ministro, príncipe de la Paz y alteza serenísima. Se pensaba que en estos honores tuvo mucho que ver la reina, de la que se dijo que había propiciado el matrimonio de Godoy con su primera esposa, María Teresa de Borbón, condesa de Chinchón y prima del rey.

Otro rumor atribuye a María Luisa de Parma un ataque de celos del que el propio Godoy la rescató con una sonora y pública bofetada al saber que había entablado relaciones con Pepita Tudó.

Y surgió un nuevo amante en el rumor popular, Manuel Mallo, un guardia de Corps venezolano y mayordomo de semana, que se alternaría en el lecho real con Godoy.

Entre 1771 y 1794 María Luisa de Parma dio a luz a los infantes Carlos Clemente (que murió en la infancia), Carlota Joaquina, María Luisa (que murió siendo niña), María Amalia, Carlos Eusebio (muerto pronto), María Luisa (así llamada en recuerdo de su hermana difunta), los gemelos Carlos Francisco y Felipe Francisco (muertos en la niñez), el futuro Fernando VII, Carlos María Isidro, María de la O Isabel, María Teresa, Felipe María y Francisco de Paula. La paternidad de los dos últimos la atribuyeron a Manuel Godoy los más maledicentes.

Su maltrecha dentadura le causaba a María Luisa un gran dolor que aliviaba con opio y una tintura del mismo llamada láudano, que guardaba en cajitas de oro. Tras cada comida se frotaba las encías con la tintura. Para disimular su aspecto —siempre la vemos posar en los cuadros de la época con la boca cerrada—, se hizo implantar unos dientes postizos fabricados por el odontólogo de la corte, Antonio Saelices, de Medina de Rioseco. El jesuita Luis Coloma Roldán, que fue escritor y periodista, la describió con estas palabras: «Tenía esta entonces aún veintidós años, y ni aun a esta edad en que el brillo de la juventud embellece por sí solo pudo llamarse hermosa […] una de esas bocas grandes y hendidas, a modo de culebra, que prometen para la vejez una ridícula proximidad entre la nariz y la boca».

Según un testimonio de la época, «la reina come sola, después de que lo haya hecho el rey, pues por carecer de dientes se le prepara una comida especial. El cuidado que se presta a su dentadura postiza es continuo y en su mantenimiento y reparación trabajan diariamente tres operarios».

Más de una veintena de embarazos le debieron provocar a María Luisa de Parma una importante osteoporosis, que se reflejó en sus dientes. El psiquiatra Juan Antonio Vallejo Nájera en su obra *Yo, el Rey*, Premio Planeta en 1985, afirma: «Los pocos dientes que se vislumbran entre sus labios perfectos están negros y carcomidos. Son una especie de embajadores que traen cartas de credenciales de la muerte».

Y hay que sumar a sus dolores dentales los provocados por las hemorroides que padeció.

Isabel II de España

Llamada La de los Tristes Destinos o La Reina Castiza, Isabel II nació el 10 de octubre de 1830 en el Palacio Real de Madrid. Con tres años, tras morir su padre Fernando VII, se convirtió en reina, pero hasta que a los trece se la proclamó mayor de edad, la regencia la tuvieron primero su madre, María Cristina de Borbón-Dos Sicilias, y luego el general Baldomero Espartero. Esta es la descripción que hacía de ella el conde de Romanones:

> A los diez años Isabel resultaba atrasada, apenas sí sabía leer con rapidez, la forma de su letra era la propia de las mujeres del pueblo, de la aritmética apenas solo sabía sumar siempre que los sumandos fueran sencillos, su ortografía pésima. Odiaba la lectura, sus únicos entretenimientos eran los juguetes y los perritos. Por haber estado exclusivamente en manos de los camaristas ignoraba las reglas del buen comer, su comportamiento en la mesa era deplorable, y todas esas características, de algún modo, la acompañaron toda su vida.

Las intrigas en la España del siglo XIX, agitada por guerras entre carlistas e isabelinos y conspiraciones entre facciones de cada bando, fueron el contexto en el que se desenvolvió el reinado de Isabel II, utilizada en todos los sentidos por los políticos en sus disputas. En este escenario se entienden rumores como el que aseguraba que el que fuera presidente del Consejo de Ministros, Salustiano Olózaga, había desniñado a Isabel II, una maledicencia de los enemigos del político.

El historiador Ricardo de la Cierva habla de aquel episodio en *El Triángulo: alumna de la libertad*,[*] finalista del Premio Planeta de 1988. También el escritor Fernando Díaz-Plaja opina que: «Isabel II no llegó virgen al matrimonio. Salustiano Olózaga, gran garañón, se había encargado de desflorarla y de iniciarla en las lides del amor».

Por su parte, Álvaro de Figueroa y Torres, conde de Romanones (1863-1950), en su libro *Un drama político, Isabel II y Olózaga*, dice así:

> Creemos que [Olózaga] le cogió no la mano, sino las manos para acariciárselas suavemente. Lo sucedido se redujo, al parecer, a un arrebato surgido en un momento en que los sentidos son los amos. ¿Fue una finalidad política la que movió a Olózaga? ¿Una pasión intensa? No; solo vanidad, la vanidad plebeya de un hombre grande: la de haber triunfado sobre una mujer que era reina, hipótesis no absurda, dado el temperamento de doña Isabel, dominador constante de toda su vida.

Isabel fue declarada mayor de edad cuando tenía trece años, lo que no significó mucho en cuanto a poder de decisión pues fue el propio Gobierno el que le eligió marido: su primo carnal, Francisco de Asís de Borbón, duque de Cádiz. Cuentan las crónicas de la época que al enterarse de la noticia Isabel exclamó: «¡Con Paquita no!». Se refería a uno de los sobrenombres con que se conocía a su primo por su supuesta homosexualidad.

A pesar de sus resistencias, la boda se celebró en Madrid en octubre de 1846. Fue una ceremonia doble, pues también se casó su hermana, Luisa Fernanda de Borbón, con el príncipe Antonio de Orleans, duque de Montpensier e hijo menor de Luis Felipe I de Francia.

---

[*] De la Cierva, R., *El Triángulo: alumna de la libertad*, Planeta, Barcelona, 1988.

Al parecer Francisco de Asís de Borbón tenía una malformación genital por la que el orificio de salida del conducto urinario no se sitúa en el glande, sino en el tronco del pene o en el escroto, lo que, según el doctor Gregorio Marañón, no impide mantener relaciones sexuales.

Y el historiador Gonzalo de Reparaz afirmaba: «En él un estigma degenerativo tan grave como lo es la deformación de los órganos sexuales había tomado un aspecto opuesto al de su suegro Fernando VII, pues padece un defecto hipogenital con hipospadias». Se refería al gran miembro viril del padre de Isabel II (véase el capítulo 7, «Grandes penes reales y monarcas adictos al sexo»).

Surgieron coplillas populares sobre el marido de Isabel II como esta que se mofa de Francisco de Asís porque su malformación le obligaba a orinar sentado:

> Paco Natillas
> es de pasta flora
> y se mea en cuclillas
> como una señora.

Y aquí tenemos una segunda muestra:

> Gran problema es en las Cortes
> averiguar si el consorte
> cuando acude al excusado
> mea de pie o mea sentado.

La reina María Cristina le dijo al embajador francés Bresson poco después de la boda sobre su yerno: «Usted lo ha visto. Usted lo ha oído. Sus caderas, sus andares, su vocecita… ¿No es eso un poco intranquilizador, un poco extraño? ¡Y a los veinticuatro años no se le conoce ninguna aventura!».

Años más tarde Isabel II le confesó al diplomático Fernando León y Castillo: «¿Qué te diré de un hombre que la noche de bodas vi que llevaba más encajes que yo?».

Hay historiadores que creen que el matrimonio no se consumó, aunque oficialmente tuvieron doce hijos, de los que sobrevivieron cinco. Y los rumores sobre la gran afición al sexo de la soberana se fueron afianzando. Sin embargo, Isabel Burdiel, Premio Nacional de Historia de España en 2011, rebaja el tono sobre esta cuestión:

> Isabel II no fue una ninfómana, simplemente estuvo mal casada. Es cierto que tuvo muchos amantes, pero eso era habitual entre la aristocracia y la realeza de la época. Casada a los dieciséis años con su primo Francisco de Asís, a quien aborrecía, Isabel II tuvo en ese marido a su más ferviente enemigo, el espía de todos sus actos, el deslegitimador de sus derechos al trono.[*]

La reina tenía de su lado al Vaticano a cambio de prebendas y donaciones. El papa Pío IX incluso le concedió la rosa de oro que la Santa Sede otorgaba a gobernantes y monarcas que se distinguían por defender el catolicismo. La decisión no gustó a su secretario de Estado, que le dijo: «No puede ser, Santidad, esa dama es una *putana*». A lo que el papa respondió: *É putana, ma pía* («Es puta, pero piadosa»).

Isabel II se quedó deslumbrada por el que llamó «el general bonito», Francisco Serrano, que se había distinguido en las guerras carlistas. Era diputado liberal, guapo, simpático y culto y a él se entregó. Por su parte, Francisco de Asís ni residía en el Palacio Real, se había trasladado al Palacio de El Pardo. El escándalo llegó a oídos del papa Pío IX, que ordenó suspender la presentación de credenciales de su nuevo nuncio en España, el cardenal Brunelli. La reina envió una carta al Santo Padre pidiéndole la nulidad del matrimonio, pero no accedió. Francisco de Asís fue obligado a regresar a palacio para mantener las apariencias, pero puso como condición que la reina se deshiciera de Serrano y le dijo a Antonio Benavides Fernández de Navarrete, ministro de Gobernación: «Yo habría tolerado a Serrano. Nada exigiría si no hubiese agraviado a mi persona. Pero me ha faltado con calificativos indignos, me ha faltado al respeto y lo aborrezco. Es un pequeño Godoy

_____

[*] Burdiel, I., *Isabel II. Una biografía (1830-1904)*, Taurus, Madrid, 2010.

que no ha sabido conducirse, porque aquel, al menos, para conseguir la privanza de mi abuela había sabido hacerse amar por Carlos IV».

Serrano también puso condiciones para poner fin a la relación, tres millones de reales, que Isabel II pagó de su bolsillo, además de la capitanía general de Granada.

El 20 de mayo de 1849 Isabel dio a luz a un varón fallecido en el parto, que era hijo de Manuel Lorenzo de Acuña y Devitte, décimo marqués de Bedmar. Fue tal la pasión que sintió Isabel por este hombre que lo alojó junto a sus aposentos y a su esposa la convirtió en su dama. No tuvo recato en mostrarlo a su lado en público y le escribió encendidas cartas de amor. El mayordomo de palacio, el marqués de Miraflores, robó algunas de estas misivas y se las entregó a Narváez. Este sabía que Bedmar era espía de José María de Salamanca y Mayol, marqués de Salamanca y ministro de Hacienda. Narváez le mandó al exilio parisino, pero a las pocas semanas regresó.

Entre la relación que mantuvo con Serrano y la del marqués de Bedmar, Salamanca facilitó a la reina un atractivo pasatiempo, el cantante José Mirall, hombre de fuerte complexión, rasgos faciales griegos y una voz de bajo que emocionaba.

El 20 de diciembre de 1851 nació la infanta María Isabel Francisca de Asís, popularmente conocida como la Chata por la forma de su nariz, que fue princesa de Asturias hasta el nacimiento de Alfonso XII, y su presunto padre biológico era el capitán José María Ruiz de Arana, hijo del conde de Sevilla la Nueva y cinco años mayor que la soberana. Por eso algunos la apodaron la Araneja.

El Pollo Arana, así conocido por su porte gallardo y porque al parecer poseía unos grandes atributos viriles, llegó al entorno de Isabel II a través de Francisco de Asís, que lo introdujo como hombre de su confianza. Cuando nació la Chata, Francisco de Asís estuvo más de un mes en el palacio de Riofrío, en la Sierra de Guadarrama. Las malas lenguas dijeron que lo había hecho porque no era hija suya. A los pocos días de volver a Madrid, Francisco de Asís conoció al que sería su pareja el resto de su vida: Antonio Ramón Meneses, un decorador andaluz guapo y descarado. Para cubrir las apariencias, Meneses se casó por la Iglesia con su novia, Blanca Mastai, y los tres se hicieron inseparables.

Isabel II tuvo hasta 12 partos e innumerables abortos, muchos provocados por enfermedades de transmisión sexual. Algún estudioso ha afirmado con poco fundamento que el picor ocasionado por el «eccema constitucional» que padecía desde sus primeros días de vida contribuía a exacerbar su libido. Este trastorno le producía una descamación abundante y de niña su madre la llevaba al balneario de Caldas de Malavella, en la provincia de Gerona, pues le habían asegurado que sus aguas hacían milagros.

El Pollo Arana fue sustituido en el corazón de Isabel por Enrique Puigmoltó y Mayáns, capitán de ingenieros e hijo del conde de Torrefiel, un carlista converso. Era elegante, guapo, extrovertido y con él vivió una relación tan apasionada que cuando nació Alfonso XII, el 28 de noviembre de 1857, los rumores apuntaron a que el padre no era Francisco de Asís. Según algunas fuentes, un día hasta Isabel le dijo a su vástago: «Hijo mío, la única sangre Borbón que corre por tus venas es la mía».

La relación con Puigmoltó debió de ser ciertamente escandalosa porque el confesor de la reina Antonio María Claret renunció a serlo hasta que abandonara a su amante. También Francisco de Asís se marchó al palacio de Aranjuez, porque Puigmoltó se jactaba en los cuartos de banderas de lo que hacía con la reina en la cama. Incluso el entonces presidente del Gobierno Ramón María Narváez se enfrentó a la reina: «¡O Puigmoltó o yo!». Así que Isabel II se vio obligada a prescindir de su amado en febrero de 1858, no sin antes nombrarle vizconde de Miranda.

Al poco tiempo encontró un nuevo amante en su secretario Miguel Tenorio de Castilla, que, según algunos historiadores, es el padre de las infantas Pilar, María de la Paz y Eulalia de Borbón. Más adelante lo cambiaría por Carlos Marfori y Callejas, un andaluz de origen italiano pariente de Narváez, que había desempeñado importantes cargos políticos y cuando llegó a Madrid fue nombrado gentilhombre de cámara y gobernador civil. Era alto, de porte aristocrático, moreno, con mirada penetrante y un bigote al gusto de la época. Así lo describe Manuel del Palacio, en sus *Crónicas íntimas*: «Hombre vestido a lo jaque, con chaquetilla corta o marsellés abrochado, según las estaciones, amén de sombrero gacho, polainas y demás adornos y arrequives. Su rostro, en armonía con su traje, ostentaba unas enormes patillas de las llamadas de boca de jacha». En 1867 Marfori se convirtió en ministro de Ultramar e intendente de palacio.

El 23 de abril de 1868 murió Narváez y en septiembre el general Juan Prim, apoyado por parte de la Armada, se levantó contra el Gobierno con el argumento de luchar contra la corrupción. La situación se fue de las manos e Isabel II tuvo que partir al exilio. Se llevó consigo a Marfori para instalarse en el parisino hotel Basilewski. Unos meses más tarde Francisco de Asís y la soberana se separaron amigablemente.

El 29 de diciembre de 1874 se restauró la monarquía borbónica con Alfonso XII, al pronunciarse el general Arsenio Martínez Campos en la localidad valenciana de Sagunto. Marfori regresó a España sin la reina, a la que no se le permitió regresar, y solo de paso, hasta 1876.

Después de Marfori Isabel II tuvo otro amante, José Ramiro de la Puente, secretario particular y mayordomo que estuvo a su servicio de 1875 a 1882. Con él volvió a España en julio de 1876 y fue promovido a gran maestre de la Casa Real, pero la presión social le obligó a prescindir de él. Isabel II también regresó a Madrid para asistir al entierro de su hijo Alfonso XII, que murió el 25 de noviembre de 1885.

En sus últimos años, un judío de origen húngaro asumió las funciones de secretario, administrador y jefe de la Casa Real, José Altmann, que se ocupó de hacerla feliz hasta su muerte el 9 de abril de 1904. Tenía setenta y tres años.

47

CUANDO LA HISTERIA SE TRATABA CON MASTURBACIÓN ASISTIDA

L a palabra histeria procede del término griego *hysteron* y significa «útero». La define el *Diccionario de la lengua española* como una «enfermedad nerviosa crónica, más frecuente en la mujer que en el hombre, caracterizada por gran variedad de síntomas, principalmente funcionales y a veces por ataques convulsivos».

Según los griegos, la histeria se daba en mujeres «privadas de relaciones sexuales, lo que provocaba que el útero se secara, perdiera peso y partiera en búsqueda de la humedad necesaria». A ella se refiere, por ejemplo, Platón en *Timeo*, un diálogo que escribió hacia el año 360 a. C.:

> En las mujeres lo que se llama matriz o útero es un animal que vive en ella con el deseo de hacer hijos. Cuando permanece mucho tiempo estéril después del período de la pubertad, apenas se le puede soportar, pues se indigna, va errante por todo el cuerpo, bloquea los conductos del aliento, impide la respiración, causa una molestia extraordinaria y ocasiona enfermedades de todo tipo.

Para Hipócrates, las manifestaciones de la histeria se debían a cambios de la posición uterina, describiendo los síntomas como semejantes a la epilepsia.

Galeno consideraba que las convulsiones histéricas tenían que ver con la acumulación en el útero de una sustancia tóxica semejante al semen del hombre, apuntando la posibilidad de que existiera la histeria masculina por retención seminal. El propio Galeno y posteriormente el médico persa Avicena (980-1037) recomendaban la estimulación digital de la vagina para su tratamiento.

En la Edad Media se interpretó la histeria como un mal que se había apoderado de las mujeres que estaban «endemoniadas», por lo que fueron perseguidas, juzgadas y sometidas a severos castigos, como su quema en la hoguera. En ocasiones para tratarla se efectuaban fumigaciones, haciendo que la paciente se sentase sobre un quemador que producía humos, porque se pensaba que al ascender aquellos se relajarían los genitales.

En el siglo XVII el médico inglés Thomas Sydenham describió los síntomas de la histeria y observó que pueden simular casi todas las formas de enfermedad orgánica. Después, durante el siglo XVIII, en el que se buscaba la relación entre patología y síntomas, se encontró que en el caso de la histeria aparecían síntomas físicos sin relación con una lesión concreta. Quizás por eso el médico, botánico y poeta Albrecht von Haller, al buscar una explicación a este trastorno, se convenció de que, «las mujeres son especialmente propensas a padecer por la privación de la cópula a la que se habían acostumbrado, y que la clorosis, la histeria, la ninfomanía y la manía simple se curaban mediante la cópula».

El doctor Ángel Rodríguez Cabezas explica en su libro *Episodios singulares de la Medicina* qué era la clorosis:

> Una anemia de la pubertad, espontánea, favorecida por una tara hereditaria expresada por hipoplasias orgánicas. Lo que comenzó siendo una patología más o menos definida, cuyo síntoma cardinal era la inapetencia, la anorexia, acabó constituyendo un modelo de biotipología femenina a envidiar y, por tanto, a copiar. Y de esta forma, junto a anémicas y tuberculosas, otras muchas jóvenes sanas empezaron a no comer, a no tomar el sol para aparentar estar pálidas e interesantes, a tomar vinagre para alterar la absorción del hierro de los alimentos.[*]

---

[*] Rodríguez Cabezas, A., *Episodios singulares de la Medicina*, CPM, Barcelona, 1995.

Para tratar la histeria los médicos del siglo xix llegaron a prescribir actividades como viajar en tren y montar en bicicleta o a caballo, que llevó a soluciones imaginativas con la fabricación de máquinas para practicar la equitación en casa. Asimismo, se recurrió a la hidroterapia y los balnearios se convirtieron en centros imprescindibles para el restablecimiento de la salud. El tratamiento de la histeria consistía en aplicar agua a presión en los genitales femeninos para que se excitaran los centros nerviosos, que la respiración adquiriese más profundidad y que aumentasen las secreciones vaginales. También se recomendaba el «masaje pélvico», es decir, la estimulación de los genitales manualmente por el médico o la matrona hasta que la mujer alcanzase el orgasmo («paroxismo histérico»), por considerar que el deseo sexual reprimido era la causa.

El método no era en absoluto novedoso. El masaje de la vulva ya lo propugnaba el médico del príncipe Guillermo de Orange Pieter van Foreest en el siglo xvi. Van Foreest (también conocido como Petrus Forestus) denominaba a la histeria «sofocación de la madre» y aseguraba que, cuando los síntomas se presentaban, era necesario pedir ayuda a una matrona para que masajeara sus genitales y así aquella pudiera alcanzar el «paroxismo». Sugería que esos masajes se aplicasen en viudas y en mujeres que llevaban vidas castas o religiosas. Para las casadas o que fueran muy jóvenes, «el mejor remedio era realizar el coito con los cónyuges».*

El médico británico Joseph Mortimer Granville creó un vibrador electromecánico con forma fálica en 1870, porque estaba cansado de masturbar manualmente a sus pacientes. Y por aquel entonces también se fabricó un vibrador personal para uso doméstico, cuyas instrucciones indicaban: «[Puede aplicarse] más rápida, uniforme y profundamente que el manual y por tanto tiempo como se desee».

En la película *Hysteria* (2011) dirigida por Tanya Wexler, el doctor Joseph Mortimer Granville, que acaba de terminar la carrera y busca empleo, acude a ver al doctor Robert Dalrymple, que trabaja con mu-

---

* Maines, R. P., *The Technology of Orgasm: «Hysteria», the Vibrator and Women's Sexual Satisfaction*, Johns Hopkins University Press, Baltimore, 2001.

jeres histéricas. Le enseña el método y Granville observa a una mujer en una especie de camilla con sus piernas levantadas y abiertas. El joven pupilo observa cómo su colega introduce una mano en la entrepierna, comienza a masajear y le explica los detalles del método: «Aplico una ligera presión, y lentamente inicio un movimiento circular, apoyado ligeramente como golpeando el vientre».

El diagnóstico de histeria en consultas médicas o psiquiátricas se prolongó incluso hasta la década de 1980, cuando la Asociación Americana de Psiquiatría (APA) publicó la tercera edición del *Manual Diagnóstico y Estadístico de los Trastornos Mentales* (DSM), en el que la histeria se dispersa entre los trastornos somatomorfos (que incluye el conversivo), los trastornos por estrés postraumático, los trastornos disociativos y el trastorno histriónico de la personalidad.

Hoy no se considera la histeria una categoría diagnóstica, porque los manuales más utilizados actualmente en psiquiatría y psicología, como la quinta edición del DSM, se basan en la descripción de unos síntomas y en el caso de la histeria son variados. En la *Guía de consulta de los criterios diagnósticos del DSM-5*, publicada en 2013 por la APA, figuran dos trastornos relacionados con lo que antes se conocía como histeria: el de la personalidad histriónica, un patrón dominante de emotividad excesiva y búsqueda de atención, y el de conversión o de síntomas neurológicos funcionales, que se caracteriza por alteraciones de la función motora o sensitiva voluntaria.

48

LA TORTURA DE LAS BRAGAS DE HIERRO

Un cinturón de castidad era una braga de hierro que podía cerrarse con llave, dotada de púas a nivel de la vagina para impedir que la mujer pudiera ser penetrada por el varón. Así lo define el *Diccionario de la lengua española*: «Utensilio de metal o cuero semejante a un cinturón, con cerradura y con una tira curva para cubrir los genitales de la mujer, que se usaba antiguamente para impedir que esta tuviera relaciones sexuales».

Y así lo describe el *Diccionario ideológico feminista*, de Victoria Sau: «Artilugio inventado por el hombre, alrededor del siglo XII y que, aplicado al bajo vientre y zona genital de la mujer permitía por un pequeño orificio la emisión de orina y/o sangre, pero impedía el acto sexual».[*]

El cinturón de castidad recibió otros nombres, como «cerradura o rejilla veneciana», «cinturón florentino», «cinturón de Venus» o «cerradura de Bérgamo» o «cinturón bergamasque». Se relacionaba su procedencia con la región italiana de Bérgamo, porque muchos buenos artistas del metal italianos del siglo XVI procedían de allí.

En el siglo XIX las mujeres de los pioneros de Pensilvania llevaban esos cinturones, confeccionados con tiras metálicas unidas por remaches y en un punto determinado se cerraban con un candado. Las madres ponían el seguro a sus hijas cuando iban de excursión y los llamaban «cinturones de día».

---

[*] Sau, V., *Diccionario ideológico feminista*, Icaria editorial, Barcelona, 1981.

El primer cinturón de castidad conocido pertenece a la colección del palacio ducal de Venecia y fue catalogado por primera vez en 1548. Se atribuye su invención y posesión a Francesco II da Carrara, también conocido como Francesco il Vecchio, en español Francisco el Viejo, que fue duque de Padua desde 1350 a 1388 y condotiero. Los condotieros eran mercenarios que estuvieron al servicio de las ciudades-Estado italianas desde finales de la Edad Media hasta mediados del siglo XVI. Su nombre tiene su origen en la palabra *condotta* («conducta»), que designaba el contrato entre el capitán de mercenarios y el Gobierno que alquilaba sus servicios. Pero el inventario del legado de Francisco el Viejo hecho en 1405 no contiene dicho cinturón. La explicación se encuentra en las difamaciones de sus enemigos políticos.

La leyenda contrasta con lo que las crónicas refieren de Francisco el Viejo, pues se creó el mito de que era un sátrapa sádico y depravado y se le adjudicó el sobrenombre de Tirano de Padua. Se le atribuía la posesión del cinturón de castidad y que obligaba a llevarlo hasta a sus amantes. Se llamaba *braga de fero della mujer del Signor de Padoa* y Piero Lorenzini describe el artilugio en su *Historia secreta del cinturón de castidad*:

> Dicha lámina de hierro iba forrada de tosco cuero, estaba provista de un sólido candado que la sujetaba a un extremo del aro, y en ella se habían practicado dos orificios, circundados por 36 dientes el anterior y 15 el posterior, todos ellos afilados y punzantes, los cuales, aun permitiendo satisfacer las necesidades naturales, habrían comprometido en cambio, de forma irremediable, la integridad de cualquier miembro viril.*

Algunos historiadores han atribuido la invención del cinturón de castidad a una legendaria reina de Asiria, Semíramis (900 a. C.), que gobernó cuatro décadas y construyó la ciudad de Babilonia. Afirman en sus escritos el historiador Amiano Marcelino y el poeta Claudio

---

* Lorenzini, P., *Historia secreta del cinturón de castidad*, Roca Editorial, Barcelona, 1991.

Claudiano del siglo IV d. C. que Semíramis inventó el cinturón de castidad para imposibilitar que las sirvientas de palacio sedujesen a su hijo y que inauguró la costumbre de castrar hombres para satisfacer su libido y evitar los riesgos de embarazo.

Se decía también que la reina de las amazonas, Hipólita, llevaba un ceñidor o cinturón de oro, regalo de Ares, que le otorgaba poder sobre las demás amazonas. El octavo trabajo de Hércules consistió precisamente en arrebatárselo.

Con posterioridad la tradición impuso a la mujer griega que llegaba a la pubertad un cinturón de lana que el marido desataría en la noche de bodas.

Ya en la Edad Media, se rumoreaba que Inés de Navarra (1337-1397), hija de Felipe III de Navarra y de Juana II de Navarra y condesa de Foix al casarse con Gastón III, había tenido un romance con Guillaume de Machaut. En un pasaje lírico de su *Livre du Voir-Dit*, dirigido, al parecer, a su querida, este poeta, clérigo y compositor medieval francés decía:

> Mi bella largo rato me abrazó
> y una llave de oro me dio,
> diciendo: «Esta llave llevaréis
> y con gran celo la guardaréis,
> pues es la llave de mi tesoro,
> que encierra mi honor y mi decoro».

El cinturón de castidad aparece también en una obra del siglo XV titulada *Proverbi di Antonio Cornazano in Facezie*. En su cuarto proverbio, «Mejor cuernos que cruces», cuenta la historia de un comerciante al que le preocupa salvaguardar la castidad de su esposa cuando está ausente, así que le da a su mujer un cinturón de estilo sirio, como el que supuestamente inventó Semíramis.

Otra historia donde se hace referencia al cinturón de castidad es «De Magna Gelosia», de Giovanni Sercambi, incluida en su colección de 155 cuentos titulada *Novelle* (1420). Relata la historia de un fabricante de telas veneciano, Marco da Castello, que, movido por los celos, le coloca un armazón de hierro a su joven esposa Rovenza (no lo denomina cinturón de castidad, pero la función es la misma). Ella lamenta no haber hecho nada para merecérselo, algo que Marco admite, pero aun así la obliga a llevarlo. Ambos continúan su vida juntos y él le quita el armazón cuando le conviene. Pasan varios años, ella le advierte que el armazón la matará y finalmente enferma y muere. Sus padres, encargados del enterramiento, descubren el armazón y manifiestan su ira. Las noticias corren por Venecia, pero Marco defiende que tiene derecho a hacer lo que quiera. Se casa de nuevo con Fiandina y la noche de bodas le pide que se ponga el armazón. Fiandina accede a condición de que espere un día para poder bailar durante las fiestas. Antes de que Marco le ponga el armazón, ella llama con gestos a su antiguo amante, el sastre de Padua Votabotte para que entre en su habitación. Luego se acerca a un balcón situado junto a uno de los canales y llama a su esposo, al que golpea con tanta fuerza que lo arroja al canal. Fiandina y Votabotte se apropian de todo el dinero de Marco que pueden y huyen de Venecia. Cuando los padres del finado logran recuperar el cadáver del canal ven que aún sujeta el armazón en la mano.

Espido Freire, en su libro *La historia de la mujer en 100 objetos*, realiza las siguientes observaciones:

> En torno al cinturón de castidad, el instrumento más humillante para la mujer que habría ideado la mente de un hombre celoso, hay demasiadas leyendas, demasiadas mentiras, demasiadas bromas. Aunque nadie puede negar que existieron.
>
> Un cinturón de hierro solo podría usarse durante muy corto período de tiempo al contacto con el metal; la higiene se dificultaría hasta puntos increíbles. Las septicemias matarían a su portadora.[*]

Un tratado técnico-militar escrito en latín hacia 1405 titulado *Bellifortis (El fuerte)*, del ingeniero militar alemán Konrad Kyeser von Eichstätt, sobre armas de guerra usadas en la Baja Edad Media descri-

---

[*] Freire, E., *La historia de la mujer en 100 objetos*, La Esfera de los Libros, Madrid, 2023.

be máquinas de asedio y otros instrumentos militares mezclando objetos reales con otros fantásticos. Lujosamente ilustrado para el conde del Palatinado Roberto III, se conserva en la biblioteca de la Universidad de Gotinga. En el caso del cinturón de castidad se incluye un dibujo con este texto: «Son calzones de hierro duro de las mujeres florentinas que se cierran por delante con un candado vertical, bajo el que se ha aplicado una ancha banda de plomo sujeta por dos bisagras, y en la cual se han practicado agujeros para el paso de la orina».

No habla de un orificio para la salida de las heces, por lo que es probable que se quitase a diario. Según el profesor de la Universidad de Arizona Albrecht Classen, siguiendo a Espido Freire, aquel ingeniero «habló de un artilugio que defendía el honor de los maridos cuando iban al combate y se alejaban de sus esposas. Aquello desembocó en una serie de burlas y mofas que calaron fuerte en la mentalidad de la época».

El relato no se basa en documentos que corroboren su veracidad y algunos autores pusieron en duda su existencia. A Classen le llama la atención que no se mencione en la literatura de la época, pues el término *cingulum castitatis* no se refiere a un objeto concreto, sino a una actitud moral que blindaba la intimidad femenina de la que hablaban el papa san Gregorio, Alcuino de York, san Bernardo de Claraval, Nicolaus Gorranus o Giovanni Boccaccio. Este último menciona el «cinturón de la virtud» en sus escritos filosófico-morales, pero no en el *Decamerón*. Tampoco Geoffrey Chaucer lo refiere en sus *Cuentos de Canterbury*. En cambio, el picantísimo François Rabelais en *Gargantúa y Pantagruel* afirma: «¡Que aquel que no tiene blanco en los ojos, es decir, el Diablo, se me lleve si no encierro a mi mujer al estilo bergamasco cuando parta de mi harén!».

Pierre de Bourdeille, conocido como el señor de Brantôme, escribe sobre el célebre cinturón. Este historiador, biógrafo y aventurero sufrió en 1584 una caída de caballo que le obligó a retirarse a sus tierras, donde empezó a escribir para distraerse las memorias que lo inmortalizaron. En sus escritos cuenta la historia de un mercader florentino que compró en París un cinturón de castidad y después de recomendar su empleo a sus amigos descubre que sus usuarias habían hallado el modo de forzar la cerradura. Este relato no aparece en los manuscritos originales, sino en la edición de sus obras efectuada en el siglo XIX por Prosper Mérimée.

Otros cronistas contribuyeron a divulgar el mito del pesado armatoste, que podría funcionar como instrumento de tortura. Así, cuenta Brantôme (seudónimo de Pierre de Bourdeille) en *Les vies des dames galantes*: «Un día, en la feria de San Germán, un vendedor ofrecía una docena de tales cinturones. Cinco o seis celosos esposos los compraron y procedieron a ponérselos a sus esposas, pero, al parecer, el vendedor había quedado previamente de acuerdo con algunos cortesanos, a quienes les había entregado los correspondientes duplicados de las llaves».

Sin embargo, no todos los autores creen que el cinturón de castidad fuera un simple mito literario. Los mismos D'Alembert y Diderot lo describen en su *Enciclopedia* como un «instrumento tan infame como lesivo para la sexualidad».

Honor y linaje

Supuestamente se obligaba a algunas mujeres a usar el cinturón de castidad en la Edad Media para evitar infidelidades, pues primaba el patriarcado y la defensa del honor. Los hombres fijaban las normas de conducta femenina, bien con medios pacíficos o recurriendo a la violencia. El cinturón de castidad servía para salvaguardar el honor de la familia y tenía una cerradura cuya llave no poseía la mujer, sino otra persona, que solía ser el marido. Se dice que lo usaban las esposas de los cruzados mientras estaban en la guerra para evitar ser violadas, y también era una manera que tenían los esposos celosos de asegurarse su fidelidad en su ausencia.

Aquellos aguerridos varones tenían una doble moral, pues, según afirma el escritor e historiador inglés James Cleugh en su libro *Love Locked Out*, en el año 1180 «solo los cruzados franceses disponían en Tierra Santa de 1.500 prostitutas». En tiempos de guerra se les toleraba que mantuvieran relaciones con otras féminas.

También se ha afirmado que los herreros forjaban llaves para abrir las cerraduras de los cinturones y permitirles yacer a las mujeres con sus amantes. La misma llave podría pasar por las manos de varios hombres, según los deseos de la fémina, mientras los sacerdotes miraban para otro lado para no alertar a sus esposos, que debían concentrar sus esfuerzos en la batalla.

El *pater familias*, además, quería mantener su honra y su reputación, exigiendo a la mujer fidelidad conyugal y la debida castidad para perpetuar su estirpe y su nobleza, mientras él podía observar una conducta lasciva con otras mujeres. Fomentaba en su esposa la compañía de otras mujeres para evitar la proximidad a otros varones. En su ausencia recurría al cinturón de castidad, una costumbre que se hacía extensiva a sus hijas para que permaneciesen vírgenes hasta el matrimonio. Según Antonella Fagetti, profesora-investigadora de la Benemérita Universidad Autónoma de Puebla, había una necesidad de que «el hombre pudiera garantizar la continuación de su linaje y la cesión de su patrimonio a los hijos engendrados por él».

Los nobles consideraban a sus hijas una de las más valiosas de sus posesiones, ya que conseguir un buen matrimonio les podía permitir a ellos mismos obtener beneficios, como adquirir una gran influencia política o ganar tierras. Se trataba de preservar a toda costa la virginidad de su descendencia, una cuestión que hunde sus raíces en la antigua Roma, donde se rendía culto a la diosa Vesta con sus sacerdotisas, las llamadas Vírgenes Vestales. Con la llegada del cristianismo se extendió la demanda a todas las clases sociales, sobre todo entre las más privilegiadas. En el caso de las hijas, se consideraba que las tierras que cedía la familia como dote a la nueva pareja eran un medio de pago por haber preservado su virginidad.

En una gran mayoría de casos eran matrimonios de conveniencia, por lo que se emparentaba a la hija con algún hombre de mayor edad, que podría no ser de su agrado. El propio refranero alude a esta cuestión: «Malas son de guardar las viñas en septiembre y las doncellas siempre». En estos casos el cinturón de castidad tenía también su razón de ser porque evitaba que la recién casada pudiera hacer un uso inadecuado de su sexo al considerar que las mujeres eran máquinas de placer y de procrear. Enrique IV de Francia, por ejemplo, uno de los reyes más mujeriegos de la historia, imponía a sus innumerables favoritas el uso de los cinturones de castidad.

En 1889 el coleccionista alemán de antigüedades Anton Pachinger halló en una vieja iglesia de Linz (Austria) un cinturón de cuero y hierro en una tumba sobre el esqueleto de una mujer joven. Tenía correas en varios puntos que rodeaban la pelvis y estaba adosado a la misma por dos placas de hierro con forma de suela de zapato, que cubrían la parte anterior y posterior. La de esta última podía quitarse con una hebilla, pero la placa anterior tenía cerradura y dos candados muy oxidados. Al parecer era una sepultura del siglo XVI, pero Pachinger no halló registro del enterramiento en los archivos municipales. Alguien depositó junto al sepulcro esta estrofa:

> Esa pureza que te fue tan preciada,
> como para guardarla bajo férreo candado,
> ¿no hubiera sido mejor perderla en la cama,
> que ofrecerla intacta a los gusanos?

En el parisino Museo Nacional de la Edad Media de Cluny se expusieron dos tipos de cinturones de castidad. Uno, atribuido a Catalina de Médici, fue adquirido, según los archivos, a un tal «M. Merimée». Donado por el escritor Prosper Mérimée, constaba de un simple aro cubierto de terciopelo y una placa de hierro. El otro cinturón se cree que lo usó Ana de Austria y consistía en un par de placas con bisagras que se sujetaban a la cintura mediante correas metálicas y las figuras de Adán y Eva grabadas con bastante detalle.

Hay otros cinturones de ese tipo en el Germanisches Nationalmuseum de Núremberg y en el British Museum de Londres, pero la mayoría no se exhiben por haberse comprobado que eran falsificaciones del siglo XIX. En el Museo Farnham de Blandford, en Dorset (Inglaterra), se expone un cinturón de castidad de placas metálicas con doble sistema de seguridad y unos pasadores para que pudieran ser forradas con algún material suave, como el terciopelo u otro similar, que evitara las lesiones genitales.

Contra la masturbación

En 1785 el marqués de Sade publicó *Los 120 días de Sodoma*, y los libertinos de esta obra dedican una especial atención en el castillo de Silling a procurar la instrucción de sus víctimas en la práctica de la masturbación:

> Singularmente descontentos por la torpeza de todas aquellas muchachas en el arte de la masturbación, impacientes por lo que habían experimentado sobre esto la Víspera, Durcet propuso establecer una hora por la mañana, durante la cual se darían lecciones al respecto [...]. Decidióse que aquel que realizase esta función se sentaría tranquilamente en medio del serrallo, en un sillón, y que cada muchacha, conducida y guiada por la Duclos, la mejor meneadora que había en el castillo, se acercaría a sentarse encima de él, que la Duclos dirigiría su mano, sus movimientos [...], y que se impondrían castigos reglamentados para aquella que al cabo de la primera quincena no lograra dominar perfectamente este arte, sin necesidad de más lecciones.

La moral de la época victoriana quiso justificar el uso y el abuso del cinturón de castidad para impedir el nefando vicio solitario con falsificaciones de aspecto medieval que se exponían en museos. La pregunta es si era necesario fabricar supuestos cinturones porque no existían piezas. «Es sumamente improbable que tan singulares aparatos fueran destruidos por manos desconocidas o por los propios cruzados, que en teoría habrían sido los primeros interesados en conservarlos, en prueba de su falocracia y soberanía sobre las esposas y amantes que los portaban», afirma Piero Lorenzini en su *Historia secreta del cinturón de castidad*.[*]

La medicina occidental censuró la masturbación desde el siglo XVIII hasta la década de 1930 por considerarla nociva. En las revistas de la época hay menciones al uso de dispositivos similares a cinturones de castidad para evitar el onanismo femenino.

En *L'Onanisme*, una publicación en francés de 1760, el médico suizo Samuel Auguste André Tissot afirmaba que el semen era un

---

[*] Lorenzini, P., *op. cit.*

«aceite esencial» y un «estímulo», cuya pérdida en grandes cantidades causaba «una perceptible reducción de fuerza, memoria e incluso razonamiento; visión borrosa, desórdenes en todos los nervios, gota y reumatismo, debilitación de los órganos reproductores, sangre en la orina, alteración del apetito, dolores de cabeza y una inmensa cantidad de otros malestares».

Refiere Tissot el caso de un joven que empezó a masturbarse a los siete años y acabó «convertido en un ser muy parecido a los brutos, presentando un espectáculo que no podía concebirse sin horror, pues costaba trabajo recordar que aquel desgraciado pertenecía a la especie humana».

El filósofo Immanuel Kant se basó en Tissot para condenar el onanismo, como afirma en su *Pedagogía* (1803):

> Nada debilita tanto el espíritu y el cuerpo del hombre como esa clase de voluptuosidad dirigida a sí mismo y en completa lucha con la naturaleza humana. Pero tampoco hay que ocultársela al adolescente. Se le ha de presentar en su completo horror, y decirle que así se inutiliza para la conservación de la especie; que las fuerzas de su cuerpo marchan directamente a la ruina; que contrae una temprana vejez; que sufre su espíritu, etc.

El doctor John Moodie, en su libro *A Medical Treatise; with Principles and Observations, to Preserve Chastity and Morality*, publicado en Edimburgo (Escocia) en 1848, proponía el uso de un cinturón para evitar la masturbación femenina con olisbos, unos objetos de forma fálica que las mujeres de la antigua Grecia utilizaban para obtener placer sexual. El cinturón de Moodie era una fina rejilla de marfil que oprimía los labios mayores y se cerraba con un candado oculto bajo un pequeño trozo de tela.

El catálogo de la Farmacia Central de París ofrecía en 1862 el modelo Raynal por 28 francos el par y en el de Legendre et saget se ofrecían en 1905 cinturones «con cubilete esmaltado a 60 francos, en alpaca plateada a 90 francos y en plata de 120 a 150 francos». También se presentaron muchos diseños de dispositivos antimasturbación en la Oficina de Patentes de Estados Unidos hasta principios de la década de 1930, cuando ya no se consideraba que fuera la causa de problemas de salud mental. Hasta entonces se creía que esta práctica podría originar anemia, consunción y enfermedades como la tuberculosis o la clorosis (véase el capítulo 47, «Cuando la histeria se trataba con masturbación asistida»).

La Iglesia, por su parte, consideraba impuro el sexo que no estuviera dirigido a la reproducción. De ahí que en algunos conventos el cinturón de castidad se usase de cilicio para combatir las tentaciones de la carne. Fue la herencia que recibió la superiora de un convento de los alrededores de Mannheim de una monja: «Para ahuyentar el pecado [...] ponte este cinturón cual un cilicio».

El monje y humanista Rutger von Sponheim menciona en unas cartas un cinturón de castidad masculino y dice que el abad benedictino Johannes Trithemius (1462-1516), había investigado un artilugio metálico para castigar a los monjes y sacerdotes que habían sido descubiertos manteniendo relaciones sexuales con una mujer. Se colocaría en el pene, apretaría los testículos y llevaría un peso de hierro que solo podría retirar un herrero.

En los años de la Reconquista por parte de los cristianos del territorio de al-Ándalus a los musulmanes, las prolongadas guerras y unas tasas de mortalidad muy altas obligaban a muchas mujeres a permanecer en sus tierras condenadas durante años a portar los cinturones de castidad, a veces hasta el día de su muerte, una fecha que podía adelantarse por el riesgo de infección que implicaba el uso del cinturón durante todo el día. Pero no es menos cierto que el cinturón de castidad también era utilizado por las mujeres como defensa frente a la violación en épocas de acuartelamiento de soldados, durante los viajes en una época en que los asaltantes de caminos estaban a la orden del día y con motivo de estancias nocturnas en posadas. También su uso era frecuente en enfermeras y religiosas que atendían heridos en los frentes de batalla.

Ahora sigue existiendo el cinturón de castidad para personas que recurren a juguetes sexuales en prácticas sadomasoquistas. En el caso del varón hay muelles plateados que se ajustan al pene y para la mujer arneses de cuero con candado y unas aperturas dispuestas en puntos estratégicos.

49

LAVADOS Y DUCHAS VAGINALES

La medicina hipocrática reconocía que «el agua traía efectos benéficos, además de purificar el alma por la inmersión que lava y renueva». En la antigua Grecia los baños públicos eran lugares de encuentro, donde se discutían temas filosóficos y políticos. Los romanos construyeron impresionantes termas con piscinas de agua caliente, saunas y salas de masajes. Durante la Edad Media hubo un cambio en las costumbres de higiene por considerar inmoral la contemplación del propio cuerpo. Las personas principalmente se aseaban las manos y la cara, pero descuidaban la higiene del resto del cuerpo. Desde la segunda mitad del siglo XIV los médicos habían empezado a desaconsejar los baños calientes por creer que el agua podía facilitar el contagio de la peste al introducirse en el organismo «miasmas», efluvios malignos producidos por cuerpos corruptos o aguas estancadas.

El Renacimiento europeo redescubrió la importancia del aseo y los baños públicos volvieron a ser populares, pero la higiene sufrió otro retroceso en los siglos XVI y XVII. Según Georges Vigarello, autor del libro *Lo limpio y lo sucio. La higiene del cuerpo desde la Edad Media*, el agua era «algo capaz de infiltrarse en el cuerpo, por lo que el baño, en el mismo momento, adquiere un estatuto muy específico. Parece que el agua caliente, en particular, fragiliza los órganos, dejando abiertos los poros a los aires malsanos».*

---

* Vigarello, G., *Lo limpio y lo sucio. La higiene del cuerpo desde la Edad Media*, Alianza Editorial, Madrid, 1991.

Los baños públicos se prohibieron y fueron desapareciendo. En París, de los 30 baños públicos registrados en el siglo XIV solo quedaba alguno a finales del XVII.

Desde la Antigüedad las mujeres se lavaban después del coito por la falsa creencia de que era una forma de control de la natalidad. Debían enjuagar el interior de la vagina con líquido introducido con una botella, una bolsa o un tubo, al que añadían miel, aceite de oliva o vino. Era frecuente que las prostitutas medievales se aplicasen duchas vaginales para no embarazarse y no contagiarse de alguna enfermedad de transmisión sexual (ETS).

René Louis de Voyer de Paulmy, marqués de Argenson, que fue ministro de Asuntos Exteriores con Luis XV, relata en sus memorias que un día, al ser recibido en audiencia por Madame de Prie, se la encontró sentada a horcajadas en un curioso mueble en el que se disponía a lavarse sus partes íntimas. Era el bidé, una palabra que procede del término francés *bidet*, que es el nombre de un equino de poca alzada o caballito que usaban los niños o las damas para dar paseos, porque había que sentarse sobre el mismo con las piernas abiertas. También se denominó *le confident des dames* («el confidente de las damas») y durante el siglo XVIII se popularizó entre la nobleza. Las mujeres que tenían una relación extramarital creían que era un modo de limitar el riesgo de quedarse embarazadas. Las casadas pensaban que era una manera de evitar contagios de ETS por las aventuras extraconyugales de sus maridos. En los prostíbulos las meretrices usaban el bidé o recipientes parecidos para lavar sus partes íntimas después de tener relaciones. En ocasiones usaban una palangana y el palanganero se encargaba de limpiar dichos recipientes.

Cuando la reina de Nápoles María Carolina de Habsburgo-Lorena (1801-1832) quiso instalar un bidé en su palacio de Caserta, le hicieron ver que podía darle mala fama por ser «instrumento de meretriz», pero ella ignoró la advertencia. Se casó con Federico Augusto II de Sajonia, el matrimonio fue infeliz y no tuvo hijos. María Carolina padecía epilepsia y sus ataques eran tan frecuentes que afectaron seriamente a su relación. Su esposo le fue infiel en varias ocasiones y María Carolina murió a consecuencia de uno de sus ataques.

Los primeros bidés eran móviles y consistían en un armazón de madera con respaldo y una tapa que ocultaba una palangana de loza decorada. En 1750 apareció uno con una jeringuilla que lanzaba una lluvia ascendente. El agua se almacenaba en un depósito y, para que saliera, se usaba una bomba manual.

También utilizaron el bidé en el siglo XVIII los jinetes que pasaban muchas horas montando a caballo para aliviar el dolor de sus genitales. Napoleón lo usó para calmar el escozor tras pasar horas cabalgando, porque padecía hemorroides y le dejó en herencia a su hijo su bidé de color rojo.

En 1853 el venezolano Manuel Antonio Carreño publicó su *Manual de urbanidad y buenas maneras para uso de la juventud de ambos sexos. Precedido de un tratado sobre los deberes morales.* Este diplomático e intelectual dedica el segundo capítulo al aseo y aconseja practicarlo antes de entrar en la cama, ya que hay «que estar decentemente prevenidos para cualquier accidente que pueda ocurrirnos en medio de la noche».

A principios del siglo XIX se hizo popular la ducha vaginal, que se efectuaba con agua que a veces se mezclaba con antisépticos, fragancias y vinagre. Sin embargo, la medida puede ser contraproducente. Según la doctora Elise Ross, ginecóloga del Instituto de Salud de la Mujer de la Clínica Cleveland, «la vagina es un órgano que se autolimpia. Cuando tratas de limpiarla tú misma utilizando una ducha, en realidad estás eliminando los microbios normales y sanos además de cambiar temporalmente el balance de pH (acidez natural) de la vagina». Pero los bacilos de Döderlein, que protegen la vagina de infecciones e irritaciones, no se describieron hasta 1892 por el ginecólogo alemán Albert Sigmund Gustav Döderlein.

El desconocimiento de la inconveniencia de los lavados vaginales y de que como medida anticonceptiva eran ineficaces alentó la comercialización de peras de goma con este fin, que en su caja iban acompañadas de un folleto con instrucciones de uso. Se llegaba a afirmar que la ducha era importante y no saber cómo usarla conducía a la «miseria, aflicción y desesperación absoluta».

LA EFERVESCENCIA AMATORIA
DE LA HERMANA DE NAPOLEÓN

Marie Pauline Bonaparte, más conocida en España como Paulina Bonaparte, nació en Ajaccio, Córcega, el 20 de octubre de 1780. Era la sexta de los ocho hijos del abogado y político Charles Marie Bonaparte y hermana de Napoleón. Trece años más tarde se trasladó con su familia a Francia y siendo menor de edad sedujo a Andoche Junot, militar y secretario de Napoleón Bonaparte, apodado «La Tempestad» por su temeridad. Como coronel participó en la expedición a Egipto y a su regreso fue ascendido a general de brigada por su comportamiento en el asedio a la plaza de San Juan de Acre, pues con 500 hombres logró contener a 25.000 soldados turcos.

También en su minoría de edad Marie Pauline mantuvo un efímero idilio con Stanislas Fréron, publicista y miembro de la Convención Nacional, la principal institución de la Primera República Francesa, que concentró los poderes ejecutivo y legislativo desde el 19 de septiembre de 1793 al 30 de octubre de 1795.

En junio de 1797 Marie Pauline se casó con Charles Victor Emmanuel Leclerc, que admiraba a Napoleón y trató de imitarlo incluso en la forma de caminar. Él tenía veinticuatro años, la novia, diecisiete. Como regalo de bodas, Napoleón ascendió a Leclerc a general de brigada. Tuvieron al único hijo que se le conoce a Marie Pauline, el enfermizo Dermide Leclerc. Por orden de Bonaparte, el matrimonio se trasladó a finales de 1801 a Santo Domingo, una isla cuya parte occidental fue cedida por España a Francia en 1697, donde había plantaciones de caña de azúcar trabajadas por esclavos africanos. Leclerc comandó una fuerza expedicionaria con 20.000 soldados para sofocar la rebelión que se había iniciado en la actual Haití el 22 de agosto de 1791 por esclavos negros, que en dos meses destruyeron 280 plantaciones de caña de azúcar y mataron a unos 2.000 blancos.

En el nuevo destino de su esposo Marie Pauline tuvo numerosos escarceos con la soldadesca. También fue acusada de mantener relaciones incestuosas con Napoleón, y Josefina, la primera esposa del emperador, dijo que había encontrado a ambos en situaciones picantes más de una vez. Parece ser que contrajo todas las ETS conocidas y el vizconde de Barras (1755-1829), un revolucionario y principal líder político del Directorio, censuró «los excesos eróticos y el libertinaje de Pauline no solo en Europa, sino también en Saint-Domingue, y no solo con los oficiales blancos, sino también con los negros, a quienes quería comparar con los franceses».

Leclerc falleció el 2 de noviembre de 1802, víctima del vómito negro, que es como se denomina también a la fiebre amarilla. Marie Pauline volvió a Francia y el 28 de agosto de 1803 se casó con Camillo Borghese, príncipe de Sulmona y de Rossano. Ella no quería abandonar París, pero Napoleón la ordenó trasladarse a Roma:

> Señora princesa de Borghese: se aproxima la mala estación. Los Alpes se cubrirán de hielo, por lo que debéis poneros en camino hacia Roma. Os ruego que, una vez allí, os distingáis por vuestra dulzura. Se espera más de vos que de cualquier otra persona. Debéis adaptaros a las costumbres de vuestro nuevo país y no pronunciar jamás esta frase: «En París esto es mejor».

El nuevo esposo de Pauline encargó al escultor más célebre de la época, Antonio Canova, una obra de arte excepcional en la que ella posa desnuda, que se conserva en la actualidad en la Galería Borghese y se la conoce como la *Venus Borghese*.

En la Ciudad Eterna Pauline reanudó su carrera de amoríos y diversión que había dejado en París. Había una justificación para su conducta aparentemente disoluta: Camillo Borghese era impotente.

En agosto de 1804 la vida de Pauline se vio ensombrecida por la muerte de su hijo Dermide a los seis años de edad. Tres años después de su nuevo matrimonio, Pauline se entregó a sus placeres habituales y su esposo le ofreció vivir separados. Le cedió el palacio Borghese y una renta de 20.000 francos anuales, pero ella decidió regresar a la ciudad del Sena.

Su vida dio un nuevo giro al conocer a un pintor noble de origen provenzal, Louis Nicolas Philippe Auguste de Forbin. Su relación, que inicialmente fue la de un mecenas con su artista, se fue transformando hasta que escapó con su protegido a las posesiones que tenía aquel en Francia. No sería la última de sus conquistas, pues le seguirían el compositor italiano Felice Blangini (1781-1841), el actor y director teatral François Joseph Talma y el famoso violinista Niccolò Paganini.

La relación con su hermano Napoleón fue muy estrecha y él la consideraba «la mejor criatura viviente y la única que nunca pide nada». Cuando el emperador se vio forzado a abdicar y tuvo que exiliarse a la isla de Elba en 1814, Pauline decidió acompañarlo empeñando para ello sus propiedades. Y cuando el depuesto emperador decidió volver a Francia para recuperar el poder, le dio de nuevo su apoyo y le regaló su valiosa colección de joyas para ayudarle a costear la campaña militar. Tras la derrota de Bonaparte en Waterloo y su destierro a Santa Elena, Pauline regresó a Roma y trató de obtener el apoyo de diversos gobernantes extranjeros para que mejorasen las condiciones de vida de su hermano.

Desde principios de 1825, la salud de Pauline se fue deteriorando, probablemente a causa de un cáncer de útero, que los médicos atribuyeron a «idilios pasionales excesivos». Murió en Florencia el 9 de junio con cuarenta y cuatro años y exigió que depositaran sus restos en un ataúd junto al que debía colocarse la escultura de Canova.

51

REINAS CON CÁNCER UTERINO

Isabel la Católica

Cuando en 1469 Isabel de Castilla se casó con Fernando II de Aragón la península ibérica entró en una decisiva etapa de su historia. Juntos completaron la Reconquista en 1492 y ella otorgó su confianza al descubridor Cristóbal Colón para emprender su aventura más allá del Atlántico.

Los años y las dificultades de su reinado le pasaron factura a la Reina Católica y deshicieron sus bellos rasgos sin contemplaciones.

De Isabel la Católica afirma César Cervera en su libro *Los Reyes Católicos y sus locuras* que, con el paso del tiempo, «aumentaba de peso, sufría de retención de líquidos, dolores articulares y diabetes avanzada». Y rescata el testimonio del médico y humanista alemán Hieronymus Münzer:

> Había reparado en que era una mujer alta, «un tanto gruesa» [...]. El tiempo devoró sus huesos y esculpió, en lugar de la delicada niña rubia que fue, a una señora marchita, con una toca propia de las monjas cubriéndole el cabello estropeado, bolsas en los ojos, papada a tres niveles y mofletes en expansión, tal y como la pintó Juan de Flandes en su retrato más célebre.*

---

* Cervera, C., *Los Reyes Católicos y sus locuras*, La Esfera de los Libros, Madrid, 2023.

En opinión del clérigo Pedro el Monje, un cronista del siglo XVII, pudo agravar la última enfermedad de Isabel la Católica la guerra de Granada, las campañas militares que tuvieron lugar entre 1482 y 1492 que culminaron con la rendición del sultán Boabdil tras la toma de la ciudad el 2 de enero de 1492.

No se dispone del acta de defunción de la soberana, pero se llegó a afirmar que murió de un cáncer de útero de tanto montar a caballo, como le había sucedido a su suegra doña Juana Enríquez, madre de Fernando el Católico. Relata Pedro el Monje sobre la señora de Castilla en su libro *Galería de las mujeres fuertes*: «Le vino de una úlcera secreta que el trabajo y la agitación del caballo le habían causado en la guerra de Granada. Su valor le causó el mal, su pudor lo mantuvo y, no habiendo querido exponerlo jamás a las manos ni a las miradas de los médicos, murió al fin por su virtud y su victoria».

Según César Cervera, Pedro el Monje «afirmó sin dudas que se trataba de una fístula "en sus partes bajas" provocada por cabalgar en exceso en la guerra de Granada».

Debo corregir a Pedro el Monje, porque no es lo mismo úlcera (pérdida de tejido en la piel o en las mucosas) que fístula, que define así el *Diccionario de la lengua española*: «Un conducto anormal, generalmente ulcerado y estrecho, que se abre en la piel o en las membranas mucosas».

El pudor de Isabel la Católica impidió que los físicos, que es como se llamaba a los médicos en su época, explorasen sus zonas pudendas. Como la costumbre de la época obligaba a que el parto fuese presenciado por testigos, cumplió con el ritual a condición de tener el rostro cubierto por un velo. Sobre su carácter estoico, afirma el doctor Enrique Junceda Avello en su libro *Ginecología y vida íntima de las reinas de España*: «No solo ocultaba su vergüenza, sino también el que nadie pudiese detectar en ella un rictus de dolor y sufrimiento».[*]

Afirma el sacerdote y humanista Pedro Mártir de Anglería, que estuvo presente a la cabecera del lecho mortal: «La continua sed y los demás síntomas de la enfermedad eran de terminar en hidropesía», que

---

[*] Junceda Avello, E., *op. cit.*

corresponde a un edema agudo de pulmón. Por su parte, el doctor Luis Comenge, que fue historiador de la medicina, dice:

> Las noticias de los disturbios matrimoniales de doña Juana y don Felipe acongojaron a los Reyes Católicos [...], quienes enfermaron de tercianas don Fernando y de hidropesía doña Isabel. Podemos sospechar que esta hidropesía fue motivada por una lesión cardíaca; y si, como no es desatinado presupuesto, así fuera [...], por dicha entraña vínole su total ruina.

Comenge alude a la existencia de una «fístula en las partes vergonzosas e cáncer que se le engendró en su natura». Es muy posible que la reina pudiera haber desarrollado un cáncer de útero o quizás del recto.

Bárbara de Braganza

Hija mayor del rey Juan V de Portugal y de su esposa María Ana de Austria, Bárbara (1711-1758) fue una mujer muy culta, discípula aventajada del músico Doménico Scarlatti. Con él compartía la afición por los dulces conventuales, que la causó obesidad y diabetes.

También sufrió muchos ataques de asma y, según el padre Enrique Flórez, autor de las *Memorias de las Reynas Catholicas...*, «la fue Dios purificando con una enfermedad tan molesta, tan prolija y tan poco limpia [...] ver a una soberana reducida en la misma cumbre del solio al desgraciado y casi asqueroso punto de ser materia de gusanos en vida».

De las afecciones de esta reina, que se casó con Fernando VI, da cuenta su médico personal, el doctor Luis Comenge: «Era aquella señora de cuarenta y siete años de edad, temperamento sanguíneo flemático, obesa de mucho comer, de poco ejercicio. Y con evacuaciones menstruas copiosísimas». Comenge se refería a una enfermedad que motivó el traslado de la corte en mayo de 1758 a Aranjuez en busca de mejores aires.

Se llamó al doctor Vicente Pérez, apodado el Médico del Agua porque hacía uso de la hidroterapia con sus pacientes, que administró a la reina «un brebaje misterioso que había fabricado en concierto con un fraile». Así lo afirma el doctor Pedro Gargantilla en su libro *Las enfermedades de los Borbones*,[*] donde detalla el final de Bárbara de Braganza siguiendo al doctor Pérez Bustamante: «No hubo vómitos, ni hipo, ni delirios, ni convulsiones; los síntomas perpetuos, y que nunca faltaron en esta calentura, fueron los dolores del vientre, los cuales, en los principios, fueron más abajo del ombligo, hacia el lugar donde tenía los tumores».

Pérez Bustamante da más detalles: «Empezósele a hinchar la pierna izquierda y el muslo hacia los veinte días de la enfermedad, y después la hinchazón ocupó todo el vientre, las nalgas, las caderas, los lomos y la espalda, de tal forma que unos ocho días antes de morir estaba totalmente hidrópica».

Estas manifestaciones hablan del posible padecimiento de un cáncer ginecológico con diseminación por la cavidad abdominal y acúmulo de líquido en la misma, lo que llamamos ascitis, en consonancia con el estado hidrópico al que se refiere Pérez Bustamante. Probablemente la masa tumoral no solo se diseminó por el abdomen a través del peritoneo (membrana que envuelve los intestinos), que llamamos los médicos carcinomatosis peritoneal, sino que se extendió a las extremidades y desarrolló una trombosis venosa. Entra dentro de lo posible que el desplazamiento del trombo hasta el pulmón (embolia pulmonar) pudiera ser la causa de su muerte. Los médicos que atendieron a la soberana, los doctores Piquer, Virgil, Casal y Suño, certificaron que «S. M. tenía unos tumores escirrosos precedidos de supresión menstrual, que producen calenturas, que habían entrado en horripilaciones o calofríos, y que le sobrevenían en cursos».

Un tumor escirro es un tipo de cáncer donde los tejidos tienen consistencia leñosa y la alusión a que las calenturas se manifestaban en cursos quiere decir que la fiebre se presentaba en forma de accesos o episodios. Afirma el doctor Gargantilla:

---

[*] Gargantilla, P., *Las enfermedades de los Borbones, op. cit.*

Sabemos que la soberana inició el cese de las menstruaciones normales en noviembre de 1757, a la edad de cuarenta y seis años, durante su estancia en El Escorial. Aproximadamente seis meses después aparecieron nuevamente reglas copiosas, lo cual pudo deberse a un tumor, probablemente uterino. Esta neoplasia es más frecuente en mujeres obesas, diabéticas e hipertensas. Sabemos que, al menos, tenía sobrepeso y sospechamos que pudo haber sido diabética. Los síntomas cardinales del tumor uterino son la hemorragia vaginal y la leucorrea [flujo vaginal maloliente]; ambos los presentaba nuestra soberana.

María Tudor

Nació en Londres el 18 de febrero de 1516, hija de Enrique VIII y Catalina de Aragón y nieta de los Reyes Católicos. La separación de sus padres cuando Enrique VIII se enamoró perdidamente de Ana Bolena le causó a María, que tenía once años, gran pesar. Desde muy joven padecía jaquecas, palpitaciones y una depresión que sufriría el resto de su vida.

Subió al trono de Inglaterra en 1553, tras la muerte de su hermanastro Eduardo VI, y Carlos V convenció a su hijo, el futuro Felipe II, para que se casase con ella. Era una oportunidad para aliarse con Inglaterra y aislar a Francia que el emperador quería aprovechar.

María se sintió cautivada por el príncipe español, un joven rubio y de porte distinguido, pero él no experimentaba ningún deseo carnal por ella, que era poco agraciada. Aun así, acató la decisión de su progenitor: «Soy hijo obediente y no tengo más deseo que el suyo».

Y de este modo, el 25 de julio de 1554 tuvo lugar el primer encuentro de los contrayentes en Inglaterra y a los pocos días se celebró la boda. Sin embargo, el matrimonio no logró descendencia, solo embarazos imaginarios, y Felipe II se despidió de la corona de Inglaterra para siempre cuando su esposa falleció.

María había gozado de una frágil salud, que algunos autores han atribuido a que padecía sífilis congénita. Desde los diecinueve años presentó oligomenorrea (sangrado menstrual escaso) y durante sus dos embarazos fantasma, además de la amenorrea (ausencia de la menstruación), tuvo aumento del volumen y turgencia de las mamas e inclusive galactorrea (secreción láctea a través de los pezones).

Presentaba también pérdida del pelo de las cejas, voz grave, sequedad de la piel y estreñimiento. Son síntomas característicos de un fallo de la glándula tiroides, implicada en la producción de leche materna durante la gestación. Algunos endocrinólogos han sugerido que probablemente María Tudor tenía un prolactinoma, un tumor de la glándula hipófisis que secreta en exceso la hormona prolactina y al estimular el desarrollo mamario y la producción de leche en la mujer puede originar galactorrea (salida de leche por el pezón).

Se ha especulado con que la soberana muriese de una epidemia de gripe, pero no se sabe a ciencia cierta cuál fue la causa, y algunas hipótesis también han apuntado a que pudo haber padecido una peritonitis tuberculosa o, con mayor probabilidad, un proceso canceroso abdominal.

María Tudor falleció el 17 de noviembre de 1558 en el palacio de St James, en Londres, posiblemente a consecuencia de un quiste o cáncer ovárico o de un cáncer uterino.

La reina Hortensia

Hortense Eugénie Cécile de Beauharnais (1783-1837), nacida en París, era hija de Josefina de Beauharnais, luego esposa de Napoleón Bonaparte, y del aristócrata, militar y político Alexandre François Marie, vizconde de Beauharnais, ejecutado en la guillotina después de ser juzgado por el tribunal revolucionario que le acusó de traición.

Hortensia se unió en matrimonio con un hermano del emperador, Luis Bonaparte, futuro Luis I de Holanda, con el que tuvo tres hijos. El primogénito falleció con cinco años, se llamaba Napoleón Carlos y como se parecía mucho a su tío Napoleón suscitó sospechas sobre su verdadero progenitor. El segundo fue Napoleón Luis (que se convertiría en Luis II de Holanda) y el tercero, Carlos Luis Napoleón, futuro Napoleón III de Francia y segundo emperador de los franceses. La unión de Hortensia y Luis fue desgraciada y se separaron en 1810.

Según un rumor sin fundamento, el verdadero progenitor de Napoleón III fue el almirante holandés Carel Hendrik Ver Huell, que habría tenido una relación con Hortensia de Beauharnais.

Una vez separada de su esposo, Hortensia tuvo con un apuesto coronel un cuarto hijo, a quien su hermanastro, Napoleón III, nombraría duque de Morny.

Su madre también se divorció de Napoleón Bonaparte, pero Hortensia siempre apoyó al depuesto emperador, incluso tras su regreso de la isla de Elba en 1815. Esto la condujo al destierro de Francia tras la derrota definitiva de su cuñado en Waterloo y pasó de ser reina de Holanda a convertirse en la reina Hortensia. Según Néstor Luján, «como era esencialmente buena, indolente y coqueta, todo el mundo tendía a protegerla, desde el zar Alejandro, al propio Luis XVIII o a los escritores Chateaubriand o Alexandre Dumas».

Murió en 1837 en su castillo de Arenenberg, en el cantón suizo de Turgovia, de un cáncer de útero. Los doctores que la atendieron consideraron que una intervención quirúrgica no podía salvarla. Lo mismo opinó el cirujano y ginecólogo Jacques Lisfranc, pionero en la extirpación del recto y la amputación del cuello del útero.

52

CIENCIA EN FEMENINO

Algunos médicos y científicos se han convertido en grandes bene-factores de las mujeres desde la Antigüedad. Según el libro sagra-do del hinduismo *Atharvaveda*, cuando una mujer daba a luz se encendía el «fuego de puérpera» para alejar a los demonios que podían ser la causa de su muerte. En la antigua India se barajaban como causas de la fiebre puerperal las transgresiones alimentarias y el acúmulo de coágulos y sangre y de secreciones puerperales (loquios).

En el *Corpus Hippocraticum*, a las puérperas se las consideraba im-puras y les prescribían dieta, lavados, baños, vaporizaciones, enemas y sangrías. Hipócrates y Galeno atribuyeron la fiebre puerperal también a la retención de loquios, un concepto que persistió en el tiempo.

Frederik Ruysch, en el siglo XVII, practicó la autopsia a una mujer con fiebre puerperal y observó en su abdomen un líquido como agua de lavar carne, que correspondía a los loquios que se habían vertido desde las trompas. Previamente, en el siglo XVI Ambroise Paré recomendaba a las matronas cortarse las uñas, quitarse las sortijas y remangarse los antebrazos para evitar heridas y prevenir complicaciones durante el puerperio. En esa misma época el médico y profesor italiano Girolamo Mercuriale creyó que las fiebres puerperales tenían relación con la re-tención de la leche y no de los loquios por el aspecto lechoso de las colecciones de pus presentes en la pleura, en el peritoneo y en las arti-culaciones. En la misma línea se pronunció el doctor André-Louis Le-vret en el siglo XVIII: «Entre las mujeres que han sufrido la apoplejía lechosa, vemos solo algunas que se vuelven paralíticas, las más presentan accesos de fiebre maligna, otras enferman de fiebre pútrida y algunas aquejan inflamaciones en el bajo vientre: en fin, casi todas muestran depósitos de leche en determinada parte de la economía».

Pero Francesco Marabelli, químico, botánico y farmacéutico nacido el año 1761 en Pavía (Lombardía), demostró que «no era verdaderamente leche el humor latiginoso que se encontraba en las entrañas de las mujeres muertas de fiebre puerperal, sino materia purulenta, ya que el pus en algunas circunstancias es capaz de simular en todo el fluido lácteo».

El médico y astrólogo suizo Paracelso responsabilizaba de la fiebre puerperal a los astros, a los venenos, a la Luna y a la voluntad de Dios. Todas esas teorías iban a desterrarse gracias a los hallazgos de nuestro siguiente protagonista.

Semmelweis: predicar en el desierto

A los veintiocho años el obstetra de Budapest Ignaz Philipp Semmelweis (1818-1865) entró a trabajar como asistente en uno de los pabellones de maternidad del Allgemeines Krankenhaus, el Hospital Universitario General de Viena, donde los partos eran atendidos por estudiantes de medicina de diversas partes del continente europeo. En cambio, en el otro pabellón de obstetricia eran las comadronas y sus alumnas las responsables de atender los partos, que no frecuentaban las salas de autopsias en una época en la que la fiebre puerperal hacía estragos entre las parturientas y causaba una gran mortalidad.

Semmelweis, muy conmovido por la situación, sustituyó temporalmente en sus salas a los estudiantes de medicina por las matronas y observó un descenso de las defunciones, que se incrementaron drásticamente en el pabellón al que habían sido destinados los futuros doctores. En aquel momento el fenómeno se atribuyó al hacinamiento, porque en este último pabellón era mayor el número de mujeres ingresadas.

En 1847 comenzó a sospecharse que existía una «materia cadavérica» que era transportada por las manos de los médicos y estudiantes que debían atender los partos. Semmelweis escribió al químico Justus von Liebig para solicitarle su opinión sobre lo que ocurría y este le respondió que tanto el cloro líquido como la cal clorada eran capaces de digerir el material cadavérico. Por ello Semmelweis implantó el 15 de mayo de 1847 el uso de soluciones de cloruro de cal para el lavado de manos de los galenos antes y después de atender y examinar a sus pacientes. Debían de llevar a cabo dicha práctica hasta que dejasen de desprender el hedor provocado por la cadaverina. Con esta medida disminuyó la mortalidad de las parturientas, pues se pasó de una tasa de defunciones del 18,3 por ciento en abril de 1847 al 2,2 por ciento en junio y al 1,2 por ciento en julio.

Aun así, la mayoría de los colegas de Semmelweis consideraron que se trataba de una conducta tediosa e ineficaz, por lo que se mantuvo poco tiempo. El hecho decisivo para que Semmelweis pensase que no estaba descaminado con sus hipótesis fue la muerte de su amigo Jacob Kolletschka, que era profesor de medicina legal. Durante una autopsia un discípulo lo hirió en un dedo con el bisturí y desarrolló los mismos síntomas que las puérperas con fiebre puerperal, pero además los hallazgos de su necropsia fueron similares a los observados en las madres y sus hijos víctimas de aquella. Había fallecido a consecuencia de la «fiebre cadavérica», transmitida supuestamente por las «partículas cadavéricas», de las que afirmó Semmelweis:

> En lugar de ser vencidas y eliminadas localmente, se habían desplazado a lo largo de los vasos linfáticos y del torrente sanguíneo, sembrando lesiones en partes distantes. Si esto podía ocurrir a partir de un minúsculo corte en un dedo, como en el caso de Kolletschka, ¡cuánto más probable que sucediera a través de las superficies en carne viva y sangrantes del útero, el cérvix y a menudo el periné! Me enfrenté a la pregunta: ¿podían estas mortales partículas cadavéricas introducirse en esos lugares a través de la mano exploradora del médico, que venía directamente de la sala de autopsias? Me vi obligado a responder: ¡Sí, sí, sí! Me encontraba justamente ante lo que, durante años, venía buscando en la sombra.

Como en el caso de mi amigo [Jacob Kolletschka] la septicemia había sido producida por el contacto con tejidos necrosados, la fiebre puerperal debía tener la misma causa. Estudiantes y médicos debían de estar diseminando la enfermedad por los paritorios a través de sus manos.

Consultó los archivos y registros de la maternidad de Viena desde su apertura en 1784 hasta 1848. De una manera paciente y minuciosa elaboró tablas con los datos de partos, defunciones y tasas de mortalidad durante esos años, siendo claramente menor cuando eran las matronas las que llevaban a cabo la práctica tocológica porque no tenían contacto con los cadáveres en las salas de disección. Entre 1874 y 1822 Semmelweis contó 897 fallecimientos por 71.395 partos, con una tasa de mortalidad del 1,2 por ciento. Pero esta última había ascendido al 5,3 por ciento entre los años 1823 y 1846 y precisamente fue en 1822 cuando se comenzaron a efectuar de forma rutinaria autopsias en la Escuela de Anatomía de Viena. Semmelweis observó la baja tasa de mortalidad perinatal entre la nobleza, cuyos partos eran atendidos en sus domicilios. La obra en la que da cuenta de su experiencia, *Etiología, concepto y profilaxis de la fiebre puerperal*, se publicó en 1861. En ella escribió:

Como ayudante, yo estaba particularmente interesado por la anatomía patológica. Hacía gran número de necropsias, tratando de inquirir por qué morían las mujeres. Consecuentemente, debo confesar aquí que solo Dios sabe las muchas madres que yo habré llevado prematuramente a la tumba. Trabajaba con cadáveres en una medida poco habitual en los obstetras. Por penoso y deprimente que pueda ser el reconocimiento del hecho, el ocultarlo no beneficia a nadie; para que la desgracia no se haga permanente, toda la verdad ha de ser revelada. Mi pluma corre movida por la indignación. Si callara por más tiempo y no diera publicidad a mis resultados, estaría cometiendo un crimen. Estoy íntimamente convencido de que desde el año 1847 miles de mujeres y niños han muerto innecesariamente porque permanecí en silencio; mujeres y niños que hoy estarían vivos si me hubiera enfrentado a todas las ideas erróneas sobre la fiebre puerperal.

Decepcionado por la incomprensión de sus colegas, Semmelweis abandonó la práctica clínica y el 10 de octubre de 1850 recibió del Ministerio de Educación el nombramiento como titular de la cátedra de Obstetricia Teórica y Práctica en la Universidad de Pest. El médico y novelista Frank Slaughter, afirmó en 1950:

> Los largos años de controversia, la amarga frustración sufrida, el recuerdo de las pacientes que vio morir, primero por no poder descubrir por qué morían y luego porque sus colegas no podían entender los simples principios que él propuso para evitar las muertes; todas estas cosas fueron cargas demasiado grandes que pueden haber destruido la salud de cualquiera. Su tendencia natural a la tristeza aumentó, hubo días que prácticamente no hablaba a sus colegas, haciendo clases en un lenguaje monótono e incomprensible a sus alumnos, interrumpido por arengas que hacía a ratos sin mayor sentido.

A partir de 1860 Semmelweis padeció episodios depresivos, accesos de irritabilidad y cambios de conducta con rasgos paranoides. Le internaron en un sanatorio público en Viena en julio de 1865. Durante su ingreso se hizo una herida en un dedo que se gangrenó y murió el 13 de agosto. Tenía cuarenta y siete años.[*]

Con anterioridad a las medidas propugnadas por Semmelweis para reducir la fiebre puerperal, el obstetra escocés Alexander Gordon reconoció el carácter epidémico de la misma cuando en diciembre de 1789 se inició un brote que duró tres años. En su libro *A treatise of puerperal fever in Aberdeen*, que publicó en 1795, afirmó: «No se infectan más que las mujeres que estuvieron previamente en contacto con otras parturientas enfermas. Esto prueba que la fiebre puerperal es una contaminación específica, una infección que nada tiene que ver con la atmósfera».

Por aquel entonces se seguía hablando de miasmas, impurezas o exhalaciones mefíticas, partículas que emanaban de la materia orgánica en putrefacción, y Gordon pensaba que los profesionales médicos

---

[*] Nuland Sherwin, B., *El enigma del Doctor Ignac Semmelweis: fiebres de parto y gérmenes mortales*, Antoni Bosch Editor, Barcelona, 2005.

eran vehículo de aquellos. Mandó quemar la ropa de las mujeres que morían de fiebre puerperal y recomendó que los médicos, matronas y enfermeras se lavasen «de manera cuidadosa y fumigasen adecuadamente sus ropas antes de volver a ponérselas».

El doctor Robert Collins, director de una de las maternidades de Dublín en 1829, combatió con éxito la fiebre puerperal mediante una exhaustiva limpieza con preparados de cloro en los paritorios y lavando las sábanas y el resto de la ropa a altas temperaturas.

Oliver Wendell Holmes, profesor de Anatomía en la Universidad de Harvard, publicó en 1843 un artículo titulado *La contagiosidad de la fiebre puerperal*. Apoyaba las medidas de Gordon y advertía del riesgo de transmisión de «miasmas» por los médicos que hacían disecciones. Recomendaba el lavado de las manos, el cambio de ropa y esperar 24 horas antes de atender un parto si se había efectuado la autopsia de una mujer muerta de fiebre puerperal. Y afirmó: «El que introduce la pestilencia en una sala de partos debe invocar perdón a Dios, pues los hombres a buen seguro no se lo van a conceder nunca».

Como le ocurrió a Semmelweis, sus opiniones fueron rechazadas por los obstetras norteamericanos, que consideraron una ofensa personal que Holmes les acusase de ser transmisores de una enfermedad que estaban tratando de combatir.

Louis Pasteur reconoció el mérito de Semmelweis en 1879 en una reunión de la Academia de Ciencias de París. Habló de las posibles causas de la fiebre puerperal y uno de los asistentes alegó: «Nada de eso explica la fiebre puerperal: son la enfermera y el médico los que llevan los microbios de una persona infectada a otra sana». Ese año el químico francés identificó a la bacteria *Streptococcus agalactiae* como responsable, al observar al microscopio loquios de la maternidad del parisino Hospital Cochin.

Papanicolaou: un test providencial

El otro gran benefactor de las mujeres fue George Nicholas Papanicolaou (1883-1962). Nacido en la isla griega de Euboea, desempeñó su labor en Estados Unidos y junto con su esposa trabajó en el Departamento de Patología del Hospital Presbiteriano de Nueva York y en el Departamento de Anatomía de la Universidad de Cornell.

Practicó a las mujeres una citología exfoliativa vaginal y en agosto de 1941 publicó sobre sus resultados un artículo titulado «The diagnostic value of vaginal smears in carcinoma of the uterus» en la revista *American Journal of Obstetrics and Gynecology*.

El test de Papanicolaou se empezó a aplicar de forma rutinaria y su implantación a escala mundial ha disminuido de forma significativa la mortandad por cáncer de cérvix.

El caso de un médico controvertido: James Marion Sims

Nacido en Lancaster, Carolina del Sur, el 25 de enero de 1813, ha sido considerado por algunos como el padre de la ginecología moderna. Desarrolló una técnica quirúrgica para reparar la fístula vesicovaginal que curó a Anarcha, una esclava negra de Montgomery (Alabama), con esa grave secuela de un parto prolongado. Relata Sims en su autobiografía[*] que tenía además otra perforación «que se extendía hasta el recto, por la que el gas intestinal escapaba de forma involuntaria y se desprendía continuamente, de modo que su persona no solo era repugnante y asquerosa para sí misma, sino para todo aquel que se acercaba a ella». Sims inventó instrumentos quirúrgicos que llevan su apellido y en 1876 fue elegido presidente de la Asociación Médica Estadounidense. Según el especialista en ética médica Barron H. Lerner: «Sería difícil encontrar una figura más controvertida en la historia de la medicina».[**] La razón es que operó decenas de veces sin anestesia a mujeres y niñas negras esclavas del sur de Estados Unidos, sin su consentimiento y en un cobertizo. Ahora las reivindica una escultura en Montgomery.

---

[*] Sims, J. M., *The Story of My Life*, D. Appleton & Company, Nueva York, 1889.

[**] *http://www.nytimes.com/2003/10/28/health/scholars-argue-over-legacy-of-surgeon-who-was-lionized-then-vilified.html*

53

LA REINA VIRGEN

Isabel I nació en Greenwich, cerca de Londres, el 7 de septiembre de 1533, era hija del segundo matrimonio de Enrique VIII con Ana Bolena. La infancia de Isabel fue trágica porque cuando solo tenía tres años el rey hizo decapitar a su madre, a la que terminó por conocerse como Ana de los mil días, el tiempo que duró aproximadamente su reinado. Supuestamente había cometido delitos de adulterio y fue acusada de mantener relaciones incestuosas con su hermano lord Rochford.

Isabel tuvo que contemplar el trágico destino de otras esposas de su padre y durante el reinado de María I Tudor, la hija de Enrique VIII y Catalina de Aragón, estuvo prisionera en la Torre de Londres. Finalmente, el 17 de noviembre de 1558, cuando tenía veinticinco años, subió al trono a condición de mantener el catolicismo. Pero desobedeció la consigna de su antecesora, persiguió con denuedo y crueldad a católicos y calvinistas y restableció el anglicanismo. Además, mandó decapitar a su prima la soberana escocesa María Estuardo por defender el catolicismo.

Isabel reinó durante cuarenta y cinco años (1558-1603). En todo ese tiempo, a pesar de las presiones del Parlamento para que contrajera matrimonio, Isabel rechazó a los posibles candidatos, entre los que figuró el rey Felipe II de España, que consideró la posibilidad de casarse con ella por razones de Estado. Como marido de María I Tudor, había ostentado el nombramiento honorífico de rey de Inglaterra y tras enviudar quiso mantener el título. Mientras esperaba la respuesta, solicitó informes sobre Isabel a Francisco Suárez de Figueroa, duque de Feria, que le informó que la reina inglesa «tenía algo que la incapacitaba para el matrimonio».

También renunció Isabel a casarse con Eric XIV de Suecia, con Enrique de Valois y con Francisco de Anjou. Cuando el Parlamento la instó al matrimonio con insistencia, dijo: «No se hable más», y mantuvo la Cámara disuelta durante cuatro años.

Teniendo en cuenta que en el siglo XVI el matrimonio de una reina conllevaba dejar casi todo el poder en manos del cónyuge, cosa que probablemente no deseaba Isabel, quizás su negativa al matrimonio residiera en su deseo de no ser dominada por varón alguno.

Isabel fue apodada la Reina Virgen, porque probablemente tenía una malformación genital que le impedía mantener relaciones sexuales. Podría ser una agenesia (falta congénita de vagina) o una atresia vaginal (imperforación de la misma).

Ben Johnson, dramaturgo, poeta y actor inglés, afirmaba que «tenía en sus genitales una membrana que le impedía conocer varón, si bien probaba muchos para su deleite». Probablemente arrastraba algún estigma de sífilis congénita, algo nada extraño si tenemos en cuenta la actitud libidinosa de su progenitor, Enrique VIII. Tampoco puede descartarse que tuviera algún trauma por haber padecido un intento de violación.

Pierre de Bourdeille, abad y señor de Brantôme, fue un historiador, biógrafo, aventurero y galante, escribió las memorias que lo han inmortalizado durante la convalecencia de un accidente que sufrió en 1584. Había sido embajador en Escocia y afirmaba que Isabel I no podía tomar marido, pues en sus genitales «solo hay un pequeño orificio por el que orina, y nada más hasta el ano». Por el contrario, algunos historiadores han afirmado que Isabel I tuvo muchos hijos bastardos, algo difícil de creer.

Giles Lytton Strachey (1880-1932), escritor y biógrafo inglés, opinaba que padecía vaginismo (véase el capítulo 43, «La impotencia femenina»), un trastorno que consiste en una contracción vaginal que impide la cópula. En palabras de Strachey, «en tales materias, el espíritu tiene tanto papel como el cuerpo. Una repugnancia hondamente arraigada hacia el decisivo acto de la cópula puede determinar en el momento crítico un estado de convulsión histérica, acompañado, en ciertos casos, de un dolor intenso».

Uno de los amantes de Isabel I, el inglés Walter Raleigh (1552-1618), que fue marino, corsario, escritor, cortesano y político, dejó entrever que le gustaban cosas poco habituales en la cama, lo que podría ser una alusión al coito anal, a la felación o a otras formas de relación extravaginal. En su honor dio el nombre de Virginia a las tierras que había ocupado en Norteamérica.

Isabel I mantuvo relaciones con otros hombres de su corte, como Christopher Hatton, que fue lord canciller, y con lord Robert Dudley, al que otorgó el título de primer conde de Leicester. Con este último, que era amigo de la infancia, se reencontró tras su coronación. Estaba casado, pero Isabel lo llenó de privilegios, riquezas y propiedades y ordenó que ocupara los aposentos vecinos a los suyos, lo que desató habladurías sobre los encuentros entre ambos.

Figuró en la nómina de amantes de la soberana también Robert Devereux, segundo conde de Essex, con el que tuvo bastantes desavenencias. El mayor conflicto entre ambos estalló en 1598 al discutirse la designación de un nuevo miembro del Consejo de la reina, que proponía su candidato y Essex el suyo. Robert Devereux se percató de que Isabel apenas escuchaba sus argumentos, se levantó y le volvió la espalda con un gesto despectivo. Isabel no pudo dominar su ira y le gritó: «¡Ve a que te ahorquen!». Se abalanzó hacia él y le retorció violentamente una oreja. Essex desenvainó la espada, pero fue frenado en su tentativa por algunos asistentes. Entonces se dirigió hacia la puerta gritando que no volvería a poner los pies en la corte y exclamó: «Su mente está tan deformada como su cuerpo».

Hermafroditismo

Algunos autores sostienen que Isabel I tenía un cierto grado de hermafroditismo, órganos reproductivos funcionales de los dos sexos.

Este asunto ya lo abordó la mitología griega con la historia de Hermafrodito, un bello joven con pechos de mujer y larga cabellera, que fue criado en los bosques de Frigia por las ninfas. Al llegar a la pubertad una ninfa de un lago de Caria llamada Salmacis se enamoró de él, pero el muchacho la rechazó. Cuando Hermafrodito se metió en el lago para refrescarse, la ninfa lo abrazó con fuerza, rogó a los dioses que unieran sus cuerpos y entonces surgió una criatura que fue mitad hombre y mitad mujer.

Existe un tipo de seudohermafroditismo masculino, el síndrome de Morris, que fue descrito en 1817 cuando en la autopsia de una mujer con amenorrea primaria (ausencia de sangrado menstrual) se observó que en su abdomen albergaba testículos. Posteriormente las doctoras californianas Minnie B. Goldberg y Alice F. Maxwell publicaron un caso parecido en 1948 en la revista *British Medical Journal*. En 1953, John Morris notificó 82 casos de pacientes con testículos y fenotipo femenino.

El síndrome de Morris, también conocido como síndrome de Insensibilidad a los Andrógenos (SIA), es una alteración genética que condiciona el desarrollo sexual del individuo, que nace con un sexo genético masculino, pero su apariencia física es de mujer.

Para el escritor irlandés Bram Stoker, que alcanzó la celebridad con su libro *Drácula*, el caso de Isabel I estaba claro: había sido un hombre travestido.

Antes de fallecer, Isabel I nombró sucesor a Jacobo de Escocia, que reinaría como Jacobo I. De carácter pusilánime y afeminado, se aludía a su condición en los siguientes versos: «Rey fue Isabel, reina es ahora Jacobo. En los dos casos hubo un error de la naturaleza».

AGRADECIMIENTOS

A Pedro Gargantilla, gran médico internista y humanista, que gracias a su generosidad me honra con el prólogo de este libro.

Y Carlos Alcelay, mi editor, por su paciencia y profesionalidad, sin cuyos inestimables consejos y anotaciones estas páginas nunca habrían lucido igual.

PARA CONSULTAR EN INTERNET

I. Potentes impotentes

La impotencia a través de los tiempos

https://quo.eldiario.es/ser-humano/g37446/la-impotencia-a-traves-de-los-tiempos/

Sancho VII, el Fuerte

https://ciudadtudela.com/sancho-vii-el-fuerte-navarra/

Carol II

https://www.eurasia1945.com/acontecimientos/fascismo/reinado-absolu-tista-de-carol-ii/

https://www.biografiasyvidas.com/biografia/c/carol_ii.htm

Napoleón III

https://www.biografiasyvidas.com/biografia/n/napoleon_iii.htm

III. Cuestión de pelotas

Los eunucos que cambiaron la historia

https://www.homosensual.com/cultura/historia/los-eunucos-que-cambia-ron-la-historia/

Eunucos, historia de una castración

https://www.elconfidencial.com/cultura/2014-05-04/eunucos-histo-ria-de-una-castracion_123524/

Los castrati: *mutilados en nombre de la religión*

https://wol.jw.org/es/wol/d/r4/lp-s/101996088

Los castrati, *la agonía y el canto*

https://www.clarin.com/revista-n/escenarios/castrati-agonia-can-to_0_7i8Dw1TnLb.html

De sopranos emasculados y amantes vanidosos

https://eljineteinsomne2.blogspot.com/2007/10/de-sopranos-emascula-dos-y-amantes.html

Francesco Bernardi: voz de leyenda del Barroco europeo

https://www.mcnbiografias.com/app-bio/do/show?key=bernardi-francesco

Curiosidades: los testículos acorazados

https://amodelcastillo.blogspot.com/2014/04/curiosidades-los-testicu-los-acorazados.html

IV.   Morir por practicar sexo

Muerte por sexo

https://historsex.blogspot.com/2019/08/muerte-por-sexo-personajes-his-toricos.html

V.   Culos de mal asiento

La autopsia de Napoleón Bonaparte

https://www.monografias.com/trabajos101/autopsia-napoleon-bonaparte/autopsia-napoleon-bonaparte

Las enfermedades de Napoleón: la teoría del envenenamiento

https://xsierrav.blogspot.com/2018/10/las-enfermedades-de-napoleon-x-la.html?spref=tw

VI.   El reto de poder orinar

Historia de la urología española

https://historia.aeu.es/clasica/FranciscoDiaz.htm

La gonorrea de Rossini

https://xsierrav.blogspot.com/2015/02/la-gonorrea-de-rossini.html

Una aproximación a la vida y patologías de Rossini

https://www.mundoclasico.com/articulo/600/Una-aproximaci%-C3%B3n-a-la-vida-y-patolog%C3%ADas-de-G-Rossini

Lutero, enfermo y reformador

https://historiaymedicina.es/lutero-enfermo-y-reformador/

Lutero, el diablo y el dolor de tripas

https://mrjaen.com/2023/05/07/lutero-el-diablo-y-el-dolor-de-tripas/

Michel de Montaigne: «Las piedras en mi riñón»

https://ensayaren.net/2021/04/23/las-piedras-en-mi-rinon-por-michel-de-montaigne-fragmento-del-ensayo-la-experiencia/

El doctor Romano

https://drlancina.blogspot.com/2022/02/doctor-romano-cirugia-espana-siglo-xvi.html

VII.   Peligro: afrodisíacos

Charles-Édouard Brown-Séquard

https://www.historiadelamedicina.org/Brown_Sequard.html

La repulsiva dermatosis de Tiberio

https://xsierrav.blogspot.com/2015/03/la-repulsiva-dermatosis-de-tiberio.html

VIII.   Curiosidades ginecológicas

George N. Papanicolaou

https://ve.scielo.org/scielo.php?script=sci_arttext&pid=S0048-77322005000100008

Bárbara de Braganza

https://docelinajes.es/2017/02/barbara-de-braganza-reina-de-espana-su-muerte-por-d-rafael-portell-pasamonte/